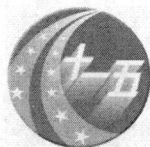

普通高等教育"十一五"国家级规划教材

中医临床技能实训系列教材

经络腧穴学技能实训

（供针灸推拿学专业用）

总主编　张伯礼（天津中医药大学）

主　编　路　玫（河南中医学院）

副主编　（以姓氏笔画为序）

　　　　王　卫（天津中医药大学）

　　　　李素荷（广州中医药大学）

　　　　陈华德（浙江中医药大学）

　　　　程　凯（北京中医药大学）

　　　　董　勤（南京中医药大学）

中国中医药出版社

·北　京·

图书在版编目（CIP）数据

经络腧穴学技能实训/路玫主编 . —北京：中国中医药
出版社，2010.8（2022.8重印）
普通高等教育"十一五"国家级规划教材
ISBN 978－7－80231－683－6

Ⅰ.①经… Ⅱ.①路… Ⅲ.①经络—中医学院—教材；
②腧穴（五输）—中医学院—教材；Ⅳ.①R224

中国版本图书馆 CIP 数据核字（2009）第 112647 号

中国中医药出版社出版

北京经济技术开发区科创十三街 31 号院二区 8 号楼
邮政编码　100176
传真　010－64405721
河北品睿印刷有限公司印刷
各地新华书店经销

开本 850×1168　1/16　印张 17.5　字数 400 千字
2010 年 8 月第 1 版　2022 年 8 月第 4 次印刷
书号　ISBN 978－7－80231－683－6

定价　48.00 元
网址　www.cptcm.com

服务热线　010－64405510
购书热线　010－89535836
维权打假　010－64405753

微信服务号　zgzyycbs
微商城网址　https：//kdt.im/LIdUGr
官方微博　http：//e.weibo.com/cptcm
天猫旗舰店网址　https：//zgzyycbs.tmall.com

如有印装质量问题请与本社出版部联系（010－64405510）

普通高等教育"十一五"国家级规划教材

中医临床技能实训系列教材

编审委员会

普通高等教育"十一五"国家级规划教材
中医临床技能实训系列教材

《经络腧穴学技能实训》编委会

总主编 张伯礼（天津中医药大学）

主　编 路　玫（河南中医学院）

副主编（以姓氏笔画为序）

王　卫（天津中医药大学）

李素荷（广州中医药大学）

陈华德（浙江中医药大学）

程　凯（北京中医药大学）

董　勤（南京中医药大学）

编　委（以姓氏笔画为序）

马小顺（河北医科大学）

任　路（辽宁中医药大学）

刘东明（山西中医学院）

刘智艳（新疆医科大学）

吴俊梅（成都中医药大学）

张海蒙（上海中医药大学）

张淑君（河南中医学院）

郑　晨（福建中医学院）

袁洪平（长春中医药大学）

徐亚莉（甘肃中医学院）

海月明（湖南中医药大学）

盛国滨（黑龙江中医药大学）

主　审 孙国杰（湖北中医学院）

胡　玲（安徽中医学院）

前　言

随着高等中医药教育教学改革的不断深化，强化实践教学环节，提高学生动手能力，培养学生运用中医思维解决临床问题的能力，已经成为高等中医药教育工作者的共识。

2007年，教育部《关于进一步深化本科教学改革全面提高教学质量的若干意见》［教高（2007）2号］文件中，再一次明确提出高等教育要"高度重视实践环节，提高学生实践能力"。

为了落实教育部文件精神，突出中医药学科特点与教育规律，解决高等中医教育普遍存在的"中医思维弱化、临床能力不足"问题，2007年，由教育部高等学校中医学教学指导委员会主任委员张伯礼院士倡导并担任总主编，在中国中医药出版社的积极支持和大力协助下，组织全国23所中医药院校启动了《中医临床技能实训》系列教材编写工作。

《中医临床技能实训》系列教材包括：《中医诊断学技能实训》、《诊断学基础技能实训》、《临床中药学技能实训》、《针灸学技能实训》、《中医骨伤科学技能实训》、《中医推拿学技能实训》、《经络腧穴学技能实训》、《刺法灸法学技能实训》、《临床接诊与医患沟通技能实训》9部教材。

为了充分利用现代教育技术进行实训教学工作，《中医诊断学技能实训》、《针灸学技能实训》、《经络腧穴学技能实训》、《刺法灸法学技能实训》、《临床中药学技能实训》等教材还配套制作了多媒体光盘。

《中医临床技能实训》系列教材编写的指导思想是：强化中医实践教学环节，突出中医实践教学特色，通过教材中要求的各种训练环节，提高学生中医思维能力与临床动手能力。

《中医临床技能实训》9部教材分别由天津中医药大学、上海中医药大学、南京中医药大学、广州中医药大学、辽宁中医药大学、河南中医学院等院校担任主编工作。其中，《中医诊断学技能实训》由天津中医药大学陆小左教授主编；《诊断学基础技能实训》由上海中医药大学蒋梅先教授主编；《临床中药学技能实训》由天津中医药大学于虹教授主编；《针灸学技能实训》由天津中医药大学周桂桐教授主编；《中医骨伤科学技能实训》由上海中医药大学褚立希教授主编；《中医推拿学技能实训》由南京中医药大学金宏柱教授主编；《刺法灸法学技能实训》（面向针灸推拿学专业）由广州中医药大学冯淑兰教授主编；《经络腧穴学技能实训》（面向针灸推拿学专业）由河南中医学院路玫教授担任主编；《临床接诊与医患沟通技能实训》由天津中医药大学周桂桐与辽宁中医药大学马铁明教授共同主编。

目前，大多数中医药院校均在教学计划中设置了实训教学环节，有的院校编写了实训指导，但是尚无具有全国专家参与编写的反映目前全国实训教育水平的系列教材，为了满足教学急需，我们编写了这套教材，藉以提高中医药实训教学水平，提高学生实践能力。

由于实训教材的编写无先例可循，又限于编写者水平，所以，本套教材难免有很多不足之处，还需要在教学实践中不断总结与提高，恳请使用该套实训教材的各院校教师提出宝贵意见，以便再版时修订提高。

《中医临床技能实训》系列教材
编审委员会
2010 年 6 月

编写说明

面对当今社会对医学生的素质要求和竞争激烈的就业形势，中医药本科教育的目标应该是培养既具有宽厚的人文自然科学知识、扎实的医学基础理论，同时又具备一定创新思维和较强临床实践能力的中医药人才。因此，改革传统教学方法，建立新的课程体系，构筑实训教学平台，培养学生动手能力就成为中医药院校教学改革的重点内容，也是中医药高等教育面临的艰巨任务之一。

为适应我国中医药高等教育之针灸学专业人才培养的需要，全面推进学生素质教育，进一步培养学生分析问题、解决问题的能力，尤其是基本技能的操作能力，我们组织编写了《经络腧穴学技能实训》。该教材突出了《经络腧穴学》中应知应会的知识和技能的学习和培训，以期提高针灸专业学生的业务素质，尤其是临床动手能力，以适应社会需求，增强就业优势，同时促进《经络腧穴学》教学模式的改革及教材建设。

本教材具有以下特点：①教材的编写以新世纪全国高等中医药院校规划教材（第二版）《经络腧穴学》为主要蓝本，上靠教学大纲，下联职业医师考核的重点内容，既保持了教材的权威性，又强调了实用性。②腧穴定位依据《中华人民共和国国家标准·腧穴名称与定位（GB/T 12346－2006）》，突出了教材的先进性和规范性。③注重《经络腧穴学》中应知应会知识的连贯性、总结性和可操作性。"基本知识"阐述力求简单明了，重点突出；"基本技能"力求叙述准确，操作性强。④"特殊提示"凸显难点，"操作考核"考查实效。⑤教材编写形式尽量生动、形象，图文并茂，直观、实用。⑥制作与教材配套的光盘，使学习者可以更加清晰、形象地了解和掌握有关知识和技能。

本教材分为上、下两篇，共17章。绪言由路玫执笔；第一章和第二章由陈华德、路玫执笔；第三章由路玫执笔；第四章由张海蒙执笔；第五章由刘东明、徐亚莉执笔；第六章由海月明执笔；第七章由袁洪平执笔；第八章由盛国滨执笔；第九章由李素荷、任路执笔；第十章由刘智艳执笔；第十一章由袁洪平执笔；第十二章由张淑君执笔；第十三章由董勤、郑晨执笔；第十四章由吴俊梅执笔；第十五章和第十六章由马小顺执笔；第十七章由程凯执笔。教材绘图由宫宝喜完成。教材插图的审校及部分审稿工作由王卫完成。本书配套光盘的制作由程凯负责与天津中医药大学合作完成。全书由路玫最后统稿、审校，孙国杰、胡玲教授对本教材进行了审阅。总之，《经络腧穴学技能实训》的编写尚属首创，虽然全体编写人员集思广益，认真编写，但仍难免有不足之处，还请同道斧正。

《经络腧穴学技能实训》编委会
2010 年 6 月

目　录

下篇　各　论

绪 言

经络腧穴学涵盖了针灸学的理论核心内容和部分操作技能，是针灸临床的基础课程，也是针灸推拿专业的主干课程。针灸疗法的实用性和操作技巧性决定了在经络腧穴学这一课程的教学过程中，除了要求学生学习和掌握经络、腧穴的理论知识外，必须重视操作技能的训练，这是培养高素质针灸人才不可或缺的教学环节。《经络腧穴学技能实训》一书即是围绕提高针推专业学生的综合能力，尤其是实践能力而编写的。其目的就是突出强调经络腧穴学理论的系统性、知识的实用性和技能的操作性，不仅使学生进一步巩固和掌握针灸的基本理论和基本知识，而且着重训练学生的实际动手操作能力、综合应用知识能力，为针灸临床奠定良好的基础。

经络、腧穴是人们在长期的医疗实践中陆续发现的。从远古时期的"砭石刺脓疡"，热熨、叩击、按摩体表一定的部位来减轻伤痛，到有意识地刺激人体一些特殊部位来治疗疾病，从最初发现的散在刺激点，到将其定位、分类归经，经络与腧穴的基本知识和技能操作经历了不断积累和完善的过程。

长沙马王堆汉墓出土的周朝古医书有《足臂十一脉灸经》、《阴阳十一脉灸经》、《脉法》、《阴阳脉死候》等4部，均与经络理论有着密切关系。此时的医学书籍中虽然只谈经而未论穴，但《帛书·脉法》所载"阳上于环二寸而益为一久（灸）"，《五十二病方》中"久（灸）足中指"、"久（灸）左胻"等，都明确指出了治疗疾病的刺激部位，这可以看做是腧穴的雏形。而《史记·扁鹊列传》始有"五脏之输"和"三阳五会"的记载，标志着腧穴概念的出现。

随着中医经典著作《黄帝内经》的问世，创立了针灸学说，首次系统地论述了经络、腧穴的有关内容，形成了针灸学的基础理论。书中不仅记述了经脉的循行路线和"是动"、"所主"病候，记载了约160个经穴的部位、名称、分经、主治等，而且提出"以痛为腧"（《灵枢·经筋》），"以手疾按之，快然，乃刺之"（《灵枢·五邪》），"缺盆骨上切之坚痛如筋者灸之"（《素问·骨空论》），"肾俞在十四焦（椎）之间，皆挟脊相去三寸所，则欲得而验之，按其处，应在中而痛解，乃其输也"（《灵枢·背俞》），"灸谵谵，谵谵在背下挟脊旁三寸所，压之令病人呼谵谵，谵谵应手"（《素问·骨空论》）等阿是穴的概念。系统介绍了定取穴位的方法，不仅详细阐述了骨度分寸法，如《灵枢·骨度》篇所论内容，而且还出现了简便取穴法，有些取穴方法一直沿用至今，如《素问·血气形志》曰："欲知背俞，先度其两乳间，中折之，更以他草度去半已，即以两隅相拄也，乃举以度其背，令其一隅居上，齐脊大椎，两隅在下，当其下隅者，肺之俞也。复下一度，心之俞也。复下一度，左角肝之俞也，右角脾之俞也。复下一度，肾之俞也。是谓五脏之俞，灸刺之度也。"此外，对部分特殊部位的取穴方法也做了介绍，如《灵枢·本输》载："刺上关者，呿不能欠，刺下关者，欠不能呿。"总之，在这一时期经络腧穴理论和技能已发展到相当水平。

大约成书于汉代的《黄帝八十一难经》进一步发挥《内经》的精髓，对十二经脉的走向、病症、预后及奇经八脉的含义、功能、循行路线和病候等都有较详细的论述；对正经和奇经的关系也有较好的阐发；提出了"十二经皆有动脉"、"肾间动气为十二经脉之根"等理论，大大丰富了经络学说的内容。其对腧穴学的贡献在于不仅首次提出了八会穴的概念，并对五输穴、俞募穴、原穴的理论和应用均有所论及。汉代，首次出现了绘有经脉的漆雕人体模型。1993 年在四川省绵阳市永兴镇双包山汉墓曾发掘出一具西汉早期木胎圆雕漆人模型，高 2811cm，裸体直立，两掌向前，体表刻有 19 条色泽鲜明的红色循行线，头与手多处有线条交会，形似人体经脉，因而被命名为"西汉人体经脉漆雕"。虽然漆雕木人所反映的经脉系统有别于其后的《帛书》和《内经》所记载的经脉系统，但这是我国最早的人体经脉模型。中国中医科学院马继兴研究员指出："这是至今为止不仅在中国，也是在全世界所发现最早的标有经脉流注的木质人体模型。"东汉医家张仲景将《内经》、《难经》中的经络理论运用于临床实践，其代表作《伤寒杂病论》总结病邪侵犯经络、脏腑，由表及里的过程，摸索出伤寒发病规律，创立了六经辨证施治纲领，对后世影响很大。汉末名医华佗擅长临床各科并善用针灸治病，创立了著名的"华佗夹脊穴"。

晋代医家皇甫谧对《灵枢》、《素问》、《明堂孔穴针灸治要》三部书的针灸内容进行整理，并结合秦汉以来针灸学的成就和他本人的临床经验，编著了《针灸甲乙经》（公元256～260 年），这是我国现存最早的系统性针灸专著。全书 128 篇中 70 余篇专论腧穴内容，依照四肢分经和头面、胸、腹、背分部排列的方式，记述了 349 个腧穴的位置，不但将"穴"与"经"联系起来，以经统穴，还通过交会穴的形式表现了各经之间的关系。书中对其穴名、别名、位置、取法、主治、配伍、何经脉气所发、何经所会等亦做了全面论述，为研究经络、腧穴理论做出了重大贡献。其后，南北朝时期的医家秦承祖绘制了最早的经穴图——秦承祖明堂图。

隋唐时期，甄权、杨上善、杨玄操等医家对古代的《明堂图》进行了修订。甄权著《针方》、《针经钞》，绘有《明堂人形图》。《隋书·经籍志》中还记载有《明堂流注》、《明堂孔穴》、《明堂孔穴图》等书名，但这些书大多已亡失。唐代孙思邈著《备急千金要方》、《千金翼方》，不但收载有大量经外奇穴的内容，第一个明确提出"阿是穴"的概念和应用，介绍了"手指同身寸"取穴法，丰富了腧穴的理论和技能知识，而且认为学习经络"非图莫可"，绘制出了针灸史上最早的彩色人体经络腧穴图——明堂三人图。在《千金方·明堂三人图》中述："旧明堂图，年代久远，传写错误，不足指南，今一依甄权等新撰为定云耳……其十二经脉，五色作之；奇经八脉，以绿色为之。"即图中把人体正面、背面和侧面的十二经脉和穴位分别用青赤黄白黑五色绘出，奇经八脉用绿色绘出。后王焘又分绘成 12 幅大型彩色经络挂图，也是采用不同的颜色绘出十二经脉和奇经八脉，使学习者以视图的形式更加形象地学习经络腧穴。唐高祖武德七年（公元 624 年）唐"太医署"在京都长安（今陕西西安）建立，它是世界上最早由国家创办的高等医学专科学校。当时的太医署里还专门设立了针灸专科，有针博士、针助教、针师、针工、针生等职衔，针灸学被正式列入国家的医学教育课程，并明确规定以《黄帝内经》、《黄帝明堂经》等作为教材，要求学"明堂"时，必须能够"检图"，即认识孔穴，说明唐太医署也非常注重针灸实践技能的学习，这些都为针灸学的实训教育奠定了基础。

北宋以前，针灸医家们主要采用唐代《黄帝明堂经》里指定的人体经穴来治疗疾病，然而《黄帝明堂经》因唐朝末年的战乱而下落不明，该书的流失致使针灸在取穴方面失去了标准。1023 年，即宋天圣四年，北宋国家医学最高机构医官院接到宋仁宗诏令，对腧穴进行订正讹谬，统一部位，重新制定针灸经穴国家标准，这一重任委托给了北宋著名医学家王惟一。1026 年，通过对针灸腧穴进行重新厘定，终于完成了我国第一部针灸经穴国家标准——《新铸铜人腧穴针灸图经》三卷。该书详述了手足三阴经、三阳经和督、任二脉的循行路线，参考各家学说订正和确立了 354 个腧穴，并绘有经络腧穴图。书中经络和部位相结合的腧穴排列方法、图文并茂的表现形式，使学习针灸者既有利于了解经络系统，又便于临床取穴及经络腧穴的规范学习。由于内容简明扼要，颇为后世医家所推崇。全书曾刻在石碑上，树立在汴京城（今河南开封），供学习针灸者拓印和阅读。在编撰针灸图经的过程中王惟一体会到，形象的模型比仅有文字记载效果要好得多。而对医学略有研究的宋仁宗也认为"传心岂如会目，著辞不如案形"，故下令根据《新铸铜人腧穴针灸图经》来铸造针灸铜人。1027 年由王惟一负责设计铸造的两具铜铸针灸模型人完工，因铸成时正值宋天圣五年，所以这两具铜人又被称为"宋天圣针灸铜人"，作为针灸教学和考试针灸医生之用。针灸教学用针灸铜人作为人体模特，促进了经络腧穴实训教学的发展，开创了针灸学直观教学的先河，对规范腧穴的定位、促进针灸的推广做出了杰出贡献。遗憾的是"宋天圣针灸铜人"现已下落不明。明正统八年，明英宗朱祁镇决定依照宋天圣针灸铜人重新铸造一具天圣铜人，同时还仿制了宋天圣石刻《新铸铜人腧穴针灸图经》。史书记载：重新铸造的针灸铜人与宋天圣铜人"不差毫厘"。后人将其称为"明正统针灸铜人"，这具铜人被安置在明太医院署的药王庙内，一直保留到了清代。1978 年 11 月，按照卫生部指示，河南开封市卫生局组织有关专家论证，参考"宋天圣针灸铜人"的规格，重新铸造了针灸铜人，取名"重铸宋天圣针灸铜人"，在河南开封大相国寺举行了揭幕仪式，此铜人即安放在该寺院。

元代忽泰必烈秉承当时已出现的任、督与十二经并重的学术思想，著《金兰循经》一书，将十二经发展成为十四经体系。1341 年滑伯仁在他的《十四经发挥》中，进一步明确论述了十二经脉和任、督两脉气血运行的关系，首次提出"十四经"的命名，着重对十四经的分布、循行路线进行了考证，把全身经穴按《灵枢·经脉》的循行顺序排列，称其为"十四经穴"。《十四经发挥》对经络学说的发展影响甚远，也因此成为后世研究经络、经穴的主要参考书。

明代李时珍对奇经八脉文献进行汇集、考证，著《奇经八脉考》，对于研究奇经八脉大有裨益。杨继洲根据家传《针灸玄机秘要》一书的内容，博取历代名医著述，结合自己临床经验，编撰了《针灸大成》一书，该书对腧穴的主治病证分门别类加以论述，颇为详尽；对经络、穴位、适应证等，也都做了颇有创意的探讨。如详细描述了取穴方法："凡点穴，以手揣摸其处，在阳部筋骨之侧，陷者为真；在阴部郄腘之间，动脉相应。其肉厚薄，或伸或屈，或平或直，以法取之，按而正之，以大指爪切掐其穴，于中庶得进退，方有准

上篇 总 论

　　本篇重点阐述了经络、腧穴的概念，经络系统的组成，十二经脉的循行、分布、交接及气血流注规律，奇经八脉的分布及功能，腧穴的定位方法及特定穴的基本概念，介绍了十二经别、十二经筋、十二皮部的特点，经络的生理功能及临床运用，腧穴的命名、主治特点和规律以及标本、根结、气街、四海的概念，图文并茂，简洁明了，便于学习者掌握应知应会的基本知识点。

【实训目的与要求】

　　1. 掌握经络、腧穴、经络学说等概念。
　　2. 掌握经络系统的组成；十二经脉循行走向、分布与交接规律；气血循环流注顺序；奇经八脉的名称、作用；经络学说的作用。
　　3. 掌握腧穴的分类；特定穴的基本概念及分布；腧穴的作用；腧穴的定位方法。

【实训内容与方法】

　　1. 背诵并理解经络、腧穴、经络学说等基本概念，经络学说的作用，腧穴的作用及规律。
　　2. 背诵经络系统的组成、十二经脉循行走向与交接规律、十二经脉分布规律、气血循环流注顺序、奇经八脉的名称与作用；腧穴的分类、特定穴的基本概念及分布规律、骨度分寸法之各部位的分寸。
　　3. 体表经脉点经画线：依据十二经脉的循行走向和分布规律，结合人体解剖标志在学生身上用眉笔画出经脉在体表的大致循行路线和分布部位。
　　4. 腧穴定位方法演示：在学生身上分别演示各种腧穴定位方法，示教骨度分寸法中各部位长度的分寸方法。

第一章

经络概述

第一节　经络系统概况

定义　经络是人体运行气血、联系脏腑和体表及全身各部的通道。经，有路径之意，是直行的主干，沟通内外，贯通上下；络，有网络之意，是经脉别出的细小分支，纵横交错，遍布全身。

组成　经络系统由经脉和络脉两大部分组成。

经脉：十二经脉、奇经八脉以及附属于十二经脉的十二经别、十二经筋、十二皮部。

络脉：十五络脉、孙络、浮络。

一、十二经脉

十二经脉是手三阴、手三阳、足三阴、足三阳经的总称，由于十二经脉是经络系统的主体，故又称为"正经"。

（一）十二经脉的名称

手三阴经：手太阴肺经、手厥阴心包经、手少阴心经。

手三阳经：手阳明大肠经、手少阳三焦经、手太阳小肠经。

足三阳经：足阳明胃经、足少阳胆经、足太阳膀胱经。

足三阴经：足太阴脾经、足厥阴肝经、足少阴肾经。

（二）十二经脉的循行走向、分布规律

1. 循行走向规律

手三阴经：从胸（沿内侧）走手。

手三阳经：从手（沿外侧）走头。

足三阳经：从头（沿外侧）走足。

足三阴经：从足（沿内侧）走腹。

2. 分布规律

（1）四肢部

内侧：手足三阴经　手足太阴经：行在前

　　　　　　　　　手足厥阴经：行在中

　　　　　　　　　手足少阴经：行在后

（注：足厥阴肝经和足太阴脾经在中都穴有前后交叉变化）

外侧：手足三阳经 $\begin{cases} 手足阳明经：行在前 \\ 手足少阳经：行在中 \\ 手足太阳经：行在后 \end{cases}$

（2）躯干部

背部 $\begin{cases} 第一侧线：后正中线旁开1.5寸（足太阳膀胱经） \\ 第二侧线：后正中线旁开3寸（足太阳膀胱经） \end{cases}$

腹部 $\begin{cases} 第一侧线：前正中线旁开0.5寸（足少阴肾经） \\ 第二侧线：前正中线旁开2寸（足阳明胃经） \\ 第三侧线：前正中线旁开4寸（足太阴脾经） \end{cases}$

胸部 $\begin{cases} 第一侧线：前正中线旁开2寸（足少阴肾经） \\ 第二侧线：前正中线旁开4寸（足阳明胃经） \\ 第三侧线：前正中线旁开6寸（足太阴脾经、手太阴肺经） \end{cases}$

（三）十二经脉的表里属络规律

阴经：属脏络腑。

阳经：属腑络脏。

下表中，①与②、③与④、⑤与⑥、⑦与⑧、⑨与⑩、⑪与⑫所示经脉共形成六组相互表里的属络关系。

（四）十二经脉的衔接

肺内 ⟶ ①手太阴肺经 ┐
　　　　②手阳明大肠经 ┘—— 食指

鼻旁 —— ┌ ③足阳明胃经 ┐
　　　　└ ④足太阴脾经 ┘—— 大指

心中 —— ┌ ⑤手少阴心经 ┐
　　　　└ ⑥手太阳小肠经 ┘—— 小指

内眦 —— ┌ ⑦足太阳膀胱经 ┐
　　　　└ ⑧足少阴肾经 ┘—— 小趾

胸中 —— ┌ ⑨手厥阴心包经 ┐
　　　　└ ⑩手少阳三焦经 ┘—— 无名指

外眦 —— ┌ ⑪足少阳胆经 ┐
肺内 —— └ ⑫足厥阴肝经 ┘—— 大趾（外侧）

（五）十二经脉的交接规律

阴经与阳经：在手足末端交接
阳经与阳经：在头面部交接 ｝如上表所示
阴经与阴经：在胸腹部交接

（六）十二经脉气血逐经循环传注

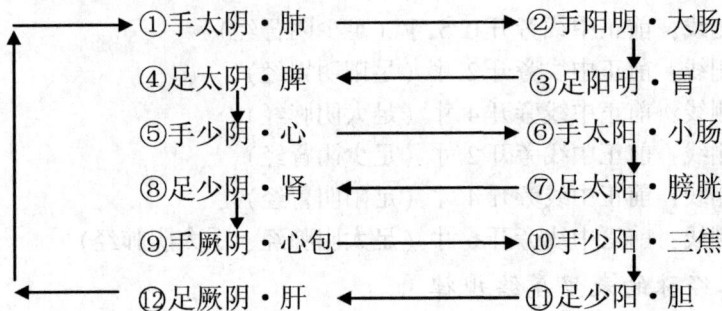

①手太阴·肺 ⟶ ②手阳明·大肠
④足太阴·脾 ⟵ ③足阳明·胃
⑤手少阴·心 ⟶ ⑥手太阳·小肠
⑧足少阴·肾 ⟵ ⑦足太阳·膀胱
⑨手厥阴·心包 ⟶ ⑩手少阳·三焦
⑫足厥阴·肝 ⟵ ⑪足少阳·胆

二、奇经八脉

1. 定义

奇经八脉是督脉、任脉、冲脉、带脉、阳跷脉、阴跷脉、阳维脉、阴维脉八条经脉的总称，对十二经脉起统率、联络和调节气血盛衰的作用。

2. 组成、分布与作用

（1）督脉　行于后正中线；其作用为总督六阳经，调节全身阳经经气，故称"阳脉之海"。

（2）任脉　行于前正中线；其作用为总任六阴经，调节全身阴经经气，故称"阴脉之海"。

（3）冲脉　行于胸腹第一侧线，交会于足少阴经；其作用为涵蓄十二经气血，故称"十二经之海"或"血海"。

（4）带脉　横斜行于腰腹，交会于足少阳经；其作用为约束纵行躯干的诸条经脉。

（5）阳跷脉　行于下肢外侧及肩、头部，交会于足太阳等经；其作用为主一身左右之阳、之动，司眼睑开合。

（6）阴跷脉　行于下肢内侧及眼，交会于足少阴经；其作用为主一身左右之阴、之静，司眼睑开合。

（7）阳维脉　行于下肢外侧、肩和头项，交会于足少阳等经；其作用为调节六阳经经气，而主一身之表。

（8）阴维脉　行于下肢内侧、腹部第三侧线和颈部，交会于足少阴等经；其作用为调节六阴经经气，而主一身之里。

三、十五络脉

1. 定义

十二经脉在四肢部各分出一络，再加上躯干前的任脉络、躯干后的督脉络及躯干侧的脾之大络，共计十五条，称"十五络脉"。

络脉按其形状、大小、深浅的不同而名称各异，"浮络"为浮行于浅表部位的络脉，"孙络"是络脉中最细小的分支。

2. 组成

四肢部十二络：十二经脉在四肢部各分出一络；躯干部三络：躯干前的任脉络、躯干后的督脉络及躯干侧的脾之大络。

3. 循行分布

十二经络脉在四肢部从相应络穴分出后均走向相应表里经，躯干部三络则分别分布于身前、身后和身侧。

4. 作用

四肢部十二络：主要起沟通表里两经和补充经脉循行不足的作用；躯干部三络：起渗灌气血的作用。

四、十二经别

1. 定义

十二经别，是从十二经脉另行别出，分布于胸腹之内和头部，起沟通作用的支脉，又称"别行之正经"。

2. 循行分布

多从四肢肘膝关节上下的正经分出，走向胸腹腔和头部。

其间有"离、入、出、合"。"离"（别）：从四肢肘膝关节以上的正经分出。"入"：进入胸腹腔。"出"：于头项部出来。"合"：阳经经别合于本经，阴经经别合于其相表里的阳经（共有"六合"）。

3. 作用

沟通表里两经，加强经脉与脏腑的联系，弥补阴经经脉在头面部分布的不足，扩大经脉的循行联系和经穴的主治范围。

络脉与经别的异同：络脉和经别都是经脉的分支，均有加强表里两经联系的作用。所不同者，经别分布较深，无所属腧穴，也无所主病症；络脉分布较浅，各有一络穴，并有所主病症。

五、十二经筋

1. 定义

十二经筋是指十二经脉之气所濡养的筋肉，随同经脉结聚散布于四肢、头身，其分布范围与十二经脉大体一致。

二、经络理论的临床应用

1. 说明病理变化。
2. 指导辨证归经。
3. 指导针灸治疗。

第三节　经络的标本、根结、气街、四海

一、标本

1. 定义

"标本"主要指经脉腧穴分布部位的上下对应关系。标，原意是树梢，意为上部，与人体头面胸背的位置相应。本，原意是树根，意为下部，与人体四肢下端相应。具体见表1-1。

2. 部位

标：指头面胸背部。
本：指四肢的下部。

表 1-1　　　　　　　　　　　十二经标本部位表

经名	本部	相应穴	标部	相应穴
足太阳	足跟上五寸	跗阳	命门（目）	睛明
足少阳	足窍阴之间	足窍阴	窗笼（耳前）	听会
足阳明	厉兑	厉兑	人迎、颊、颃颡	人迎、地仓
足太阴	中封前上四寸	三阴交	背俞、舌本	脾俞、廉泉
足少阴	内踝上二寸	交信	背俞、舌下两脉	肾俞、廉泉
足厥阴	行间上五寸	中封	背俞	肝俞
手太阳	手外踝之后	养老	命门（目）上一寸	攒竹
手少阳	小指次指间上二寸	中渚	耳后上角，外眦	丝竹空
手阳明	肘骨中，上至别阳	曲池、臂臑	颊下合钳上	扶突
手太阴	寸口之中	太渊	腋内动脉处	中府
手少阴	锐骨之端	神门	背俞	心俞
手厥阴	掌后两筋间二寸中	内关	腋下三寸	天池

3. 标本理论的意义和应用

"本"是经气汇聚的本源部位，"标"是经气弥漫的散布部位，以说明四肢与躯干两极之间经气联系，从而阐明四肢肘膝以下的经穴对头身远隔部位的重要治疗作用。

此外，"本"部与"标"部穴位相配合，是临床普遍应用的配穴方法。

二、根结

1. 定义

"根结"指经气的所起与所归，反映出经气上下两极间的关系。具体见表1-2。

2. 部位

根：指根本、开始，即四肢末端的井穴。

结：指结聚、归结，即头、胸、腹部位。

表1-2　　　　　　　　　　　　　　　足六经根结部位表

经名	根	结
足太阳	至阴	命门（目）
足少阳	窍阴	窗笼（耳）
足阳明	厉兑	颃颡（鼻咽）
足太阴	隐白	太仓（胃）
足少阴	涌泉	廉泉（舌下）
足厥阴	大敦	玉英，络膻中（胸）

根、溜、注、入："根、溜、注、入"是指手足三阳经之脉气出入流行的部位。"根"，是经气所起的根源处，为"井穴"；"溜"，是经气所流经之处，多为原穴；"注"，是经气所灌注之处，多为"经穴"或合穴；"入"，是经气所进入之处，上部为颈部各阳经穴，下部为络穴。具体见表1-3。

表1-3　　　　　　　　　　　　　　　六阳经根溜注入穴位表

经脉	根	溜	注	入	
				下（络）	上（颈）
足太阳	至阴（井）	京骨（原）	昆仑（经）	飞扬	天柱
足少阳	足窍阴（井）	丘墟（原）	阳辅（经）	光明	天容
足阳明	厉兑（井）	冲阳（原）	足三里（合）	丰隆	人迎
手太阳	少泽（井）	阳谷（原）	小海（合）	支正	天窗
手少阳	关冲（井）	阳池（原）	支沟（经）	外关	天牖
手阳明	商阳（井）	合谷（原）	阳溪（经）	偏历	扶突

3. 根结理论的意义和应用

根结理论说明了经气活动的上下联系，表明经气在经脉中的输注，出发于根部，上入于头部，强调以四肢末端为出发点，着重于经络之气循行的根源与归结。与五输穴的排列先后一致。根结理论指出了四肢末端腧穴对头身疾病的重要治疗作用。

三、气街

1. 定义

"气街"是经气聚集通行的共同通路。

枢纽），如天突、天容、天窗、天牖、天顶、天溪、天宗、通天、天池、天泉、天冲等。

（2）以下为地　凡穴名带有"地"字的多位于身之下部，如地机、地五会（地仓穴例外，此言地之物之仓库）。

（3）以外为阳　凡穴名带有"阳"字的多位于身之外侧和背腰部，如阳陵泉、阳交、阳丘、阳溪、阳谷、跗阳、阳池、腰阳关、至阳等。

（4）以内为阴　凡穴名带有"阴"字的多居身之内侧，如阴市、阴陵泉、阴包、阴交、阴谷、阴郄等。

（5）前胸模拟宫殿宅舍　如巨阙、幽门、梁门、关门、期门、章门、京门，还有玉堂、中庭、步廊、紫宫、俞府、中府、气舍、库房以及气户、膺窗、天窗、天突、扶突、水突等穴。

（6）后背配属五脏六腑　背部腧穴皆为足太阳膀胱经经穴和督脉经穴，其中每一脏腑各配属有自己的俞穴，而其他穴的命名也多与脏腑功能有关。如五脏俞穴有心俞、肺俞、脾俞、肝俞和肾俞；六腑俞穴有胃俞、胆俞、大肠俞、小肠俞、膀胱俞和三焦俞；其他如神堂、神道与心有关，筋缩、魂门与肝有关，命门、志室与肾有关，魄户、阳刚、胃仓、意舍等腧穴的命名也皆与相应的脏腑功能有关。

（7）四肢譬犹地貌形象　四肢部的腧穴多是利用自然界地理的形象而命名为山、陵、丘、墟、谷、溪、沟、渎、海、池、泽、泉等。如承山、大陵、阴陵泉、阳陵泉、外丘、丘墟、曲池、合谷、小海、后溪、太溪、水泉、支沟、四渎等。

2. 依据腧穴所在的解剖部位而命名

如会阴、腕骨、曲骨、巨骨、乳中、乳根、耳门、京骨、束骨、兑端等。

3. 依据腧穴的治疗作用而命名

如迎香、水道、水分、睛明、光明、听宫、听会等。

4. 依据腧穴和脏腑、经络、气血的关系而命名

如三阴交、三阳络、至阳、至阴、气户、气穴、气冲、气海、血海；以脏腑命名的主要是背俞穴，如前所述。

5. 假借天象而命名

如上星、华盖、太乙、太白、天枢、太阳、紫宫、璇玑、日月等。

6. 参照动植物而命名

如鱼际、鸠尾、鱼腰、犊鼻、伏兔、攒竹、口禾髎等。

7. 以日常生活用具命名

如大杼、地机、颊车、缺盆、天鼎、悬钟等。

第三节　腧穴的作用与主治规律

一、腧穴的作用

主要体现在诊断和治疗两个方面。

（一）诊断作用

腧穴是脏腑经络气血输注于体表的特殊部位，当人体脏腑组织和经络功能失调时，就会在相应的腧穴上有所反应，通过对这些反应进行观察和探测可以协助诊断疾病。

1. 反应部位

常出现在原穴、背俞穴、腹募穴、郄穴、下合穴等特定穴部位。

2. 反应方式

主要有压痛、隆起、凹陷、皮肤脱屑、皮下结节、丘疹、瘀斑、过敏、肿胀、硬结，以及皮肤的色泽和温度的改变等。

近年来人们还采用经络穴位测定仪探测体表经络和穴位特别是原穴、腹募穴等特定穴及耳穴的电阻变化，以及对十二井穴进行知热感度测定等，在一定程度上为判断人体的经络和脏腑气血的病变提供参考。

（二）治疗作用

1. 近治作用

所有腧穴都能治疗它们所在部位及邻近组织和器官的病症。

2. 远治作用

十四经穴，特别是十二经脉在四肢肘膝关节以下的经穴，不仅能治疗局部病症，而且能治疗远离穴位的脏腑和部位的病症。

3. 特殊作用

（1）相对特异性　有些腧穴对某种病症具有特殊的治疗作用。

（2）双向良性调整作用　采用相同的手段刺激同一个穴位，会因机体的状态不同而产生完全相反的作用。

二、腧穴的主治规律

（一）分经主治规律

表 2 – 1　　　　　　　　　　　　手三阴经穴主治规律

经脉名称	本经主治	二经相同主治	三经相同主治
手太阴肺经	肺、咽喉病		
手厥阴心包经	心、胃病	神志病	胸部病
手少阴心经	心病		

表 2 – 2　　　　　　　　　　　　手三阳经穴主治规律

经脉名称	本经主治	二经相同主治	三经相同主治
手阳明大肠经	前头、口、齿、鼻病		
手少阳三焦经	侧头、胁肋病	耳病	眼病、咽喉病、热病
手太阳小肠经	后头、肩胛、神志病		

表 2 – 3　　　　　　　　　　　　　　　　足三阳经穴主治规律

经脉名称	本经主治	二经相同主治	三经相同主治
足阳明胃经	前头、口、齿、咽喉、胃肠病		
足少阳胆经	侧头、耳、面、项、胁肋、胆病	眼病	神志病、热病
足太阳膀胱经	后头、项、背腰、肛肠病		

表 2 – 4　　　　　　　　　　　　　　　　足三阴经穴主治规律

经脉名称	本经主治	二经相同主治	三经相同主治
足太阴脾经	脾胃病		
足厥阴肝经	肝、目、头顶病	前阴病	妇科病、小腹部病
足少阴肾经	肾、肺、心、咽喉病		

表 2 – 5　　　　　　　　　　　　　　　　任督二脉经穴主治规律

经脉名称	本经主治	二经相同主治
任脉	中风脱证、虚寒、下焦病	神志病、脏腑病
督脉	中风昏迷、热病、头部病	

（二）分部主治规律

表 2 – 6　　　　　　　　　　　　　　　　头面颈项部腧穴主治规律

分部	主治
前头、侧头区	神志、眼、鼻病
后头区	神志、枕部病
项区	神志、咽喉、眼、头项病
眼区	眼病
鼻区	鼻病
颈区	舌、咽喉、气管、颈部病

表 2 – 7　　　　　　　　　　　　　　　　胸腹背腰部腧穴主治规律

前	后	主治
胸膺部	上背部（胸1至胸7）	胸、肺、心病（上焦）
胁腹部	下背部（胸8至腰2）	肝、胆、脾、胃病（中焦）
少腹部	腰尻部（腰3至骶4）	经带、前阴、肾、膀胱、大肠病（下焦）

表 2 – 8　　　　　　　　　　　　　　　　肩背腰尻部腧穴主治规律

分部	主治
肩胛部	局部、头项痛
背部	肺、心病
背腰部	肝、胆、脾、胃病
腰尻部	肾、膀胱、肠、肛门、经带病

表 2 – 9　　　　　　　　　　　　　　胸胁侧腹部腧穴主治规律

分部	主治
胸胁部	肝、胆、局部病
侧腹部	脾、胃、经带病

表 2 – 10　　　　　　　　　　　　　　上肢内侧部腧穴主治规律

分部	主治
上臂内侧部	肘臂内侧病
前臂内侧部	胸、肺、心、咽喉、胃、神志病
掌指内侧部	神志病、发热病、昏迷、急症

表 2 – 11　　　　　　　　　　　　　　上肢外侧部腧穴主治规律

分部	主治
上臂外侧部	肩、臂、肘、外侧病
前臂外侧部	头、眼、鼻、口、齿、咽喉、胁肋、肩胛、神志、发热病
掌指外侧部	咽喉病、发热病、急症

表 2 – 12　　　　　　　　　　　　　　下肢后面部腧穴主治规律

分部	主治
大腿后面	臀股部病
小腿后面	腰背、后阴病
跟后、足外侧	头、项、背腰、眼、神志、发热病

表 2 – 13　　　　　　　　　　　　　　下肢前面部腧穴主治规律

分部	主治
大腿前面	腿膝部病
小腿前面	胃肠病
足跗前面	前头、口齿、咽喉、胃肠、神志、发热病

表 2 – 14　　　　　　　　　　　　　　下肢内侧部腧穴主治规律

分部	主治
大腿内侧	经带、小便、前阴病
小腿内侧	经带、脾胃、前阴、小便病
足内侧	经带、脾胃、肝、前阴、肾、肺、咽喉病

表 2 – 15　　　　　　　　　　　　　　下肢外侧部腧穴主治规律

分部	主治
大腿外侧	腰尻、膝股关节病
小腿外侧	胸胁、颈项、眼、侧头部病
足外侧	侧头部、眼、耳、胁肋、发热病

<h1 style="text-align:center">第四节　特　定　穴</h1>

定义　十四经穴中具有特殊治疗作用，并按特定称号归类的一类腧穴称为特定穴。

内容　共有 10 类，即五输穴、原穴、络穴、郄穴、俞穴、募穴、下合穴、八会穴、八脉交会穴、交会穴。

分布　主要分布在四肢肘膝关节以下的有五输穴、原穴、络穴、郄穴、下合穴、八脉交会穴；分布在躯干部的有背俞穴、腹募穴；分布在全身的有八会穴、交会穴。

一、五输穴

1. 定义

十二经脉在肘膝关节以下的五个腧穴，分别命名为井、荥、输、经、合，合称"五输穴"。

2. 分布

均是从四肢末端向肘、膝关节方向依次排列。其中"井"穴多位于手足之端，"荥"穴多位于掌指或跖趾关节之前，"输"穴多位于掌指或跖趾关节之后，"经"穴多位于腕踝关节以上，"合"穴多位于肘膝关节附近。

表 2-16　　　　　　　手足六阴经五输穴及其与五行的关系（阴井木）

经脉	井（木）	荥（火）	输（土）	经（金）	合（水）
手太阴肺经（金）	少商	鱼际	太渊	经渠	尺泽
手厥阴心包经（相火）	中冲	劳宫	大陵	间使	曲泽
手少阴心经（火）	少冲	少府	神门	灵道	少海
足太阴脾经（土）	隐白	大都	太白	商丘	阴陵泉
足厥阴肝经（木）	大敦	行间	太冲	中封	曲泉
足少阴肾经（水）	涌泉	然谷	太溪	复溜	阴谷

表 2-17　　　　　　　手足六阳经五输穴及其与五行的关系（阳井金）

经脉	井（金）	荥（水）	输（木）	经（火）	合（土）
手阳明大肠经（金）	商阳	二间	三间	阳溪	曲池
手少阳三焦经（相火）	关冲	液门	中渚	支沟	天井
手太阳小肠经（火）	少泽	前谷	后溪	阳谷	小海
足阳明胃经（土）	厉兑	内庭	陷谷	解溪	足三里
足少阳胆经（木）	足窍阴	侠溪	足临泣	阳辅	阳陵泉
足太阳膀胱经（水）	至阴	足通谷	束骨	昆仑	委中

二、原穴

1. 定义

十二经脉脏腑原气经过和留止的部位各有一个腧穴，称为原穴。

2. 分布

十二原穴均分布在十二经脉腕、踝关节附近。

表2-18　　　　　　　　　　　　十二原穴表

经脉	原穴	经脉	原穴
手太阴肺经	太渊	手阳明大肠经	合谷
手少阴心经	神门	手太阳小肠经	腕骨
手厥阴心包经	大陵	手少阳三焦经	阳池
足太阴脾经	太白	足阳明胃经	冲阳
足少阴肾经	太溪	足太阳膀胱经	京骨
足厥阴肝经	太冲	足少阳胆经	丘墟

三、络穴

1. 定义

络脉由经脉分出之处各有一个腧穴，称为络穴。

2. 分布

十二经脉的络穴分布在四肢部；任脉的络穴分布在胸部；督脉的络穴分布在腰骶部；脾之大络的络穴分布在侧胸部。

表2-19　　　　　　　　　　　　十五络穴表

经脉	络穴	经脉	络穴
手太阴肺经	列缺	足少阳胆经	光明
手少阴心经	通里	足太阴脾经	公孙
手厥阴心包经	内关	足少阴肾经	大钟
手阳明大肠经	偏历	足厥阴肝经	蠡沟
手太阳小肠经	支正	任脉	鸠尾
手少阳三焦经	外关	督脉	长强
足阳明胃经	丰隆	脾之大络	大包
足太阳膀胱经	飞扬		

四、郄穴

1. 定义

十二经脉、阴阳跷脉、阴阳维脉四肢部经气深聚的部位各有一个腧穴，称为郄穴。

2. 分布

郄穴多分布在四肢肘膝关节以下部位。

表 2 – 20　　　　　　　　　　　　十六郄穴表

阴经	郄穴	阳经	郄穴
手太阴肺经	孔最	手阳明大肠经	温溜
手少阴心经	阴郄	手太阳小肠经	养老
手厥阴心包经	郄门	手少阳三焦经	会宗
足太阴脾经	地机	足阳明胃经	梁丘
足厥阴肝经	中都	足少阳胆经	外丘
足少阴肾经	水泉	足太阳膀胱经	金门
阴维脉	筑宾	阳维脉	阳交
阴跷脉	交信	阳跷脉	跗阳

五、俞穴

1. 定义

脏腑之气输注于背腰部的腧穴，称为俞穴，又称背俞穴。

2. 分布

俞穴分布在背腰部足太阳膀胱经的第一侧线上，其位置依据相对应的脏腑位置高低而上下排列。

表 2 – 21　　　　　　　　　　　　脏腑俞穴表

脏	背俞穴	腑	背俞穴
肺	肺俞	大肠	大肠俞
心	心俞	小肠	小肠俞
心包	厥阴俞	三焦	三焦俞
脾	脾俞	胃	胃俞
肾	肾俞	膀胱	膀胱俞
肝	肝俞	胆	胆俞

六、募穴

1. 定义

脏腑之气结聚于胸腹部的腧穴，称为募穴，又称腹募穴。

2. 分布

募穴均分布在胸腹部，其所在部位均接近其相应脏腑所在的位置。

表 2 – 22 脏腑募穴表

脏	腹募穴	腑	腹募穴
肺	中府	大肠	天枢
心	巨阙	小肠	关元
心包	膻中	三焦	石门
脾	章门	胃	中脘
肾	京门	膀胱	中极
肝	期门	胆	日月

七、下合穴

1. 定义

六腑之气下合于足三阳经的六个腧穴，称为下合穴。

2. 分布

下合穴均分布在下肢膝关节附近。其中胃、大肠、小肠的下合穴分布在足阳明胃经上；三焦、膀胱的下合穴分布在足太阳膀胱经上；胆的下合穴分布在足少阳胆经上。

表 2 – 23 下合穴表

六腑	下合穴	六腑	下合穴
大肠	上巨虚	胃	足三里
小肠	下巨虚	膀胱	委中
三焦	委阳	胆	阳陵泉

八、八会穴

1. 定义

脏、腑、气、血、筋、脉、骨、髓等精气会聚的八个腧穴，称为八会穴。

2. 分布

脏会、腑会、气会分布在胸腹部；血会、骨会分布在背腰部；筋会、脉会、髓会分布在四肢部。

表 2 – 24 八会穴表

脏会	腑会	气会	血会	筋会	脉会	骨会	髓会
章门	中脘	膻中	膈俞	阳陵泉	太渊	大杼	绝骨

九、八脉交会穴

1. 定义

十二经脉与奇经八脉脉气相通的八个腧穴，称为八脉交会穴。

2. 分布

八脉交会穴均分布在四肢腕、踝关节上下。

表 2 - 25　　　　　　　　　　　八脉交会穴表

所属经脉	八脉交会穴	所通八脉	相合部位
足太阴经	公孙	冲脉	胃、心、胸
手厥阴经	内关	阴维脉	
手少阳经	外关	阳维脉	目外眦、颊、颈、耳后、肩
足少阳经	足临泣	带脉	
手太阳经	后溪	督脉	目内眦、项、耳、肩胛
足太阳经	申脉	阳跷脉	
手太阴经	列缺	任脉	胸、肺、膈、喉咙
足少阴经	照海	阴跷脉	

十、交会穴

1. 定义

两条以上经脉相交或会合处的腧穴，称为交会穴。其中腧穴所归属的经脉称为本经，与之相交会的经脉称为他经。

2. 分布

大多数交会穴分布在头面部和胸腹部，少数交会穴分布在四肢部。

附：特定穴歌赋

十二经井荥输原经合歌[1]

少商鱼际与太渊，经渠尺泽肺相连；
商阳二三间合谷，阳溪曲池大肠牵。
隐白大都太白脾，商丘阴陵泉要知；
厉兑内庭陷谷胃，冲阳解溪三里随。
少冲少府属于心，神门灵道少海寻；
少泽前谷后溪腕[2]，阳谷小海小肠经。
涌泉然谷与太溪，复溜阴谷肾所宜；
至阴通谷束京骨[3]，昆仑委中膀胱知。
中冲劳宫心包络，大陵间使传曲泽；
关冲液门中渚焦，阳池支沟天井索。
大敦行间太冲看，中封曲泉属于肝；
窍阴侠溪临泣胆[4]，丘墟阳辅阳陵泉。

【注释】
[1] 首见于明代刘纯《医经小学》，现根据杨继洲《针灸大成》收录。
[2] 腕，指腕骨穴。
[3] 束京骨，指束骨与京骨穴。
[4] 窍阴和临泣，指足窍阴和足临泣。

十五络穴歌[1]

人身络脉一十五，我今逐一从头数，
手太阴络为列缺，手少阴络即通里，
手厥阴络为内关，手太阳络支正是，
手阳明络偏历当，手少阳络外关位，
足太阳络号飞扬，足阳明络丰隆记，
足少阳络为光明，足太阴络公孙记，
足少阴络名大钟，足厥阴络蠡沟配，
阳督之络号长强，阴任之络名屏翳[2]，
脾之大络是大包，十五络名君须记。

【注释】

[1] 本歌选自《医经小学》，由明代刘纯编撰。

[2] 屏翳，即会阴穴。现根据《灵枢·经脉》记载改为尾翳即鸠尾穴。

郄穴歌

郄是孔隙义，气血深藏聚。
病证反应点，临床能救急。
阳维郄阳交，阴维郄筑宾。
阳跷走跗阳，阴跷交信毕。
肺郄孔最大温溜，脾郄地机胃梁丘。
心郄阴郄小养老，肝郄中都胆外丘。
心包郄门焦会宗，膀胱金门肾水泉。

俞穴歌[1]

胸三肺俞四厥阴，心五肝九胆十临，
十一脾俞十二胃，腰一三焦腰二肾，
腰四骶一大小肠，膀胱骶二椎外寻。

【注释】

[1] 本歌引自《针灸集锦》。

募穴歌[1]

大肠天枢肺中府，小肠关元心巨阙，
膀胱中极肾京门，肝募期门胆日月，
胃募中脘脾章门，三焦募在石门穴，
膻中穴是包络募，从阴引阳是妙诀。

【注释】

[1] 本歌是在五脏六腑之募穴歌基础上，又加心包经之募穴，故亦称为"十二募穴歌"。

下合穴歌

胃经下合三里乡，上下巨虚大小肠，
膀胱当合委中穴，三焦下合属委阳，
胆经之合阳陵泉，腑病用之效必彰。

八脉交会穴歌[1]

公孙冲脉胃心胸，内关阴维下总同；
临泣胆经连带脉[2]，阳维目锐外关逢；
后溪督脉内眦颈，申脉阳跷络亦通；
列缺任脉行肺系，阴跷照海膈喉咙。

【注释】

[1] 原名《经脉交会八穴歌》，首见于明代刘纯《医经小学》。明代徐凤《针灸大全》、杨继洲《针灸大成》等书均予收录。

[2] 临泣，指足临泣。

八会穴歌[1]

腑会中脘脏章门，筋会阳陵髓绝骨；
骨会大杼气膻中，血会膈俞太渊脉。

【注释】

[1] 出自明代高武《针灸聚英》。

第五节 腧穴定位方法

传统针灸腧穴定位所规定的人体体位和方位术语与现代解剖学不完全相同。如将上肢的掌心一侧即屈侧称为"内侧",是手三阴经穴所分布的部位;将手背一侧即伸侧称为"外侧",是手三阳经穴所分布的部位。将下肢向正中线的一侧称为"内侧",是足三阴经穴分布的部位;将下肢远离正中线的一侧称为"外侧",下肢的后部称为"后侧",是足三阳经穴分布的部位。头面躯干部的前后正中线分别为任脉穴和督脉穴的分布部位,是审定分布于其两侧腧穴的基准。

而目前所用的国家标准《腧穴名称与定位》,采用标准解剖学体位(anatomical position),即身体直立,两眼平视前方,两足并拢,足尖向前,上肢下垂于躯干两侧,掌心向前。表述方位的术语也采用标准解剖学术语。内侧与外侧:近于正中面者为内,远于正中面者为外。在描述前臂时,相同的概念用"尺侧"、"桡侧"表示。上与下:分别指靠近身体的上端与下端。前与后:距身体腹面近者为前,距身体背面近者为后。近侧(端)与远侧(端):距四肢根部近者为近侧(端),距四肢根部远者为远侧(端)。

腧穴定位方法有三种:体表解剖标志定位法、"骨度"折量定位法和"指寸"定位法。三者在应用时需互相结合,即主要采用体表解剖标志定位法、"骨度"折量定位法,而对少量难以完全采用上述两种方法定位的腧穴,则配合使用"指寸"定位法。

一、"骨度"折量定位法

定义

指以体表骨节为主要标志来折量全身各部的长度和宽度,定出分寸,用于腧穴定位的方法。

即以《灵枢·骨度》规定的人体各部的分寸为基础,并结合折量分寸(将设定的两骨节点之间的长度折量为一定的等份,每 1 等份为 1 寸),作为定穴的依据。全身主要"骨度"折量寸见表 2 - 26 和图 2 - 1 ~ 2 - 3。

表 2 - 26   "骨度"折量寸表

部位	起止点	折量寸	度量法	说明
头面部	前发际正中→后发际正中	12	直寸	用于确定头部腧穴的纵向距离
	眉间(印堂)→前发际正中	3	直寸	用于确定前或后发际及其头部腧穴的纵向距离
	两额角发际(头维)之间	9	横寸	用于确定头前部腧穴的横向距离
	耳后两乳突(完骨)之间	9	横寸	用于确定头后部腧穴的横向距离
胸腹胁部	胸骨上窝(天突)→剑胸结合中点(歧骨)	9	直寸	用于确定胸部任脉穴的纵向距离
	剑胸结合中点(歧骨)→脐中	8	直寸	用于确定上腹部腧穴的纵向距离
	脐中→耻骨联合上缘(曲骨)	5	直寸	用于确定下腹部腧穴的纵向距离
	两肩胛骨喙突内侧缘之间	12	横寸	用于确定胸部腧穴的横向距离
	两乳头之间	8	横寸	用于确定胸腹部腧穴的横向距离

续表

部位	起止点	折量寸	度量法	说明
背腰部	肩胛骨内侧缘→后正中线	3	横寸	用于确定背腰部腧穴的横向距离
上肢部	腋前、后纹头→肘横纹（平尺骨鹰嘴）	9	直寸	用于确定上臂部腧穴的纵向距离
	肘横纹（平尺骨鹰嘴）→腕掌（背）侧远端横纹	12	直寸	用于确定前臂部腧穴的纵向距离
下肢部	耻骨联合上缘→髌底	18	直寸	用于确定大腿部腧穴的纵向距离
	髌尖（膝中）→内踝尖15寸（胫骨内侧髁下方阴陵泉→内踝尖为13寸）	15	直寸	用于确定小腿内侧部腧穴的纵向距离
	股骨大转子→腘横纹（平髌尖）	19	直寸	用于确定大腿部前外侧部腧穴的纵向距离
	臀沟→腘横纹	14	直寸	用于确定大腿后部腧穴的纵向距离
	腘横纹（平髌尖）→外踝尖	16	直寸	用于确定小腿外侧部腧穴的纵向距离
	内踝尖→足底	3	直寸	用于确定足内侧部腧穴的纵向距离

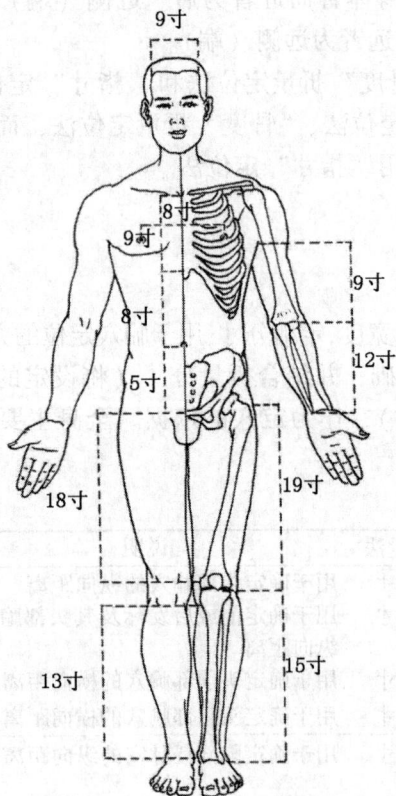

图2-1　常用骨度分寸示意图（正面）

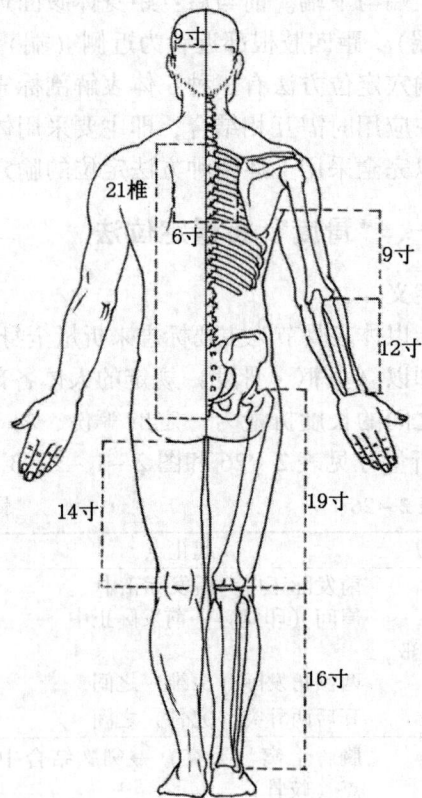

图2-2　常用骨度分寸示意图（背面）

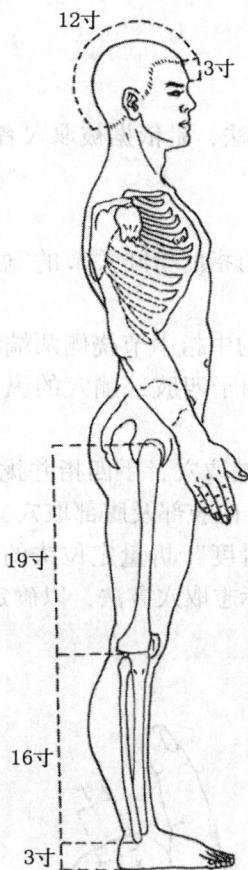

图 2-3 常用骨度分寸示意图（侧面）

二、体表解剖标志定位法

1. 定义

指以体表解剖学的各种体表标志为依据来确定腧穴位置的方法。

2. 分类

体表解剖标志，可分为固定标志和活动标志两种。

（1）固定标志 指各部由骨节和肌肉所形成的突起或凹陷、五官轮廓、发际、指（趾）甲、乳头、脐窝等。如腓骨小头前下凹陷处取阳陵泉；第二骶后孔中取次髎；腓肠肌肌腹下尖角凹陷处取承山；两眉之间取印堂；两乳头连线中点取膻中；脐中央取神阙等。

（2）活动标志 指各部的关节、肌肉、肌腱、皮肤随着活动而出现的空隙、凹陷、皱纹等体表标志。例如张口取耳门、听宫、听会，闭口取下关；外展拇指，在拇长、短伸肌腱之间取阳溪等。

三、"指寸"定位法

1. 定义

"指寸"定位法又叫手指同身寸法，是依据被取穴者本人手指所规定的分寸以量取腧穴的方法。

2. 分类

（1）拇指同身寸　以被取穴者拇指的指间关节的宽度作为 1 寸（图 2 - 4）。可用于四肢部的直寸取穴。

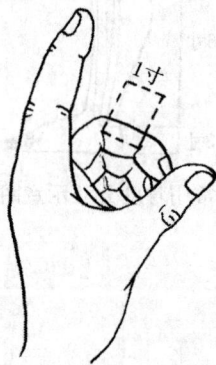

（2）中指同身寸　以被取穴者的中指中节桡侧两端纹头（拇指、中指屈曲成环形）之间的距离作为 1 寸（图 2 - 5）。适用于四肢部腧穴的纵向比量和背、腰、骶部腧穴的横向取穴。

（3）横指同身寸（一夫法）　被取穴者手四指并拢，以其中指中节横纹为准，其四指的宽度作为 3 寸（图 2 - 6）。可用于四肢部及腹部取穴，主要用于下肢部。

在具体取穴时，医者应当在"骨度"折量定位法的基础上，参照被取穴者自身的手指进行比量，并结合一些简便的活动标志取穴方法，以确定腧穴的标准定位。

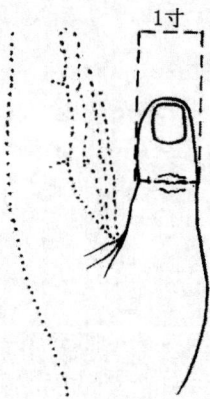

图 2 - 4　拇指同身寸　　　　　图 2 - 5　中指同身寸　　　　　图 2 - 6　横指同身寸

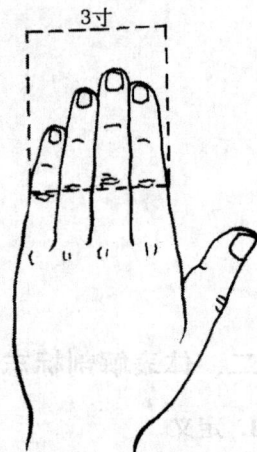

下篇 各 论

　　本篇主要介绍十四经脉及其腧穴的基本知识和基本技能。基本知识有经络循行概要、腧穴概要、腧穴国际标准定位等。基本技能主要介绍常用体表解剖标志和人体骨度分寸、腧穴定取实训方法、经络画线实训方法，并对易出现的错误取穴现象和应注意的针刺安全问题等进行特别提示。通过学习和实训，使学习者进一步熟悉和掌握经络、腧穴的知识要点，尤其要准确掌握标示各经体表循行线以及定取腧穴的操作方法。

【实训目的与要求】

1. 掌握每条经脉的体表循行线以及经脉联系的脏腑组织器官。
2. 掌握每条经脉技能操作的基本知识。
3. 掌握每条经脉腧穴的数目、起止穴及特定穴类属。
4. 熟悉每条经脉腧穴的定位和取法，掌握常用（带"※"号）腧穴的定位和取法。
5. 熟悉每条经脉常用腧穴的主治要点。
6. 掌握临床针刺安全操作要点。

【实训内容与方法】

1. 体表经脉画线：在学生身上用眉笔画出经脉的体表循行路线，并介绍每条经络与脏腑、组织、器官的联系，再让学生每2人为一组互相在对方身体上画出经脉循行线。最后由教师提问、答疑、检查。

2. 体表定取穴位：首先在学生身上用眉笔定取出每经腧穴的准确位置，再让学生每2人为一组互相在对方身体上取穴。最后由教师提问、答疑、检查。

3. 利用计算机智能模型人模拟画线、定穴。

4. 完成每节后的自测题及空白图的描绘，并进行评分。

5. 每一节结束或每一小循环结束后，采用抽签→选经与选穴→回答并操作→成绩评价的方式，测验学习者的基本知识和实际操作能力。

第三章

手太阴肺经及腧穴

一、基本知识

(一) 手太阴经脉循行概要 (图3-1)

◇ 手太阴经脉由1条主脉和1条支脉构成。

◇ 主脉：起于中焦→大肠→胃口→肺→肺系→腋下→上肢内侧前缘→止于大指末端。

◇ 支脉：从腕后别出→沿食指内侧终止于食指末端→接手阳明大肠经。

◆ 体表循行线：起于胸部外上方 (锁骨下窝) →行于上肢内侧前缘→经手寸口部→沿大鱼际→止于大指桡侧末端。

◆ 联系的脏腑组织器官：肺、大肠、胃；气管、喉咙。

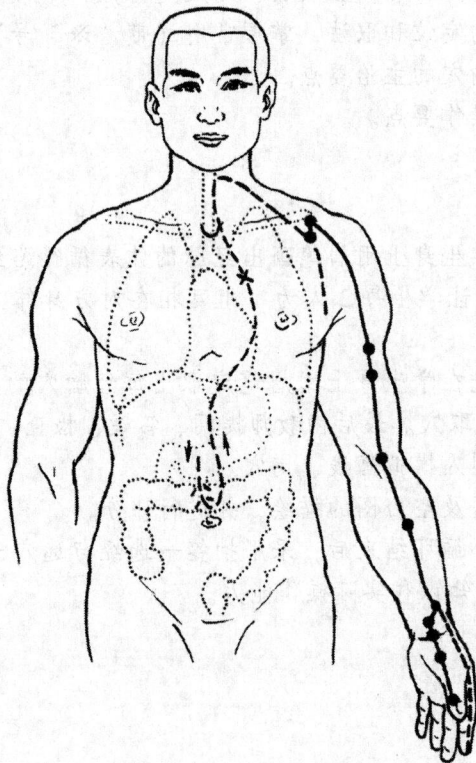

图3-1　手太阴经脉循行示意图

（二）手太阴络脉、经别、经筋循行概要

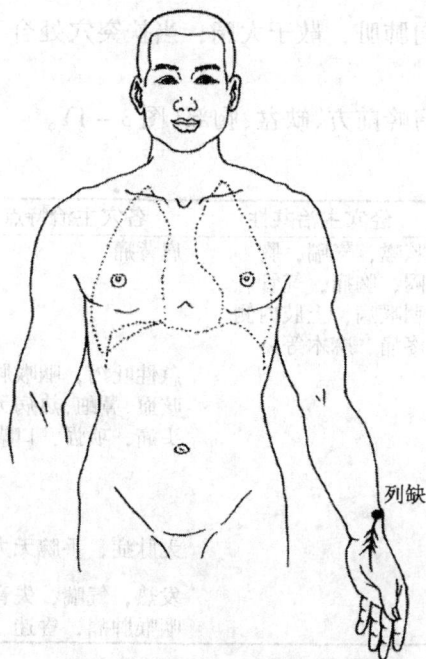

图 3-2　手太阴络脉循行示意图

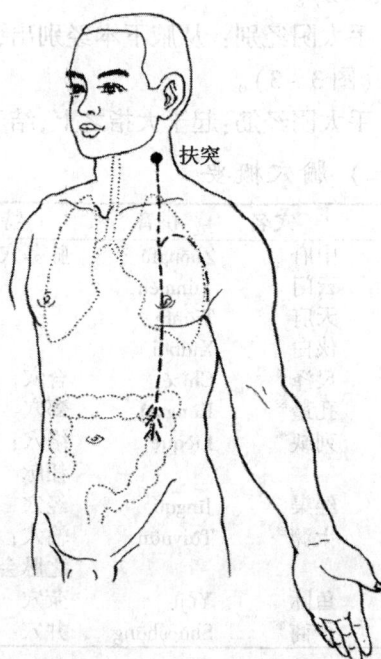

图 3-3　手太阴经别循行示意图

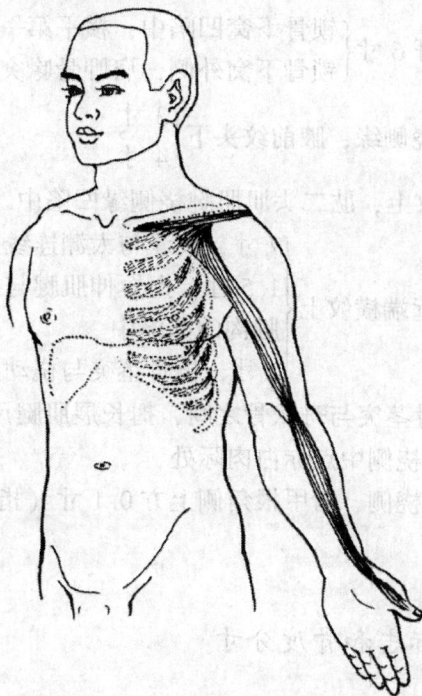

图 3-4　手太阴经筋分布示意图

◇ 手太阴络脉（列缺）：起于腕关节上方1寸半处，走向手阳明经脉，散布在大鱼际部（图3-2）。

◇ 手太阴经别：从腋下本经别出，入体腔后走向肺脏，散于大肠，当扶突穴处合于手阳明经（图3-3）。

◇ 手太阴经筋：起于大指之上，结于鱼际、肘中、肩峰前方、缺盆、胸部（图3-4）。

（三）腧穴概要

代码	穴名	拼音	特定穴类属	经穴主治共性	各穴主治特点
LU 1	中府	Zhōngfǔ	肺募穴；交会穴	咳嗽，气喘，胸闷、胸痛，气管、咽喉病，上肢内侧疼痛、麻木等	肩背痛
LU 2	云门	Yúnmén			
LU 3	天府	Tiānfǔ			
LU 4	侠白	Xiábái			
LU 5	尺泽※	Chǐzé	合穴		急性吐泻，咽喉肿痛
LU 6	孔最※	Kǒngzuì	郄穴		咳血，鼻衄，热病无汗
LU 7	列缺※	Lièquē	络穴；八脉交会穴通任脉		头痛，项强，口㖞
LU 8	经渠	Jīngqú	经穴		
LU 9	太渊※	Tàiyuān	输穴；原穴；八会穴之脉会		无脉症，手腕无力
LU 10	鱼际	Yújì	荥穴		发热，气喘，失音
LU 11	少商※	Shàoshāng	井穴		咽喉肿痛，昏迷

（四）腧穴定位

胸部 { 中府 / 云门 } 前正中线旁开6寸 { 锁骨下窝凹陷中，横平第一肋间隙 / 锁骨下窝外侧，肩胛骨喙突内缘 }

臂前区 { 天府 / 侠白 } 肱二头肌桡侧缘，腋前纹头下 { 3寸 / 4寸 }

肘区——尺泽——肘横纹上，肱二头肌肌腱桡侧缘凹陷中

前臂前区 { 孔最 / 列缺 / 经渠 } 腕掌侧远端横纹上 { 7寸，尺泽与太渊连线上 / 1.5寸，拇短伸肌腱与拇长展肌腱之间，拇长展肌腱沟的凹陷中 / 1寸，桡骨茎突与桡动脉之间 }

腕前区——太渊——桡骨茎突与舟状骨之间，拇长展肌腱尺侧凹陷中

手部 { 鱼际——第一掌骨桡侧中点赤白肉际处 / 少商——拇指末节桡侧，指甲根角侧上方0.1寸（指寸） }

二、基本技能

（一）常用体表解剖标志和骨度分寸

1. 体表解剖标志

（1）胸部　胸骨角、锁骨、第一肋间隙等。

（2）上臂部 腋前皱襞、肱二头肌、肱二头肌肌腱等。

（3）前臂部 桡骨茎突、腕横纹、桡动脉等。

（4）手部 第一掌骨、赤白肉际、指甲角等。

【注释】

［1］胸骨角：胸骨柄与胸骨体相接处略向前凸形成的横行隆起，两侧正对第二肋。

［2］肱二头肌：在上臂前面的长菱形浅层肌，起端有长、短两头。此肌肌腹的内、外侧各有一纵行浅沟，内侧沟较明显。起自肩胛骨关节盂的上方，止于桡骨粗隆。

［3］肱二头肌肌腱：肱二头肌下部的肌腱，可在肘窝处摸到。

［4］桡骨茎突：为桡骨下端外侧的骨性隆起，一般比尺骨茎突低。

［5］腕横纹：屈腕时，在腕掌侧出现2～3条横行的皮肤皱纹，分别称为近侧横纹、中间横纹（不定）和远侧横纹。取穴时应以在腕关节上的腕横纹为准，多为近掌根第一条横纹。

［6］赤白肉际：手掌（足底）皮肤厚而色浅，手背（足背）皮肤薄而色深，手掌（足底）与背面皮肤交接处的边缘，称为赤白肉际。

2. 体表骨度分寸（图2-1）

腋前、后纹头至肘横纹（平肘尖）为9寸；肘横纹至腕横纹（腕关节上近掌根第一条横纹）为12寸。

（二）腧穴定取实训方法

1. 常规取穴方法

实训对象取仰卧位或正坐位，实训者先按于锁骨外端（肩峰端）下缘三角形凹陷处取**云门**（图3-5）；再直向下摸至与第一肋间隙平齐处取**中府**（图3-5）。

实训对象仰掌，肘部微弯曲。实训者于肘横纹至腋前纹头连线的上1/3与下2/3交点水平线上，肱二头肌外侧缘处取**天府**（图3-6）；再向下1寸取**侠白**（图3-6）。

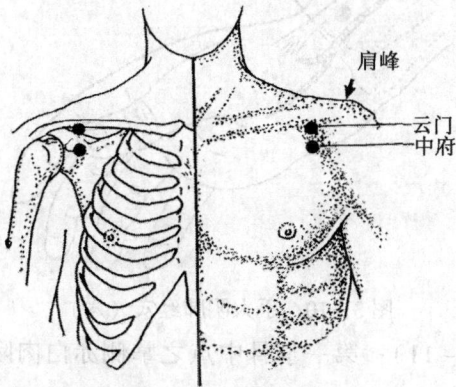

图3-5 手太阴肺经穴（一）

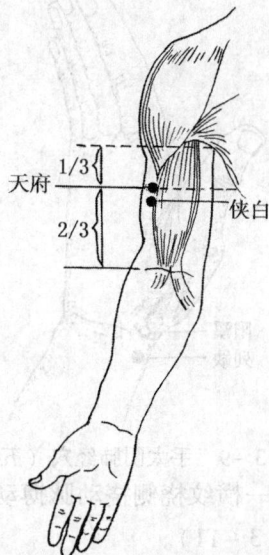

图3-6 手太阴肺经穴（二）

肘横纹中点有一粗而硬的肌腱（肱二头肌腱），在其桡侧缘取**尺泽**（图3-7）；尺泽与第一腕横纹桡侧连线的中点向上1寸，当桡骨内缘处取**孔最**（图3-8）。

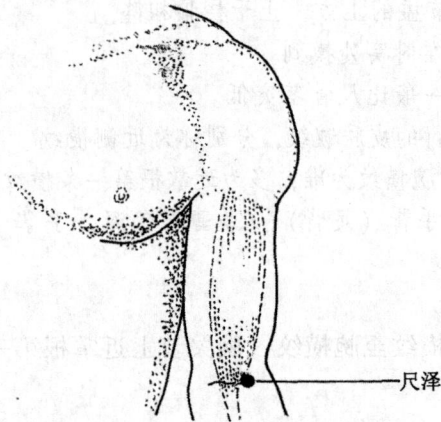

图3-7 手太阴肺经穴（三）

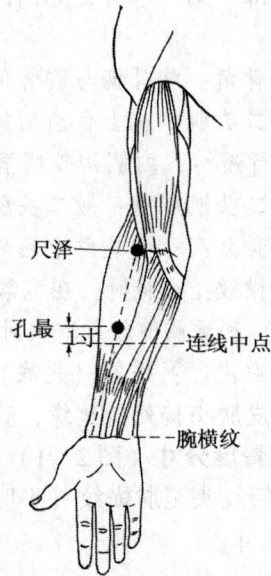

图3-8 手太阴肺经穴（四）

侧掌拇指向外上方翘起，实训者先取腕横纹桡侧两筋之间凹陷处的阳溪（手阳明大肠经穴），在阳溪穴上1.5寸的桡骨茎突中部凹陷处取**列缺**（图3-9）；距掌后第一横纹桡侧1寸（可用拇指同身寸）取**经渠**（图3-10）。

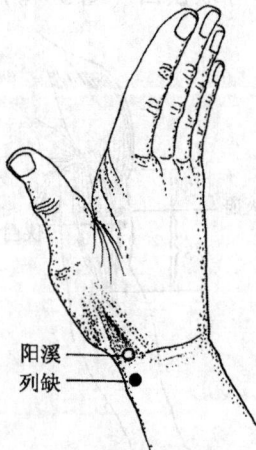

图3-9 手太阴肺经穴（五）

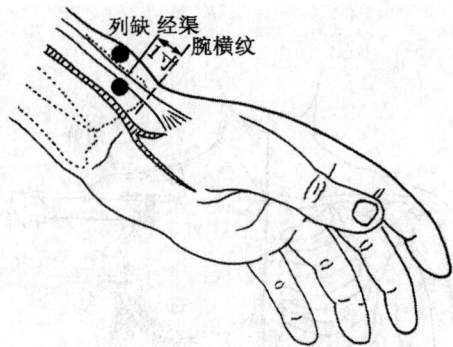

图3-10 手太阴肺经穴（六）

掌后第一横纹桡侧桡动脉搏动处取**太渊**（图3-11）；第一掌骨中点之掌侧赤白肉际处取**鱼际**（图3-11）。

实训对象侧掌伸拇指，实训者于其拇指桡侧指甲角侧上方（沿角平分线方向）0.1寸处取少商（图3-12）。

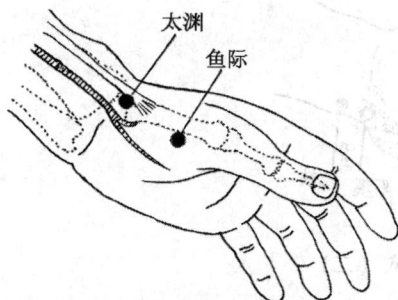

图3-11 手太阴肺经穴（七）

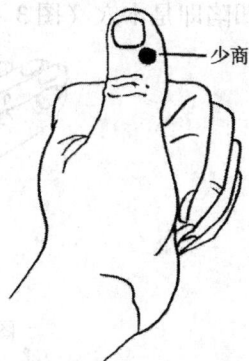

图3-12 手太阴肺经穴（八）

2. 特殊取穴方法

（1）云门 正坐位，以手叉腰，当锁骨外端下缘出现的三角形凹窝的中点处（图3-13）。

（2）天府 坐位，臂向前平举，俯头鼻尖接触上臂内侧处是穴（图3-14）。

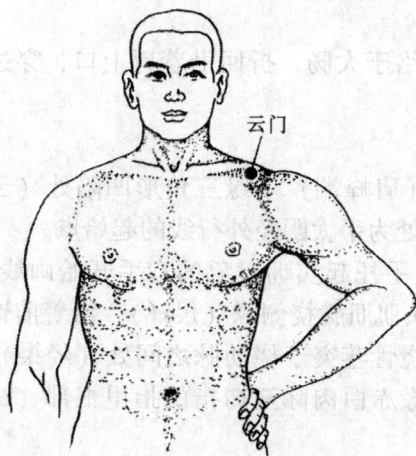

图3-13 云门的特殊取穴

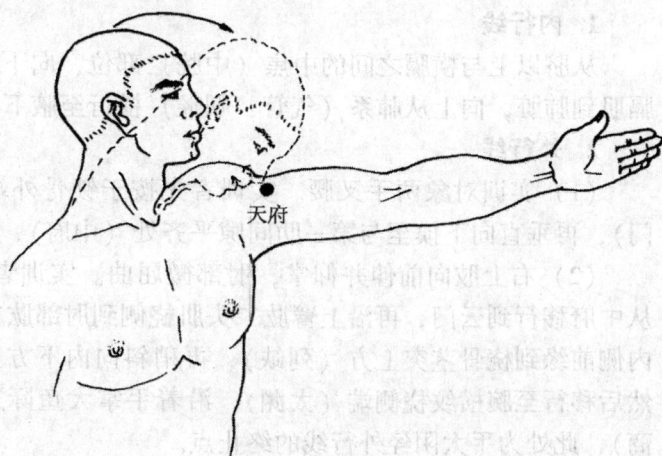

图3-14 天府的特殊取穴

（3）列缺

①以病人左右两手虎口交叉，一手食指压在另一手的桡骨茎突上，当食指尖到达之处是穴（图3-15）。

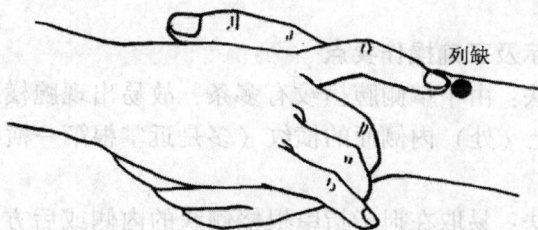

图3-15 列缺的特殊取穴（一）

②立掌，把拇指向外上方翘起，先取两筋之间的阳溪穴，在阳溪穴上 1.5 寸的桡骨茎突中部有一凹陷即是本穴（图 3-16）。

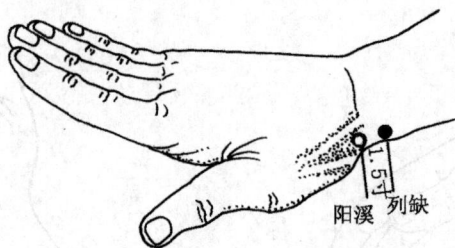

图 3-16　列缺的特殊取穴（二）

（4）经渠　拇指与掌心向上，医者切脉时中指所着之处（图 3-10）。

（三）经络画线实训方法

实训对象体位和姿势：正坐位，脱去上衣，露出胸部及上肢。先两手叉腰，后上肢向前伸并仰掌，肘部微屈曲。

1. 内行线

从脐以上与横膈之间的中焦（中脘）部位，向下联络于大肠，折回沿着胃上口，穿过膈肌到肺脏，向上从肺系（气管，咽喉）横行至腋下。

2. 外行线

（1）实训对象两手叉腰。实训者先按于锁骨外端（肩峰端）下缘三角形凹陷处（云门），再垂直向下摸至与第一肋间隙平齐处（中府），此处为手太阴经外行线的起始点。

（2）右上肢向前伸并仰掌，肘部微屈曲。实训者左手托起实训对象的右手开始画线，从中府移行到云门，再沿上臂肱二头肌桡侧到肘部肱二头肌肌腱桡侧缘（尺泽），沿着前臂内侧前缘到桡骨茎突上方（列缺），再稍斜向内下方至桡骨茎突于桡动脉之间处（经渠），然后移行至腕横纹桡侧端（太渊），沿着手掌大鱼际边缘赤白肉际至拇指的指甲根部（少商），此处为手太阴经外行线的终止点。

3. 支脉

从桡骨茎突上方（列缺）沿着第一、二掌骨之间，食指内侧缘至食指的指甲根部，与手阳明大肠经（商阳）衔接。

三、特别提示

1. 错误取穴方法提示及正确操作要点

（1）太渊　错误取法：由于掌侧腕横纹有多条，故易出现腕横纹的选择错位。正确取法：握拳屈腕，腕关节上（处）内侧面的横纹（多是近掌根第一横纹）桡侧，桡动脉搏动处取之。

（2）少商　错误取法：易取在拇指指甲根桡侧缘的内侧或后方。正确取法：侧掌，于拇指爪甲桡侧缘和基底部做一直线，两线相交处取之。

2. 针刺安全操作提示

（1）中府、云门 不可向内深刺，以免误入胸腔，伤及肺脏，造成气胸。正确操作方法：向外斜刺或平刺0.5~0.8寸。

（2）太渊 应避开桡动脉针刺，以免伤及动脉。正确操作方法：针刺时一手拇指指端向尺侧按压桡动脉，另一手持针沿拇指指甲面进针。

【附】
一、空白图填空

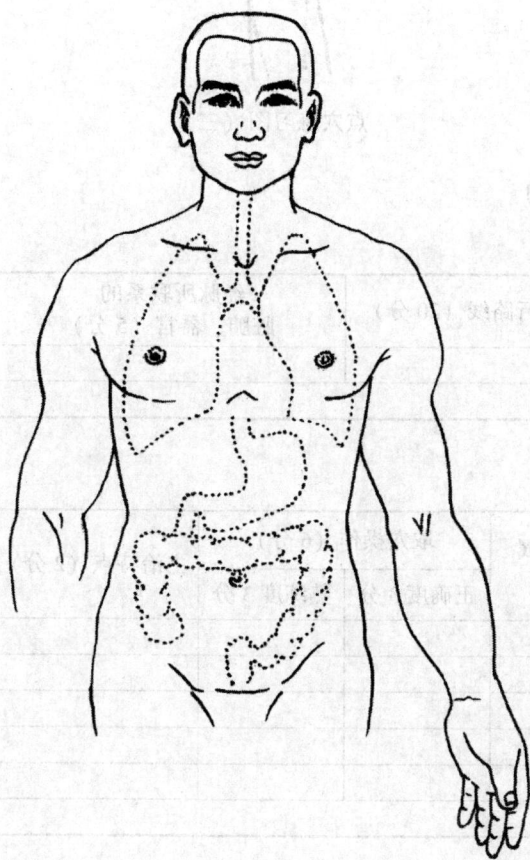

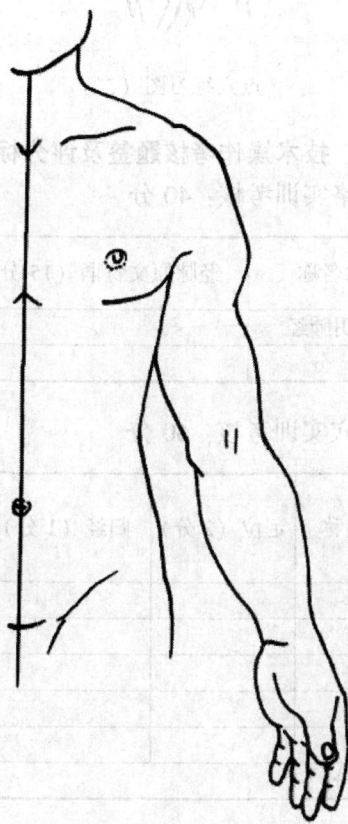

画经练习图　　　　　点穴练习图（一）

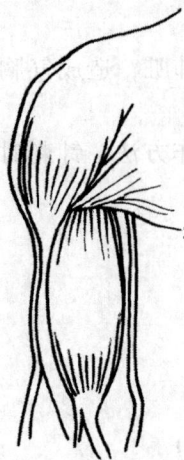

点穴练习图（二）

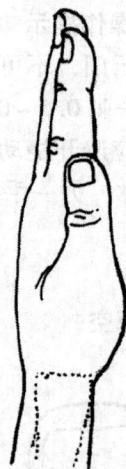

点穴练习图（三）

二、技术操作考核题签及评分标准（100分）

经络实训考核：40分

经脉名称	经脉原文背诵（15分）	画出循行路线（20分）	经脉所联系的脏腑、器官（5分）
手太阴肺经			
总　分		考核人	

腧穴实训考核：60分

穴位名称	定位（2分）	归经（1分）	特定穴类属（1分）	取穴操作（6分）		主治特点（2分）
				正确度3分	熟练度3分	
尺泽						
中府						
列缺						
孔最						
太渊						
总　分			考核人			

第四章
手阳明大肠经及腧穴

一、基本知识

(一) 手阳明经脉循行概要 (图4-1)

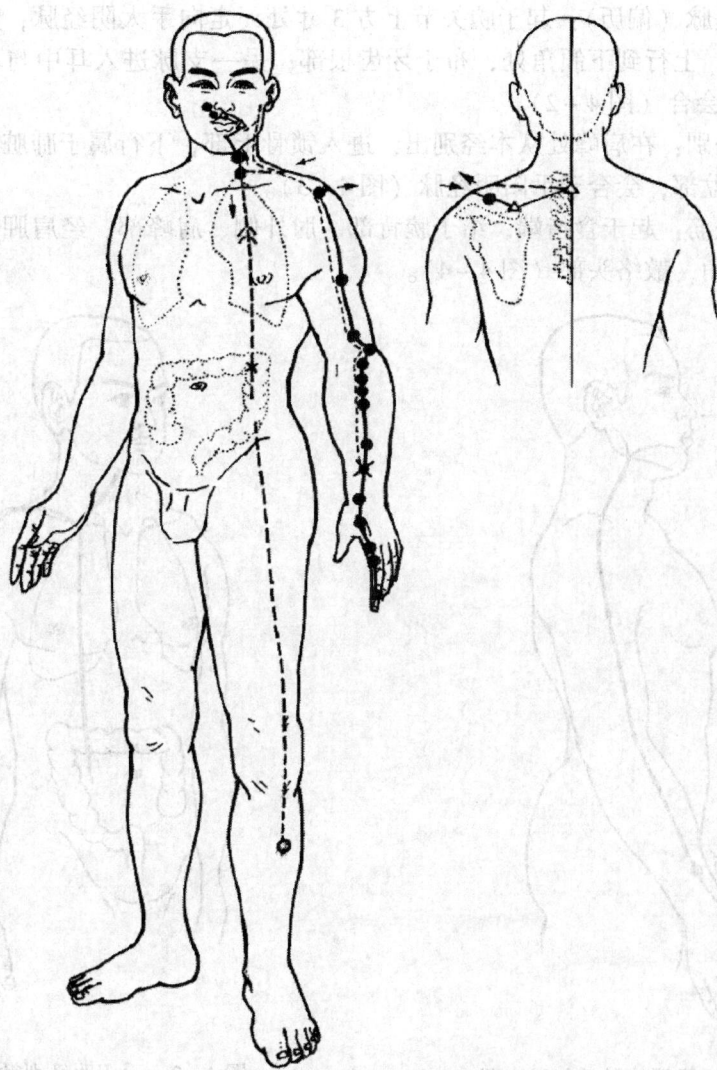

图4-1 手阳明经脉循行示意图

◇ 手阳明经脉由 1 条主脉和 1 条支脉构成。

◇ 主脉：起于食指端→虎口→腕上两筋间→上肢外侧前缘→肩→交会大椎→缺盆→肺→大肠。

◇ 支脉：从缺盆部上行→颈→面颊→下齿→口旁→交会人中部（左右交叉）→止于鼻旁→接足阳明胃经。

◆ 体表循行线：起于食指端→经虎口→至腕上两筋间→行于上肢外侧前缘→肩部→沿颈部→面颊→止于对侧鼻孔旁。

◆ 联系的脏腑组织器官：肺、大肠；口、下齿、鼻。

（二）手阳明络脉、经别、经筋循行概要

◇ 手阳明络脉（偏历）：起于腕关节上方 3 寸处，走向手太阴经脉，其支脉向上沿着臂膊，过肩峰部，上行到下颌角处，布于牙齿根部；另一支脉进入耳中与耳内所聚集的各条经脉（宗脉）会合（图 4 - 2）。

◇ 手阳明经别：在肩峰处从本经别出，进入锁骨上部，下行属于肺脏，走向大肠，向上沿喉咙出于缺盆部，会合于手阳明经脉（图 4 - 3）。

◇ 手阳明经筋：起于食指端，结于腕背部、肘外侧、肩峰部；经肩胛部、面颊，结于鼻旁颧部；上额角，散络头部（图 4 - 4）。

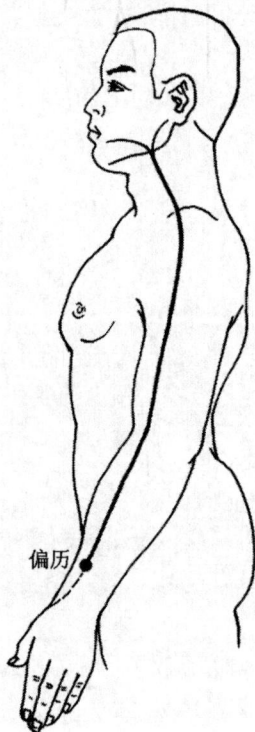

图 4 - 2　手阳明络脉循行示意图

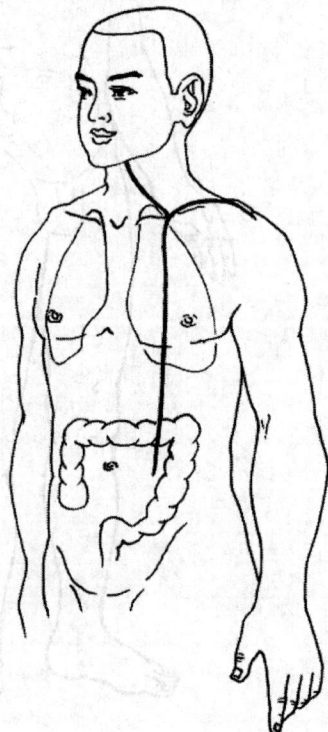

图 4 - 3　手阳明经别循行示意图

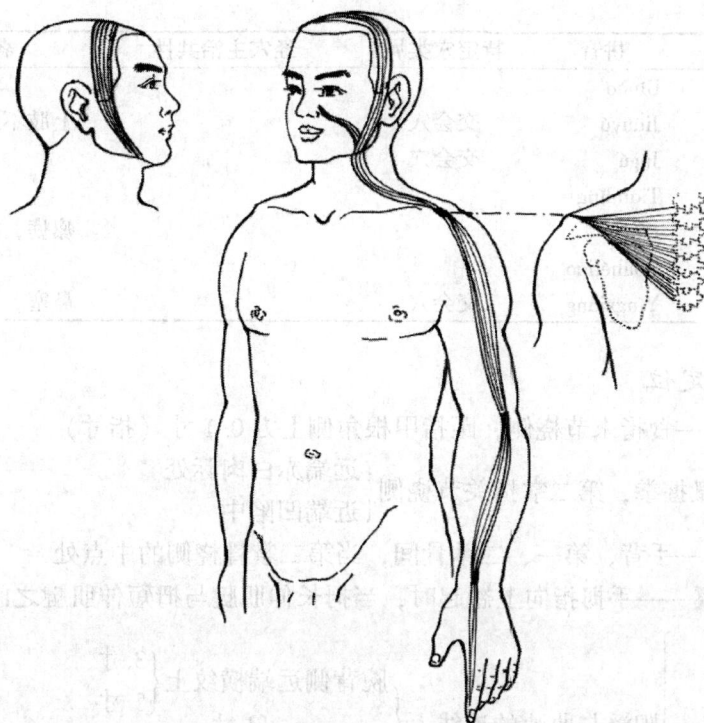

图 4-4 手阳明经筋分布示意图

（三）腧穴概要

代码	穴名	拼音	特定穴类属	经穴主治共性	各穴主治特点
LI 1	商阳※	Shāngyáng	井穴	头痛，牙痛，咽喉肿	咽喉肿痛，昏迷
LI 2	二间	Èrjiān	荥穴	痛，各种鼻病，泄泻，	
LI 3	三间	Sānjiān	输穴	便秘，腹痛，上肢疼	
LI 4	合谷※	Hégǔ	原穴	痛、麻木等	头面病，热病，腹痛便秘，上肢不遂，妇科病
LI 5	阳溪※	Yángxī	经穴		
LI 6	偏历	Piānlì	络穴		
LI 7	温溜	Wēnliū	郄穴		
LI 8	下廉	Xiàlián			
LI 9	上廉	Shànglián			
LI 10	手三里※	Shǒusānlǐ			腹痛，泄泻
LI 11	曲池※	Qūchí	合穴		热病，瘾疹，半身不遂，高血压病
LI 12	肘髎	Zhǒuliáo			
LI 13	手五里	Shǒuwǔlǐ			

续表

代码	穴名	拼音	特定穴类属	经穴主治共性	各穴主治特点
LI 14	臂臑	Bìnào			
LI 15	肩髃※	Jiānyú	交会穴		上肢不遂，肩痛不举
LI 16	巨骨	Jùgǔ	交会穴		
LI 17	天鼎	Tiāndǐng			
LI 18	扶突	Fútū			瘰疬，瘿气，咽喉痛
LI 19	口禾髎	Kǒuhéliáo			
LI 20	迎香※	Yíngxiāng	交会穴		鼻塞，面瘫，胆道蛔虫症

（四）腧穴定位

手部
商阳——食指末节桡侧，距指甲根角侧上方0.1寸（指寸）
二间、三间——微握拳，第二掌指关节桡侧（远端赤白肉际处／近端凹陷中）
合谷——手背，第一、二掌骨间，当第二掌骨桡侧的中点处

腕部——阳溪——手拇指向上翘起时，当拇长伸肌腱与拇短伸肌腱之间的凹陷中

前臂部
偏历、温溜、下廉、上廉、手三里——阳溪与曲池的连线上
腕背侧远端横纹上（3寸／5寸）
肘横纹下（4寸／3寸／2寸）

肘部
曲池——在肘横纹外侧端，屈肘，当尺泽与肱骨外上髁连线中点
肘髎——当肱骨外上髁上缘，髁上嵴的前缘

上臂部
手五里——肘横纹上3寸，当曲池与肩髃连线上
臂臑——曲池上7寸，三角肌前缘处

肩及肩胛部
肩髃——肩峰外侧缘前端与肱骨大结节两骨间凹陷中
巨骨——锁骨肩峰端与肩胛冈之间凹陷中

颈部
天鼎——横平环状软骨，胸锁乳突肌后缘，当喉结旁，扶突穴与缺盆连线中点
扶突——横平喉结，胸锁乳突肌的前、后缘中间

面部
口禾髎——横平人中沟上1/3与下2/3交点，鼻孔外缘直下
迎香——在鼻翼外缘中点旁，鼻唇沟中

二、基本技能

（一）常用体表解剖标志和骨度分寸

1. 体表解剖标志

（1）手部 第二掌指关节、指甲角等。

（2）上臂部 腋前皱襞、三角肌、肩峰等。

（3）前臂部 拇长伸肌腱、拇短伸肌腱、腕横纹、肘横纹等。

（4）颈部 胸锁乳突肌、喉结等。

（5）面部 鼻翼、鼻唇沟等。

【注释】

［1］三角肌：位于肩部，呈三角形。起自锁骨的外侧端、肩峰和肩胛冈。

［2］拇长伸肌腱：起自尺骨后面，止于拇指近节指骨底。

［3］拇短伸肌腱：起自桡骨后面，止于拇指近节指骨底。

［4］胸锁乳突肌：斜列于颈部两侧，为颈部一对强有力的肌肉，起自胸骨柄前面和锁骨的胸骨端，肌束斜向后上方，止于颞骨乳突。

［5］鼻唇沟：鼻翼向外下方到口角的浅沟。

2. 体表骨度分寸（图 2-1）

腋前、后纹头至肘横纹（平肘尖）为 9 寸；肘横纹至腕横纹（腕关节上近掌根第一条横纹）为 12 寸。

（二）腧穴定取实训方法

1. 常规取穴方法

实训对象伸掌，实训者先于其食指桡侧指甲角侧上方（沿角平分线方向）0.1 寸处取**商阳**（图 4-5）；再循食指桡侧赤白肉际找到第二掌指关节，微握拳，于第二掌指关节前方凹陷处取**二间**（图 4-6）；后方凹陷取**三间**（图 4-6）；定出第二掌骨的中点，于第二掌骨中点的桡侧取**合谷**（图 4-7）。

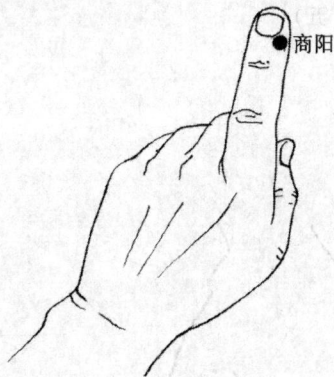

图 4-5 手阳明大肠经穴（一）

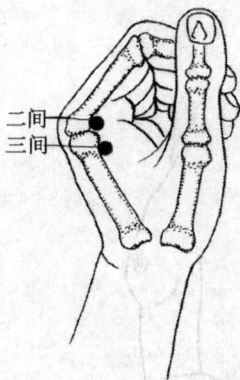

图 4-6 手阳明大肠经穴（二）

实训对象取坐位，竖掌屈肘用力翘拇指，实训者在腕背横纹桡侧两筋之间取**阳溪**（图 4-8）；再屈肘至最大限度，于肘横纹外侧端取**曲池**（图 4-9）；然后将阳溪与曲池间的连线分为 12 等份，每份为 1 寸，于连线的下 1/4 与上 3/4 交点处取**偏历**（阳溪上 3 寸）（图 4-10）；连线中点下 1 寸取**温溜**（阳溪上 5 寸）（图 4-10）；连线的上 1/3 与下 2/3 交点处取**下廉**（曲池下 4 寸）（图 4-10）；连线的上 1/4 与下 3/4 交点处取**上廉**（曲池下 3 寸）（图 4-10）；上廉再上 1 寸取**手三里**（曲池下 2 寸）（图 4-10）；在曲池外上方 1 寸处取**肘髎**（图 4-11）。

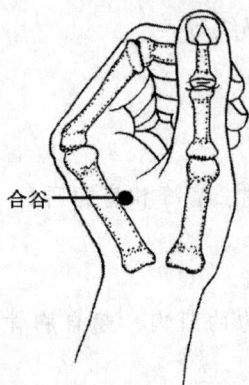

合谷

图4-7　手阳明大肠经穴（三）

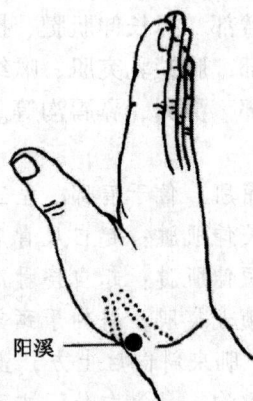

阳溪

图4-8　手阳明大肠经穴（四）

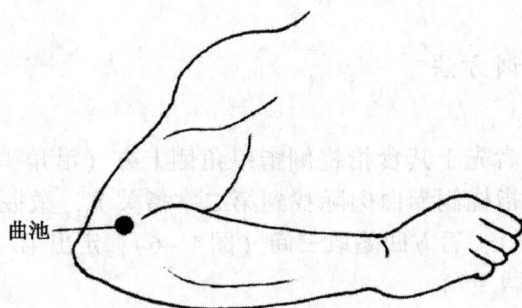

曲池

图4-9　手阳明大肠经穴（五）

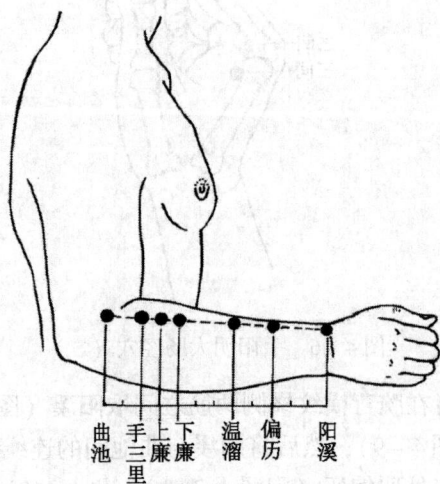

曲池　手三里　上廉　下廉　温溜　偏历　阳溪

图4-10　手阳明大肠经穴（六）

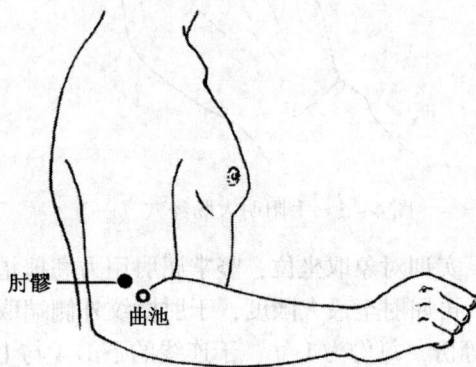

肘髎
曲池

图4-11　手阳明大肠经穴（七）

实训对象外展肩关节，实训者先找到肩峰，于肩峰前下方凹陷处取**肩髃**（图 4 - 12）。将腋前皱襞水平与曲池间的连线分为 9 等份，每份为 1 寸，于连线的下 1/3 与上 2/3 交点处取**手五里**（曲池上 3 寸）（图 4 - 13）；三角肌止点处取**臂臑**（曲池上 7 寸）（图4 - 13）。

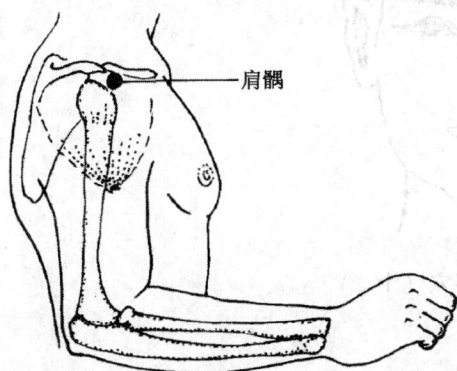

图 4 - 12　手阳明大肠经穴（八）

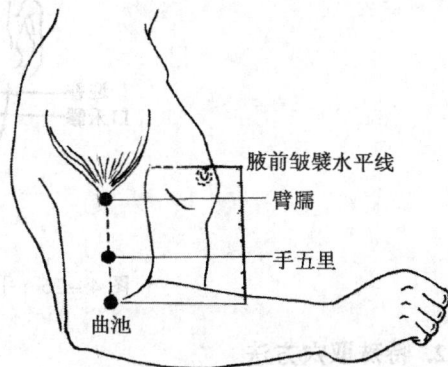

图 4 - 13　手阳明大肠经穴（九）

实训对象放松肩部，实训者先找到肩峰，再于其内后侧按到一凹陷，即锁骨肩峰端与肩胛冈之间形成的叉骨间凹陷处取**巨骨**（图 4 - 14）。

实训对象正坐，头转向一侧，显示出胸锁乳突肌，于其喉结水平线上，胸锁乳突肌的前后缘之间取**扶突**（图 4 - 15）；然后在其下方，胸锁乳突肌的后缘，相当于扶突与缺盆（锁骨上窝中央，足阳明经）连线中点取**天鼎**（图 4 - 15）。

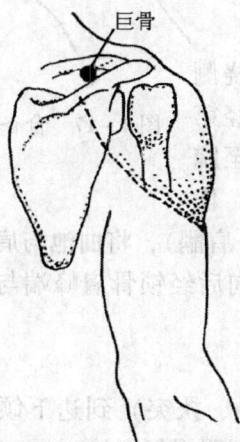

图 4 - 14　手阳明大肠经穴（十）

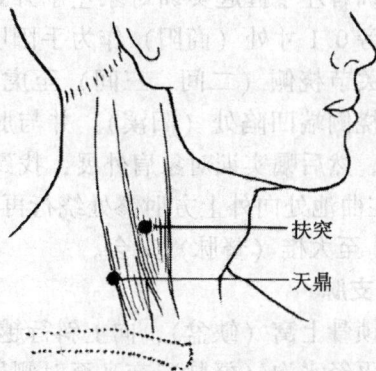

图 4 - 15　手阳明大肠经穴（十一）

实训对象正坐，在水沟穴（督脉）的水平线与鼻孔外缘的下垂线交点处取**口禾髎**（图 4 - 16）；实训对象微笑显示鼻唇沟，于沟中平鼻翼外缘中点处取**迎香**（图 4 - 16）。

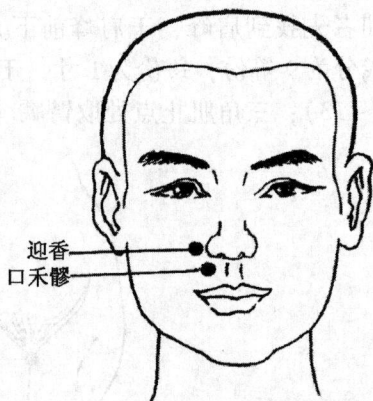

图 4 – 16　手阳明大肠经穴（十二）

2. 特殊取穴方法

合谷　以一手拇指的指间关节横纹正对另一手拇食指之间的指蹼缘上，压向第二掌骨方向，当拇指尖所指处是穴（图4 – 17）。

（三）经络画线实训方法

实训对象体位和姿势：仰卧位，暴露上半身，上肢内旋屈曲于体侧。

1. 内行线

从缺盆入胸，到达肺，向下穿过横膈，联络大肠。

2. 外行线

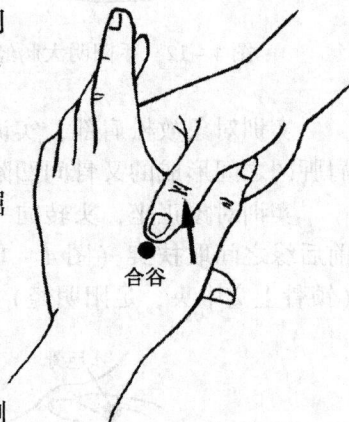

图 4 – 17　合谷的特殊取穴

实训者左手握起实训对象左手开始画线，先定出食指桡侧指甲角旁0.1寸处（商阳）作为手阳明大肠经的起始点，经第二掌指关节桡侧（二间、三间）至虎口（合谷），再向上至腕背横纹桡侧端凹陷处（阳溪），并与肘横纹外侧端（曲池）作一连线，然后嘱实训对象肩外展，找到其肩峰前下方凹陷（肩髃），将曲池与肩髃作一连线（此线在曲池处向外上方肘髎处绕行再回至手五里处），再向后经锁骨肩峰端与肩胛冈之间（巨骨）至大椎（督脉）交会。

3. 支脉

从锁骨上窝（缺盆），向上斜行越过胸锁乳突肌（天鼎、扶突）到达下颌面及颊部口角处，再经水沟（督脉）交叉至对侧鼻孔旁（迎香）与足阳明胃经衔接。

三、特殊提示

1. 错误取穴方法提示及正确操作要点

（1）合谷　错误取法：易取在第一、二掌骨之间，偏前或偏右或靠近第一掌骨。正确取法：竖掌，于第一、二掌骨之间，紧贴第二掌骨桡侧中点取穴。

（2）迎香 错误取法：易取在鼻翼上缘或下缘。正确取法：应在鼻翼中点水平线上，鼻唇沟中。

2. 针刺安全操作提示

扶突 穴位深层有颈血管鞘，针刺时应避开颈总动脉。

【附】

一、空白图填空

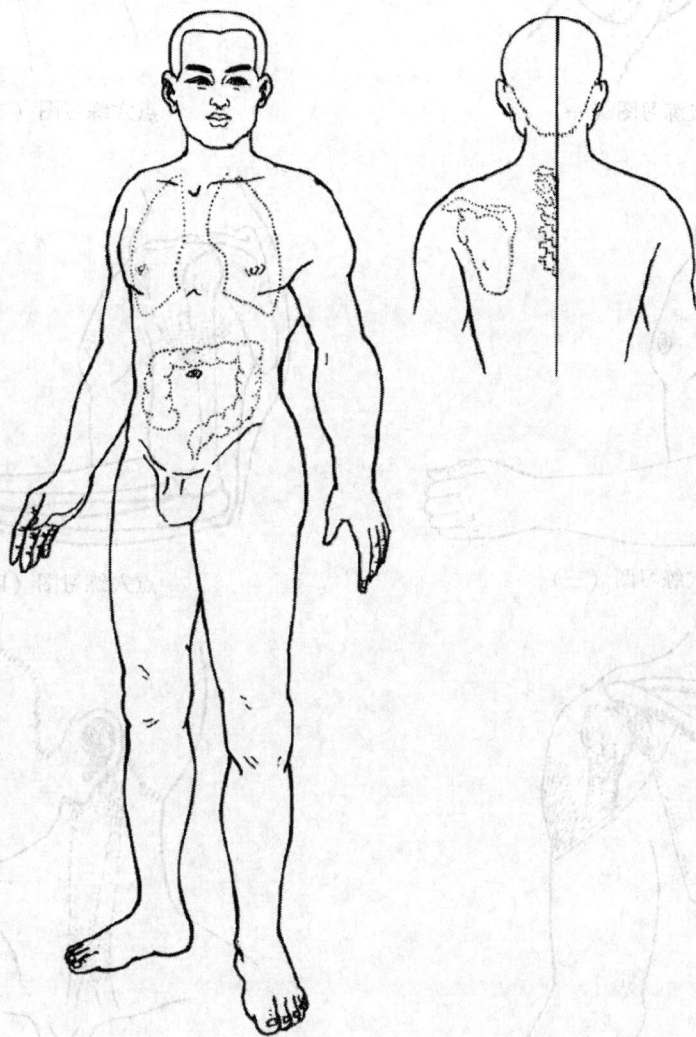

画经练习图

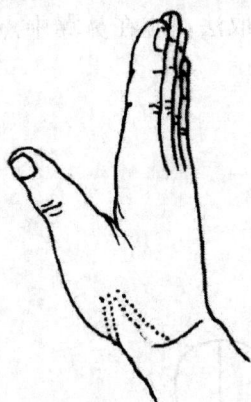

点穴练习图（一）

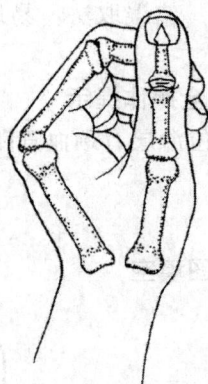

点穴练习图（二）

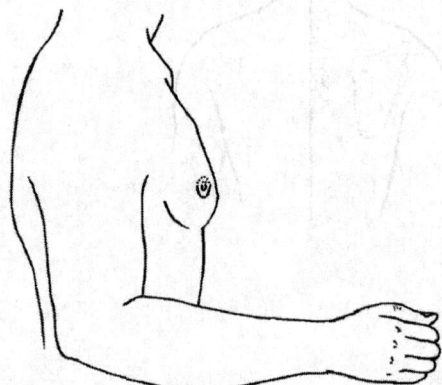

点穴练习图（三）

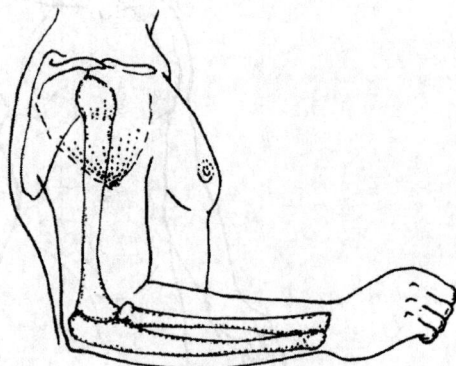

点穴练习图（四）

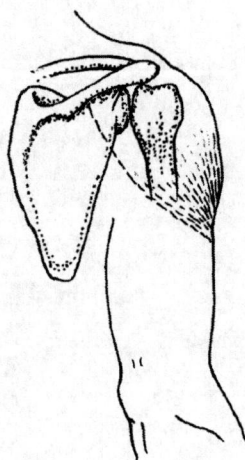

点穴练习图（五）

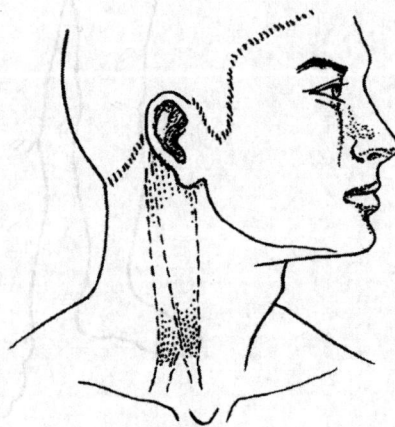

点穴练习图（六）

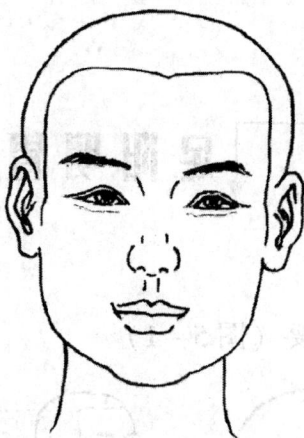

点穴练习图（七）

二、技术操作考核题签及评分标准（100分）

经络实训考核：40分

经脉名称	经脉原文背诵（15分）	画出循行路线（20分）	经脉所联系的脏腑、器官（5分）
手阳明大肠经			
总 分		考核人	

腧穴实训考核：60分

穴位名称	定位（2分）	归经（1分）	特定穴类属（1分）	取穴操作（6分）		主治特点（2分）
				正确度3分	熟练度3分	
商阳						
合谷						
曲池						
肩髃						
迎香						
总 分			考核人			

第五章

足阳明胃经及腧穴

一、基本知识

（一）足阳明经脉循行概要（图5－1）

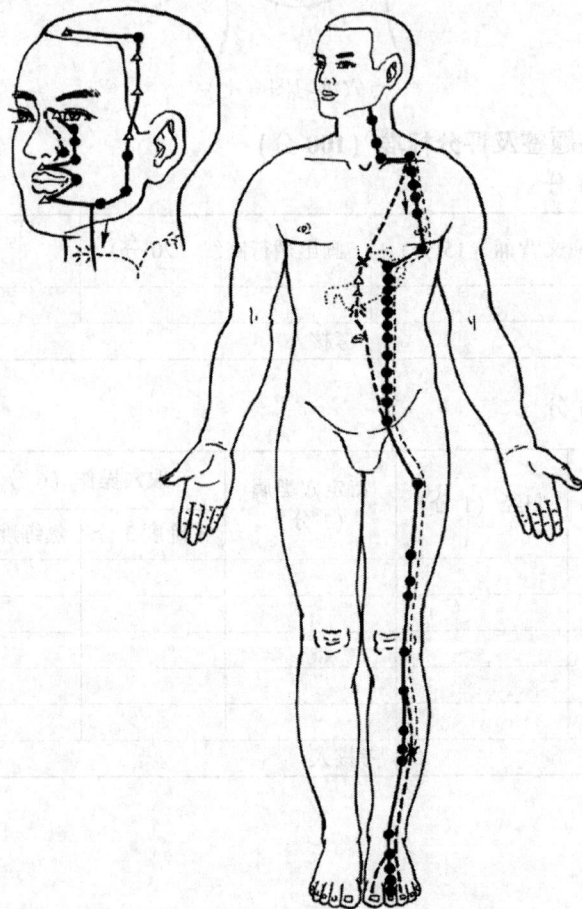

图5－1　足阳明经脉循行示意图

◇ 足阳明经脉由2条主脉和4条支脉构成。

◇ 主脉：第1段：起于鼻→鼻根→鼻外侧→上齿→口角旁→下颌→耳前→头角。

　　　　　 第2段：从缺盆→胸腹部第二侧线→腹股沟。

◇ 支脉1：从下颌→喉咙→缺盆→膈→胃→脾。

◇ 支脉2：从胃下口→腹股沟→大腿前部→膝髌→胫外侧前缘→足背→足中趾内侧（次趾外侧）。

◇ 支脉3：从膝下三寸→胫外侧前缘→足背→足中趾外侧。

◇ 支脉4：从足背→出足大趾末端→接足太阴脾经。

◆ 体表循行线：分为2段：

鼻根旁之目下→口角旁→下颌→耳前→头角。

颈前外侧→胸腹第二侧线→腹股沟→股前区→膝髌→胫外侧前缘→足背→止于第二趾外侧。

◆ 联系的脏腑组织器官：胃、脾；鼻、目、上齿、口、喉咙、乳房。

（二）足阳明络脉、经别、经筋循行概要

◇ 足阳明络脉(丰隆)：起于外踝上八寸处，走向足太阴经脉，联络头项、咽喉(图5-2)。

◇ 足阳明经别：在大腿前从本经别出，上行入腹腔，属胃，散于脾，上通于心，联络咽、口、目系，合足阳明经（图5-3）。

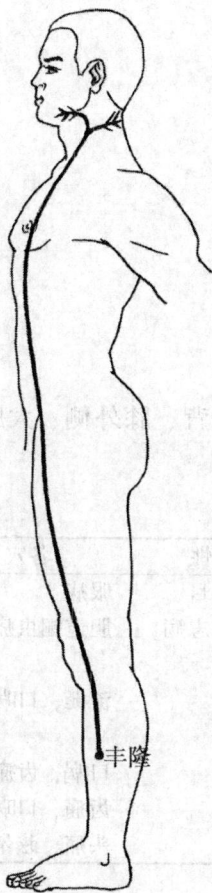

图5-2　足阳明络脉循行示意图

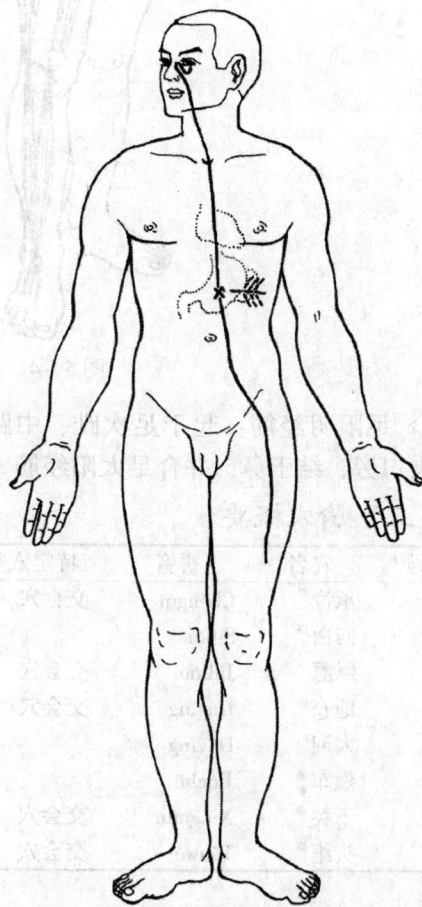

图5-3　足阳明经别循行示意图

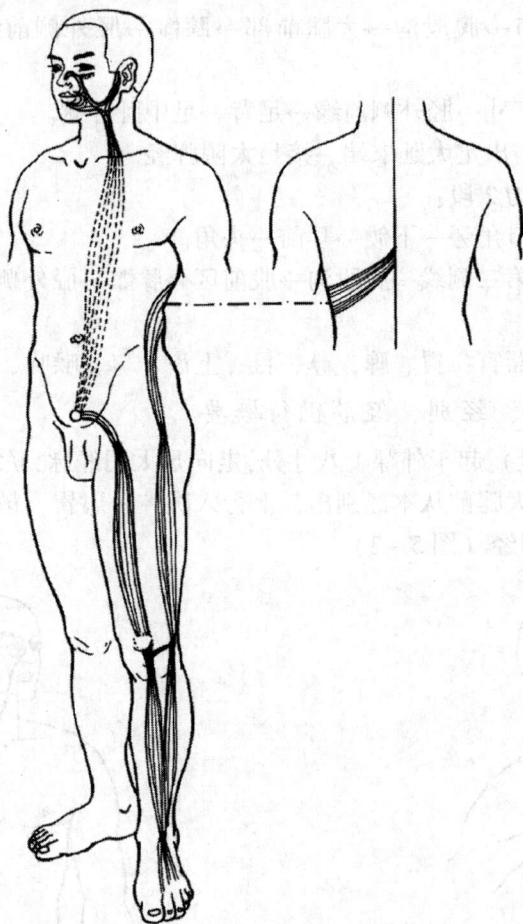

图 5-4 足阳明经筋分布示意图

◇ 足阳明经筋：起于足次趾、中趾、无名趾，结于足背、膝外侧、大腿、阴器、缺盆，夹口旁，结于鼻，并合足太阳经筋（图 5-4）。

（三）腧穴概要

代码	穴名	拼音	特定穴类属	经穴主治共性	各穴主治特点
ST 1	承泣※	Chéngqì	交会穴	胃肠病，头面、目、	眼病
ST 2	四白※	Sìbái		鼻、口齿病，神志病，	胆道蛔虫症，面痛，眼病
ST 3	巨髎	Jùliáo	交会穴	下肢痿痹、热病	
ST 4	地仓※	Dìcāng	交会穴		流涎，口喝
ST 5	大迎	Dàyíng			
ST 6	颊车※	Jiáchē			口喝，齿痛
ST 7	下关※	Xiàguān	交会穴		齿痛，口喝，面痛
ST 8	头维※	Tóuwéi	交会穴		头痛，眩晕

续表

代码	穴名	拼音	特定穴类属	经穴主治共性	各穴主治特点
ST 9	人迎	Rényíng	交会穴		
ST 10	水突	Shuǐtū			
ST 11	气舍	Qìshè			
ST 12	缺盆※	Quēpén			
ST 13	气户	Qìhù			
ST 14	库房	Kùfáng			
ST 15	屋翳	Wūyì			乳房病
ST 16	膺窗	Yīngchuāng			
ST 17	乳中	Rǔzhōng			
ST 18	乳根	Rǔgēn			乳痈，乳汁少
ST 19	不容	Bùróng			
ST 20	承满	Chéngmǎn			
ST 21	梁门※	Liángmén			胃病
ST 22	关门	Guānmén			
ST 23	太乙	Tàiyǐ			
ST 24	滑肉门	Huáròumén			
ST 25	天枢※	Tiānshū	大肠募穴		便秘，癥瘕，月经不调，痛经
ST 26	外陵	Wàilíng			
ST 27	大巨	Dàjù			
ST 28	水道	Shuǐdào			
ST 29	归来※	Guīlái			阴挺，疝气，带下
ST 30	气冲	Qìchōng			
ST 31	髀关	Bìguān			下肢痿痹
ST 32	伏兔※	Fútù			下肢痿痹
ST 33	阴市	Yīnshì			
ST 34	梁丘※	Liángqiū	郄穴		急性胃痛，乳痈
ST 35	犊鼻	Dúbí			膝关节肿痛
ST 36	足三里※	Zúsānlǐ	合穴，胃下合穴		虚劳羸瘦，消化不良，胃痛
ST 37	上巨虚※	Shàngjùxū	大肠下合穴		肠痈
ST 38	条口	Tiáokǒu			肩臂痛，转筋
ST 39	下巨虚※	Xiàjùxū	小肠下合穴		小腹痛，腰脊痛引睾丸
ST 40	丰隆※	Fēnglóng	络穴		痰证
ST 41	解溪※	Jiěxī	经穴		头痛，腹胀
ST 42	冲阳	Chōngyáng	原穴		
ST 43	陷谷	Xiàngǔ	输穴		
ST 44	内庭※	Nèitíng	荥穴		齿痛，咽喉肿痛，口喎，鼻衄，热病
ST 45	厉兑	Lìduì	井穴		癫狂，热病

（四）腧穴定位

面部
- 承泣／四白／巨髎／地仓　目正视，瞳孔直下
  - 承泣——眼球与眶下缘之间
  - 四白——眶下孔处
  - 巨髎——横平鼻翼下缘
  - 地仓——口角旁开 0.4 寸
- 大迎——下颌角前方，咬肌附着部的前缘凹陷中，面动脉搏动处
- 颊车——下颌角前上方一横指（中指）
- 下关——颧弓下缘中央与下颌切迹之间凹陷中

头维——额角发际直上 0.5 寸，头正中线旁开 4.5 寸

颈部
- 人迎／水突　胸锁乳突肌前缘
  - 人迎——横平喉结，颈总动脉搏动处
  - 水突——横平环状软骨
- 气舍——锁骨上小窝，锁骨胸骨端上缘，胸锁乳突肌胸骨头与锁骨头中间的凹陷中
- 缺盆——锁骨上大窝，锁骨上缘凹陷中，前正中线旁开 4 寸

胸部　气户／库房／屋翳／膺窗／乳中／乳根　前正中线旁开 4 寸
- 气户——第一肋间隙中
- 库房——第二肋间隙中
- 屋翳——第三肋间隙中
- 膺窗——第四肋间隙中
- 乳中——乳头中央
- 乳根——第五肋间隙中

上腹部　不容／承满／梁门／关门／太乙／滑肉门　前正中线旁开 2 寸，脐中上
- 不容——6 寸
- 承满——5 寸
- 梁门——4 寸
- 关门——3 寸
- 太乙——2 寸
- 滑肉门——1 寸

脐部——天枢——横平脐中，前正中线旁开 2 寸

下腹部　外陵／大巨／水道／归来　前正中线旁开 2 寸，脐中下
- 外陵——1 寸
- 大巨——2 寸
- 水道——3 寸
- 归来——4 寸

腹股沟——气冲——耻骨联合上缘，前正中线旁开 2 寸，动脉搏动处

股前区
- 髀关——股直肌近端、缝匠肌与阔筋膜张肌 3 条肌肉之间凹陷中
- 伏兔／阴市／梁丘　髌底上
  - 伏兔——6 寸，髂前上棘与髌底外侧端的连线上
  - 阴市——3 寸，股直肌肌腱外侧缘
  - 梁丘——2 寸，股外侧肌与股直肌肌腱之间

膝前区——犊鼻——髌韧带外侧凹陷中

小腿外侧部 $\begin{cases} 足三里 \\ 上巨虚 \\ 条口 \\ 下巨虚 \end{cases}$ 犊鼻与解溪连线上，犊鼻下 $\begin{cases} 3寸 \\ 6寸 \\ 8寸 \\ 9寸 \end{cases}$

　　　　　　丰隆——外踝尖上 8 寸，胫骨前肌的外缘即条口外 1 寸

踝区——解溪——踝关节前面中央凹陷中，拇长伸肌腱与趾长伸肌腱之间

足背 $\begin{cases} 冲阳——第二跖骨基底部与中间楔状骨关节处，可触及足背动脉 \\ 陷谷——第二、三跖骨间，第二跖趾关节近端凹陷中 \\ 内庭——第二、三趾间，趾蹼缘后方赤白肉际处 \end{cases}$

足趾部——厉兑——第二趾末节外侧，趾甲根角侧后方 0.1 寸（指寸）

二、基本技能

（一）常用体表解剖标志和骨度分寸

1. 体表解剖标志

（1）头面部　瞳孔、眼球、眶下缘、眶下孔、鼻翼下缘、鼻唇沟、口角、咬肌、下颌角、颧弓、下颌切迹、额角发际等。

（2）颈部　胸锁乳突肌、锁骨上窝等。

（3）胸部　锁骨、胸骨角、乳头、第一至五肋间隙等。

（4）腹部　胸剑联合、脐、耻骨联合上缘等。

（5）大腿部　髂前上棘、股四头肌、髌底等。

（6）小腿部　髌骨、髌韧带、膝眼、胫骨前嵴等。

（7）足部　足背踝关节横纹，拇长与趾长伸肌腱，足二、三跖骨结合，足二、三趾间纹头，趾甲角等。

【注释】

[1] 下颌角：下颌支后缘与下颌底相交处。

[2] 下颌切迹：髁状突与冠突之间的切迹。

[3] 额角发际：前发际额部曲角处。

[4] 胸剑联合：胸骨体与剑突连接处。

[5] 耻骨联合：耻骨联合面相接构成耻骨联合。

[6] 髂前上棘：髂嵴前端。

[7] 髌底：髌骨上缘。

[8] 膝眼：髌骨与髌韧带形成的凹陷。

[9] 胫骨前嵴：胫骨前方突起的骨嵴。

[10] 拇长伸肌与趾长伸肌：拇长伸肌位于胫骨前肌与趾长伸肌之间，趾长伸肌位于胫骨前肌与拇长伸肌的外侧，二者均起于腓骨，止于趾骨底。

［11］跗骨结合部：跗骨底相邻面构成的跗骨间关节。

2. 体表骨度分寸（图2-1~2-3）

前发际至后发际为12寸；前额两发角之间为9寸；歧骨（胸剑联合）至脐中为8寸；脐中至横骨上廉（耻骨联合上缘）为5寸；两乳头之间为8寸；髀枢（股骨大转子高点）至膝中（腘横纹）为19寸；膝中至外踝尖为16寸。

（二）腧穴定取实训方法

1. 常规取穴方法

实训对象取正坐位，目正视，瞳孔直下有承泣、四白、巨髎、地仓4个穴位。眼球与眶下缘之间取**承泣**（图5-5）；眶下孔凹陷处取**四白**（图5-5）；横平鼻翼下缘处取**巨髎**（图5-5）；平口角处取**地仓**（图5-5）。

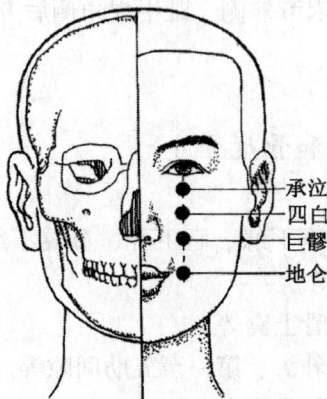

图5-5　足阳明胃经穴（一）

手按于下颌角，下颌角前上方约一横指（中指）处取**颊车**（图5-6），闭口咬牙时咬肌隆起，放松时按之有凹陷处；下颌角前方，咬肌附着部的前缘，当面动脉搏动处取**大迎**（图5-7）；耳前方，当颧弓下缘与下颌切迹所形成的凹陷中取**下关**（图5-6），张口凹陷消失处；头部额角发际直上0.5寸（头正中线旁开4.5寸）取**头维**（图5-8）。

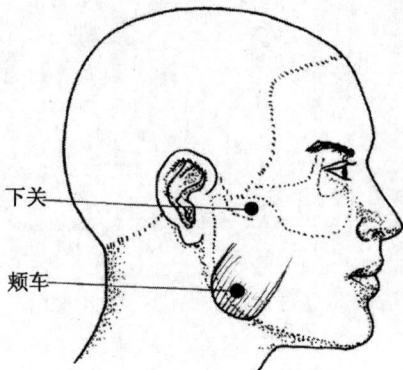

图5-6　足阳明胃经穴（二）

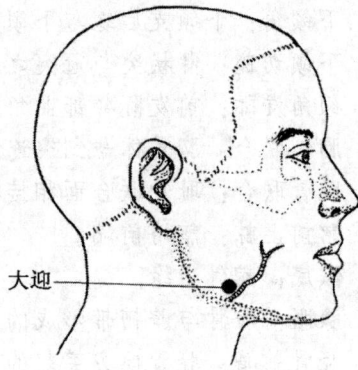

图5-7　足阳明胃经穴（三）

实训对象取正坐位，头偏向一侧，颈部喉结旁，胸锁乳突肌的前缘颈总动脉搏动处取**人迎**（图5-9）；锁骨胸骨端的上缘，胸锁乳突肌的胸骨头与锁骨头之间取**气舍**（图5-9）；胸锁乳突肌的前缘，人迎与气舍连线的中点取**水突**（图5-9）；锁骨上窝中央，距前正中线旁开4寸取**缺盆**（图5-10）。

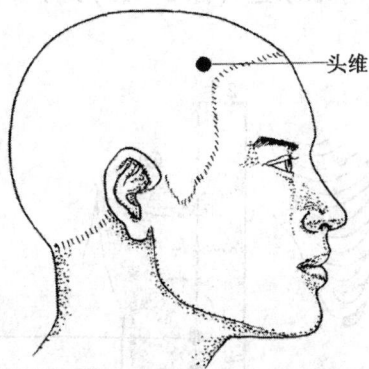

图5-8 足阳明胃经穴（四）

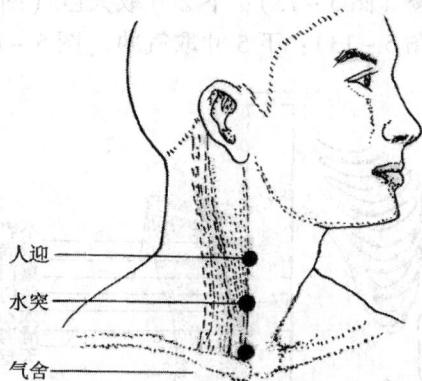

图5-9 足阳明胃经穴（五）

实训对象取仰卧位，先按于锁骨中点，锁骨下凹陷处取**气户**（图5-11）；再向下摸至第一肋间隙处取**库房**（图5-11）；第二肋间隙处取**屋翳**（图5-11）；第三肋间隙处取**膺窗**（图5-11）；第四肋间隙，乳头中央取**乳中**（图5-11）；乳头直下，乳房根部，第五肋间隙处取**乳根**（图5-11）。

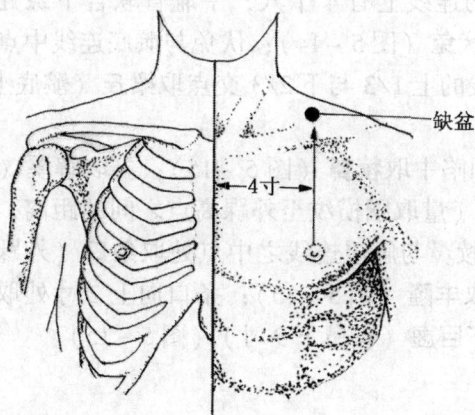

图5-10 足阳明胃经穴（六）

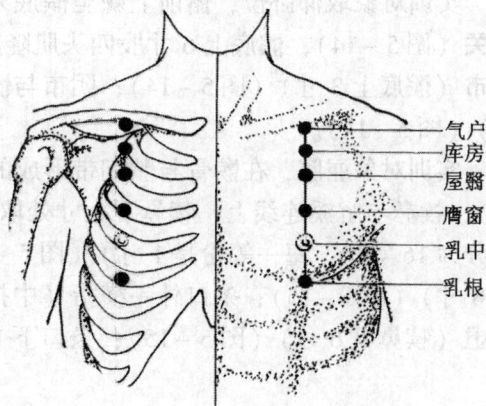

图5-11 足阳明胃经穴（七）

实训对象取仰卧位，实训者一手按于胸剑联合，一手按于脐中，将其连线分为8等份，每一等份是1寸。从乳头至胸骨中线的连线中点向下做垂线，该连线上脐旁取**天枢**（脐中旁开2寸）（图5-12）；天枢与胸剑联合连线的中点取**梁门**（天枢上4寸）（图5-12）；梁门与胸剑联合连线的中点取**不容**（天枢上6寸）（图5-12）；不容与梁门中点取**承满**（天枢上5寸）（图5-12）；天枢与梁门的中点取**太乙**（天枢上2寸）（图5-12）；太乙与梁门的中点取**关门**（天枢上 3 寸）（图 5 - 12）；天枢与太乙的中点取**滑肉门**（天枢上 1 寸）（图 5 - 12）。

一手无名指按于天枢穴，另一手无名指按于耻骨联合上缘后再向外移至天枢垂线水平，两手的食指、中指、无名指自然等距将其连线分为 5 等份，每一等份是 1 寸，天枢下 1 寸取**外陵**（图 5 - 13）；下 2 寸取**大巨**（图 5 - 13）；下 3 寸取**水道**（图 5 - 13）；下 4 寸取**归来**（图 5 - 13）；下 5 寸取**气冲**（图 5 - 13）。

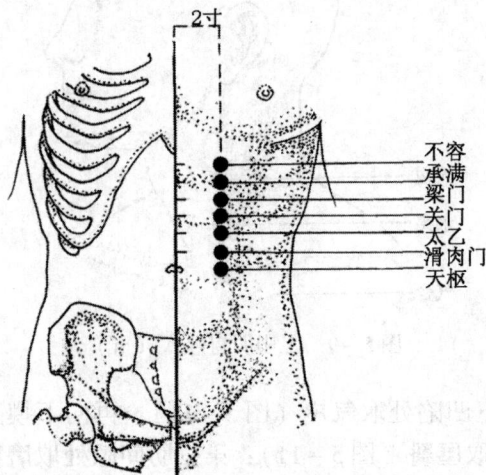

图 5 - 12　足阳明胃经穴（八）

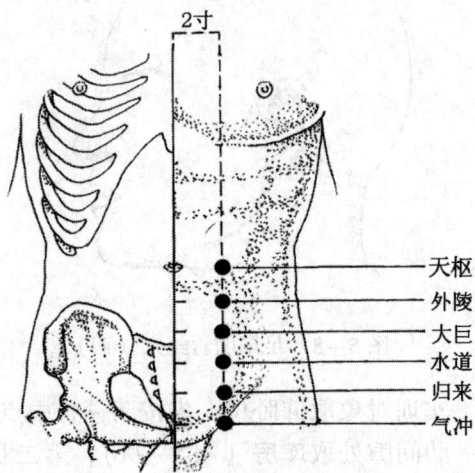

图 5 - 13　足阳明胃经穴（九）

实训对象取仰卧位，髂前上棘至髌底外侧端的连线上有 4 个穴，平耻骨联合下缘处取**髀关**（图 5 - 14）；髌底上 6 寸股四头肌隆起处取**伏兔**（图 5 - 14）；伏兔与髌底连线中点取**阴市**（髌底上 3 寸）（图 5 - 14）；阴市与髌底连线的上 1/3 与下 2/3 交点取**梁丘**（髌底上 2 寸）（图 5 - 14）。

实训对象屈膝，在髌骨与髌韧带形成的外侧凹陷中取**犊鼻**（图 5 - 15）；再取解溪（见下），犊鼻与解溪连线上，犊鼻下 3 寸处取**足三里**（量取腘横纹至外踝高点之间的距离，平均分为 16 等份，每一等份是 1 寸）（图 5 - 15）；犊鼻与解溪连线之中点处取**条口**（外踝尖上 8 寸）（图 5 - 15）；条口外一横指（中指）处取**丰隆**（图 5 - 15）；条口向上 2 寸处取**上巨虚**（犊鼻下 6 寸）（图 5 - 15）；条口下 1 寸取**下巨虚**（犊鼻下 9 寸）（图 5 - 15）。

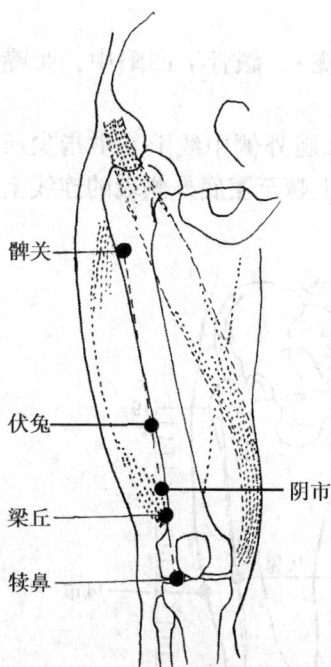

图 5 - 14 足阳明胃经穴 (十)

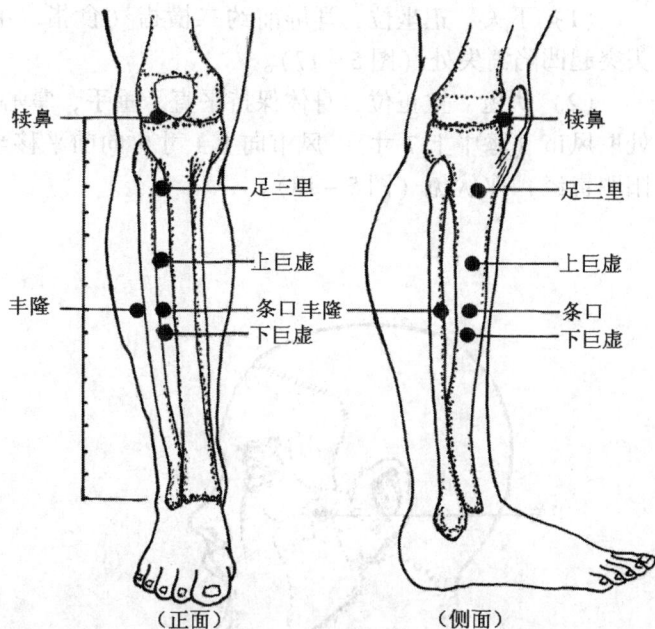

图 5 - 15 足阳明胃经穴 (十一)

实训对象取仰卧位，在足背与小腿交界处的踝关节横纹中央凹陷处，两筋之间取**解溪** (图 5 - 16)；拇长伸肌腱与趾长伸肌腱之间，足背的最高处，足背动脉搏动处取**冲阳** (图 5 - 16)；第二、三跖骨结合部前方凹陷处取**陷谷** (图 5 - 16)；第二、三趾间，趾蹼缘后方赤白肉际处取**内庭** (图 5 - 16)；第二趾外侧趾甲根角侧后方 (沿角平分线方向) 0.1 寸处取**厉兑** (图 5 - 16)。

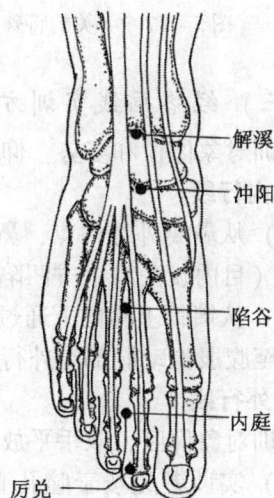

图 5 - 16 足阳明胃经穴 (十二)

2. 特殊取穴方法

（1）下关　正坐位，耳屏前约二横指（食指、中指并拢），颧骨下凹陷中，张嘴时骨头突起凹陷消失处（图5-17）。

（2）伏兔　立正位，身体保持平直。垂手，掌心贴于大腿外侧中线上，中指尖所至之处取风市（膝中上7寸）。风市向上1寸再向前平移至髂前上棘至髌底外侧端的连线上（足阳明胃经）取伏兔（图5-18）。

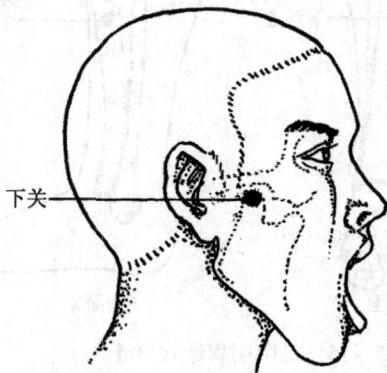

图5-17　下关的特殊取穴

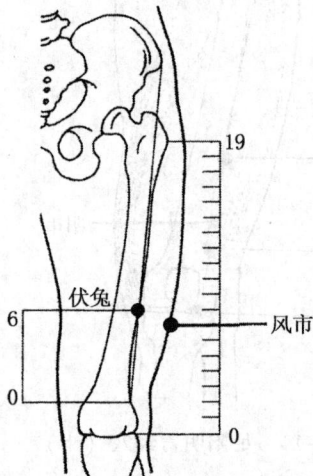

图5-18　伏兔的特殊取穴

（三）经络画线实训方法

实训对象体位和姿势：仰卧位，脱去上衣及外裤、袜子，露出胸腹部及下肢。

1. 内行线

（1）从鼻翼外缘中点，鼻唇沟中的迎香开始画线移行到鼻根部，与旁边足太阳膀胱经的睛明（目内眦角稍上方凹陷处）交会。

（2）从锁骨上窝向下通过横膈，属于胃，联络脾脏。腹内支脉，从胃下口向下，沿着腹里，至腹股沟动脉部与外行线会合。

2. 外行线

实训对象仰卧，双手平放于身体两侧。

（1）实训者先按于瞳孔直下眼球与眶下缘之间（承泣），再移行向下（四白、巨髎、地仓），环绕口唇，交会于颏唇沟中点的承浆，沿下颌至面动脉部的大迎，再沿下颌角前1横指（颊车），上行耳前（下关），经颧弓过上关（下关直上，颧弓的上缘凹陷处），沿发际到额角（头维），横行至前额中部的神庭（前发际正中直上0.5寸）。

（2）从大迎前开始画线，向下经胸锁乳突肌前缘（人迎、水突），到锁骨胸骨端的上缘，胸锁乳突肌的胸骨头与锁骨头之间（气舍），横行进入锁骨上窝（缺盆）。

（3）从锁骨上窝向下，经乳中到乳根，斜向下到前正中线旁开2寸处（不容），移行向下到脐旁（天枢）进入腹股沟动脉部（气冲），由此下行，经髂前上棘与髌底外侧端连线上（髀关），穿过股四头肌隆起处（梁丘），向下穿过髌骨到外膝眼处（犊鼻），沿着胫骨外侧前缘中指一横指处（足三里、上巨虚、条口、下巨虚），下行到足背横纹中央凹陷处，拇长伸肌腱与趾长伸肌腱之间（解溪、冲阳），沿二、三跖骨间隙（陷谷），进入中趾内侧趾缝（内庭），出次趾末端趾甲根部（厉兑）。

3. 支脉

（1）胫部支脉　从膝下 3 寸处（足三里）分出至外踝上 8 寸（丰隆），向下进入中趾外侧趾缝，出中趾末端。

（2）足部支脉　从足背部（冲阳）分出，进入大趾趾缝间，出大趾末端到大趾内侧趾甲角旁，与足太阴脾经衔接。

三、特殊提示

1. 错误取穴方法提示及正确操作要点

厉兑　错误取法：易在趾甲根的外侧或后方取之。正确取法：于次趾爪甲外侧缘和基底部做一直线，两线相交处，即角平分线上取之。

2. 针刺安全操作提示

（1）承泣　不宜提插捻转，以防刺破血管引起血肿。正确操作方法：嘱患者闭目，医者押手轻轻固定眼球，刺手持针，于眶下缘和眼球之间缓慢直刺 0.5 ~ 1 寸。

（2）大迎　应避开动脉针刺，以免伤及动脉。正确操作方法：针刺时一手拇指指端向下按压面动脉，另一手持针沿拇指指甲面进针，直刺 0.3 ~ 0.5 寸，或斜向地仓方向刺入。

（3）人迎　应避开动脉针刺，以免伤及动脉。正确操作方法：针刺时一手拇指指端向外侧按压颈总动脉，另一手持针沿拇指指甲面进针，直刺 0.3 ~ 0.8 寸。

（4）缺盆　不可深刺，以免误入胸腔，伤及肺脏，造成气胸。正确操作方法：直刺或向后背横刺 0.3 ~ 0.5 寸。

（5）气户、库房、屋翳、膺窗、乳中、乳根　不可深刺，以免误入胸腔，伤及肺脏，造成气胸。正确操作方法：斜刺或平刺 0.5 ~ 0.8 寸。

（6）冲阳　应避开动脉针刺，以免伤及动脉。正确操作方法：针刺时一手拇指指端向外侧按压足背动脉，另一手持针沿拇指指甲面进针。

【附】

一、空白图填空

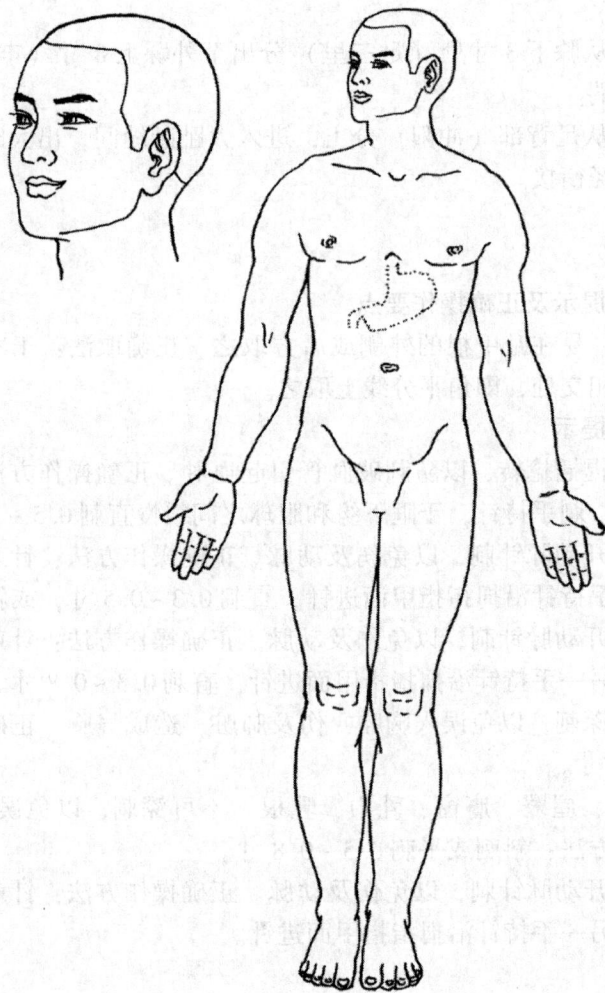

画经练习图

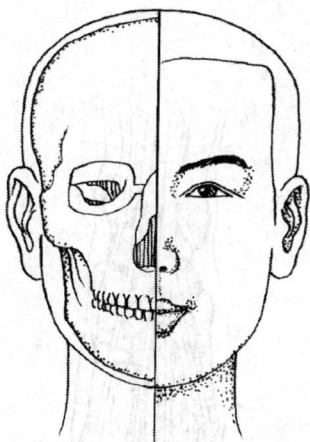

点穴练习图（一）

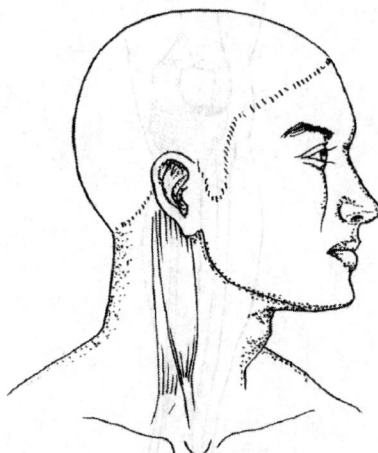

点穴练习图（二）

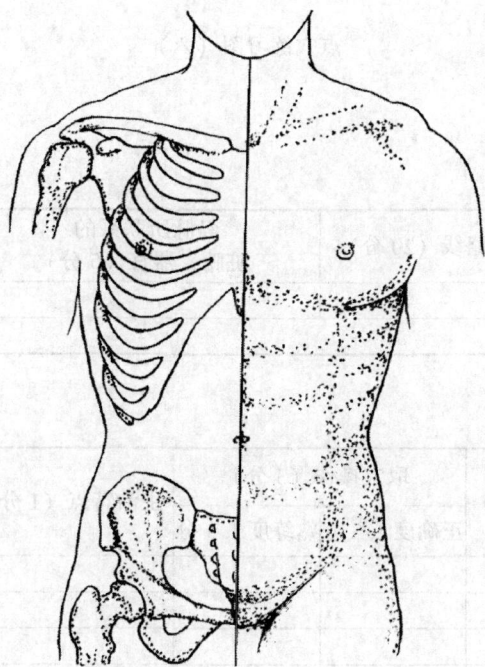

点穴练习图（三）

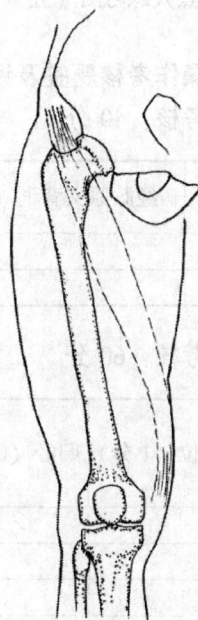

点穴练习图（四）

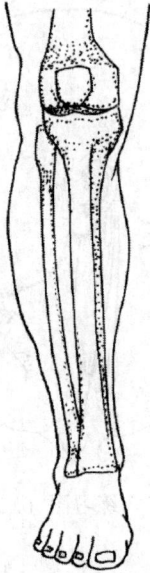

点穴练习图（五）

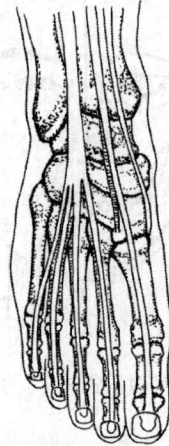

点穴练习图（六）

二、技术操作考核题签及评分标准（100分）

经络实训考核：40分

经脉名称	经脉原文背诵（15分）	画出循行路线（20分）	经脉所联系的脏腑、器官（5分）
足阳明胃经			
总　分		考核人	

腧穴实训考核：60分

穴位名称	定位（1分）	归经（0.5分）	特定穴类属（0.5分）	取穴操作（3分）		主治特点（1分）
				正确度1.5分	熟练度1.5分	
颊车						
下关						
天枢						
归来						
梁丘						
足三里						
上巨虚						
丰隆						
解溪						
内庭						
总　分			考核人			

第六章

足太阴脾经及腧穴

一、基本知识

（一）足太阴经脉循行概要（图6-1）

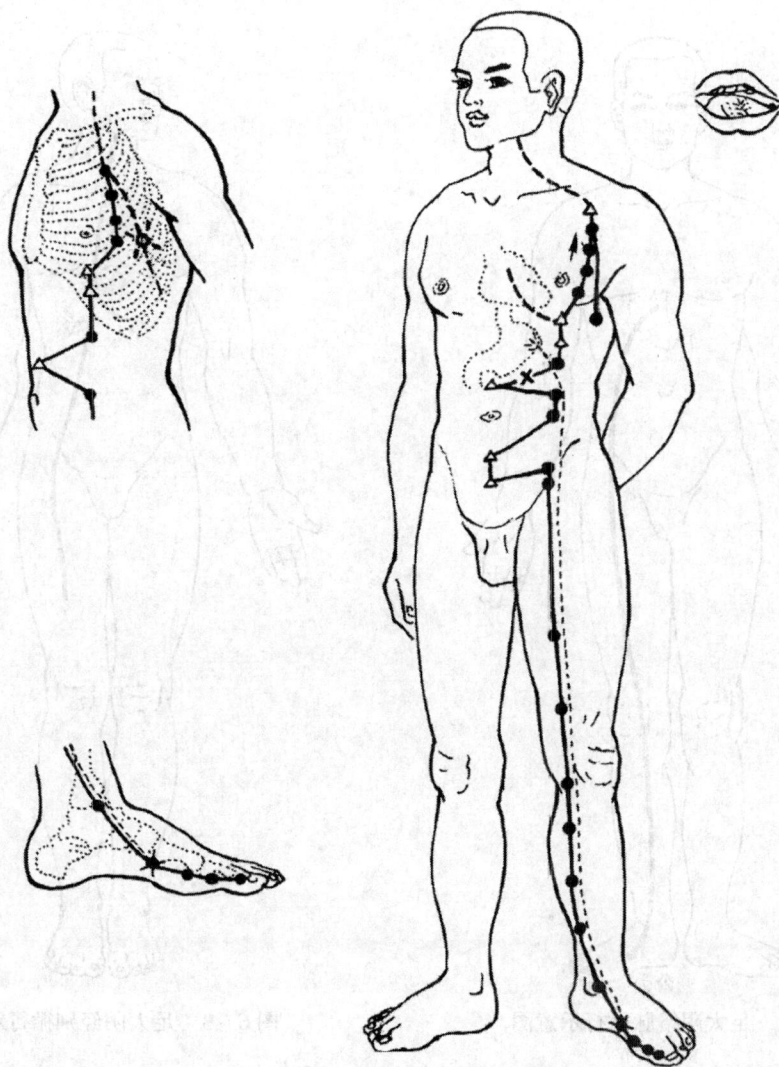

图6-1 足太阴经脉循行示意图

◇ 足太阴经脉由 1 条主脉和 1 条支脉构成。

◇ 主脉：起于足大趾内侧端→内踝前→下肢内侧中间（内踝上 8 寸以下）→下肢内侧前缘（内踝上 8 寸以上）→脾→胃→膈→咽→舌下。

◇ 支脉：从胃别出→上膈→注心中，接手少阴心经。

◆ 体表循行线：起于足大趾内侧端（隐白）→经内踝前→行下肢内侧中间（内踝上 8 寸以下）、前缘（内踝上 8 寸以上）→上腹→行于腹正中线旁开 4 寸→胸正中线旁开 6 寸→止于腋下第 6 肋间隙（大包）。

◆ 联系的脏腑组织器官：脾、胃、心；食管、舌。

（二）足太阴络脉、经别、经筋循行概要

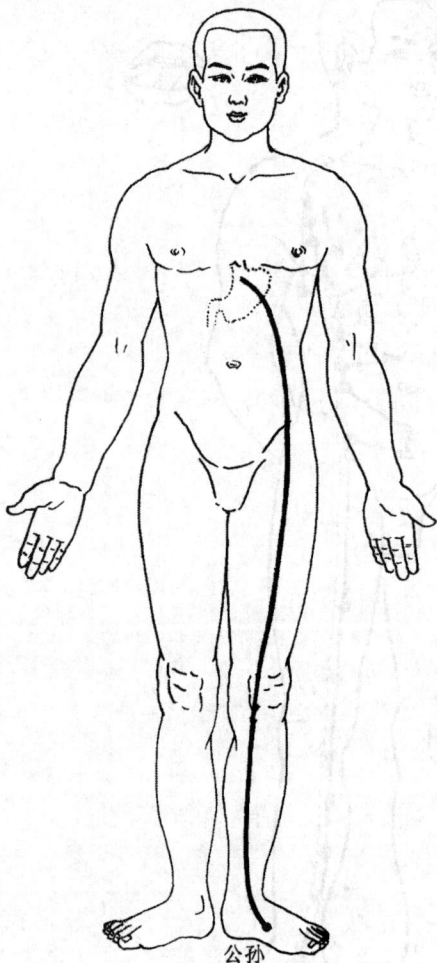

图 6-2　足太阴络脉循行示意图

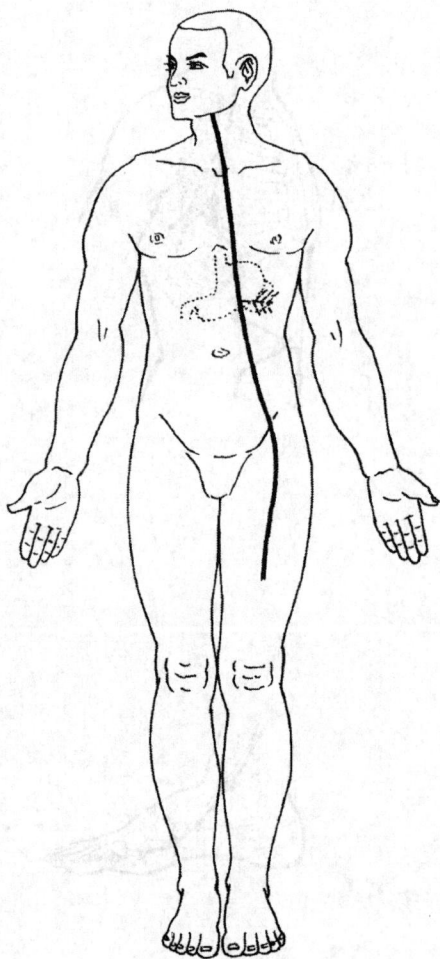

图 6-3　足太阴经别循行示意图

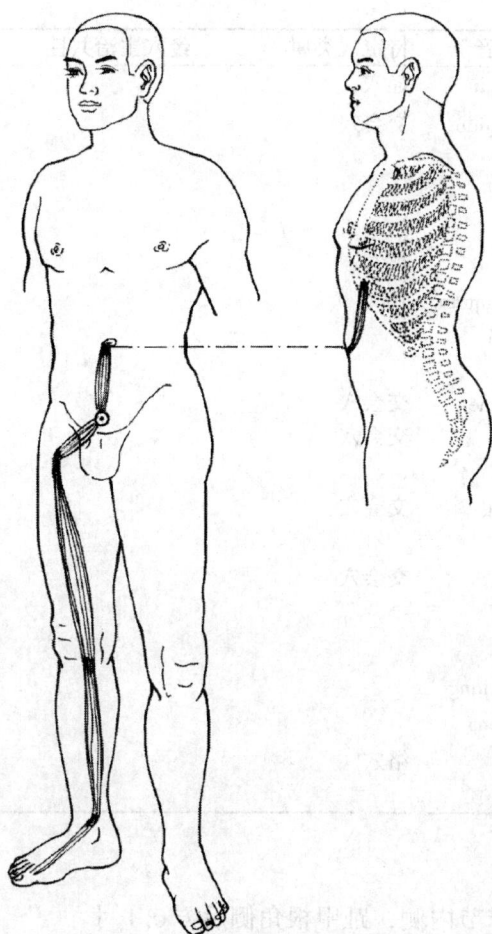

图6-4 足太阴经筋分布示意图

◇ 足太阴络脉（公孙）：起于足大趾本节后方1寸处，走向足阳明经，一支脉向上入腹联络肠、胃（图6-2）。

◇ 足太阴经别：在大腿前从本经别出，至气冲穴处与足阳明经别相合并行，联系脾、胃，结于咽喉，贯舌本（图6-3）。

◇ 足太阴经筋：起于足大趾内侧端，结于踝、膝内辅骨、髀，聚阴器，结于脐、肋，散于胸部（图6-4）。

（三）腧穴概要

代码	穴名	拼音	特定穴类属	经穴主治共性	各穴主治特点
SP 1	隐白※	Yǐnbái	井穴	腹胀，腹痛，吐泻，胃病	月经过多，血证
SP 2	大都	Dàdū	荥穴	月经不调、痛经、遗精等	
SP 3	太白※	Tàibái	输穴；原穴	妇科及男性病，小便不利，	
SP 4	公孙※	Gōngsūn	络穴；八脉交会穴，通冲脉	胸胁胀满及下肢内侧疼痛麻木	胃痛，心痛，胸闷

续表

代码	穴名	拼音	特定穴类属	经穴主治共性	各穴主治特点
SP 5	商丘	Shāngqiū	经穴		足踝痛
SP 6	三阴交※	Sānyīnjiāo	交会穴		脾胃病，妇科及男性病，小便不利，水肿，失眠，多梦
SP 7	漏谷	Lòugǔ			
SP 8	地机※	Dìjī	郄穴		痛经
SP 9	阴陵泉※	Yīnlíngquán	合穴		水肿，黄疸，膝痛
SP 10	血海※	Xuèhǎi			瘾疹，妇科病
SP 11	箕门	Jīmén			
SP 12	冲门	Chōngmén	交会穴		疝气
SP 13	府舍	Fǔshè	交会穴		
SP 14	腹结	Fùjié			
SP 15	大横※	Dàhéng	交会穴		腹痛，泄泻，消化不良
SP 16	腹哀	Fùāi	交会穴		
SP 17	食窦	Shídòu			
SP 18	天溪	Tiānxī			
SP 19	胸乡	Xiōngxiāng			
SP 20	周荣	Zhōuróng			
SP 21	大包※	Dàbāo	络穴		胁痛，全身疼痛，四肢无力

（四）腧穴定位

足趾 { 隐白——大趾末节内侧，趾甲根角侧后方0.1寸
大都——第一跖趾关节远端赤白肉际凹陷中

跖区 { 太白——第一跖趾关节近端赤白肉际凹陷中
公孙——第一跖骨底的前下缘赤白肉际处

踝区——商丘——内踝前下方，舟骨粗隆与内踝尖连线中点凹陷中

小腿内侧部 { 三阴交 / 漏谷 } 内踝尖上 { 3寸 / 6寸 } 胫骨内侧缘后际
地机——阴陵泉下3寸
阴陵泉——胫骨内侧髁下缘与胫骨内侧缘之间的凹陷中

股前区 { 血海——髌底内侧端上2寸，股内侧肌隆起处
箕门——髌底内侧端与冲门连线的上1/3与下2/3交点处，长收肌与缝匠肌交角的动脉搏动处

腹股沟区——冲门——腹股沟斜纹中，髂外动脉搏动处的外侧

$$
腹部\begin{cases}府舍\\腹结\\大横\\腹哀\end{cases}脐中\begin{cases}下4.3寸\\下1.3寸\\上3寸\end{cases}前正中线旁开4寸
$$

$$
胸部\begin{cases}食窦\\天溪\\胸乡\\周荣\end{cases}胸正中线旁开6寸\begin{cases}第五肋间隙\\第四肋间隙\\第三肋间隙\\第二肋间隙\end{cases}
$$

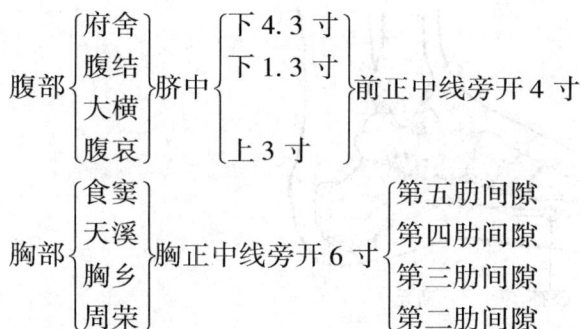

胸外侧区——大包——第六肋间隙，在腋中线上

二、基本技能

（一）常用体表解剖标志和骨度分寸

1. 体表解剖标志

（1）足部　趾甲、跖趾关节、第一跖骨、赤白肉际、舟骨结节等。

（2）小腿部　内踝尖、胫骨、胫骨内侧髁等。

（3）膝部　髌骨。

（4）腹部　耻骨联合、脐、胸剑联合等。

（5）胸部　乳头，第二、三、四、五、六肋间隙，胸骨角等。

【注释】

[1] 舟骨结节：舟骨为足跗骨之一。舟骨结节位于足内侧跟骨之前上方、内踝前下方突起处。

[2] 胫骨内侧髁：位于小腿内侧部，上端有两个膨大，内侧的是胫骨内侧髁。

2. 体表骨度分寸（图2-1～2-3）

内踝尖至内辅骨下缘为13寸；内辅骨上缘至横骨上缘为18寸；脐中至耻骨联合上缘为5寸；胸剑联合至脐中为8寸；两乳头之间为8寸。

（二）腧穴定取实训方法

1. 常规取穴方法

实训对象取仰卧位，实训者于足大趾内侧趾甲根角侧后方（沿角平分线方向）0.1寸处取**隐白**（图6-5）。

实训对象仰卧脚略外旋，在第一跖趾关节内侧前下缘赤白肉际凹陷处取**大都**（图6-6）；后下缘赤白肉际凹陷处取**太白**（图6-6）；再沿第一跖骨内侧向后推按至基底部突起处前下方取**公孙**（图6-6）；于内踝尖（高点）与舟骨结节（高点）连线中点凹陷处取**商丘**（图6-6）。

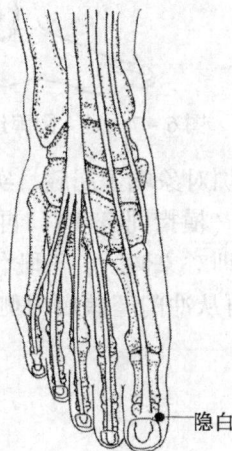

隐白

图6-5　足太阴脾经穴（一）

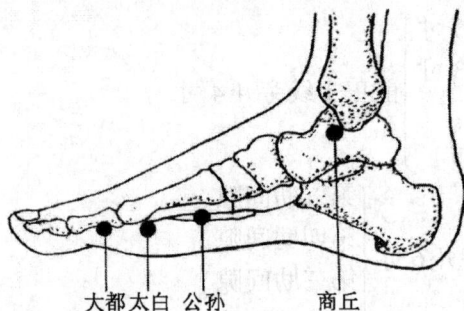

图 6-6　足太阴脾经穴（二）

　　实训对象仰卧（或端坐），下肢略外展，实训者先摸到膝关节内下方的胫骨内侧髁后缘，直向下凹陷中取**阴陵泉**（图 6-7）；再从阴陵泉至内踝尖（高点）画一直线，于内踝尖上 3 寸（横指同身寸法）胫骨内侧面后缘取**三阴交**（图 6-8）；于阴陵泉下 3 寸（横指同身寸法）取**地机**（图 6-8）；从阴陵泉下 1 寸处至内踝尖（高点）连线的中点取**漏谷**（图 6-8）。

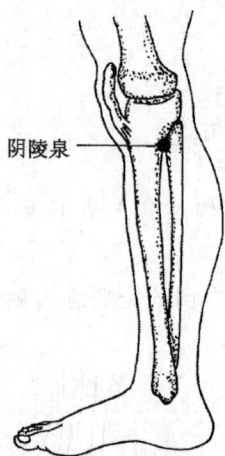

图 6-7　足太阴脾经穴（三）

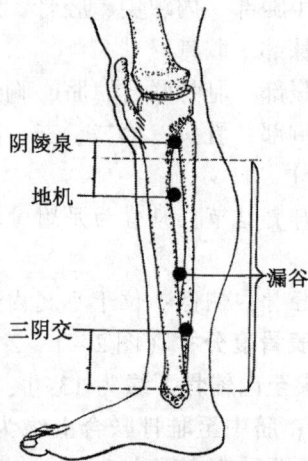

图 6-8　足太阴脾经穴（四）

　　实训对象端坐屈膝，实训者先摸按到膝关节上方的髌底内侧角，从髌底内侧角向上量取 3 寸（横指同身寸），再均匀分成三等份，当上 1/3 与下 2/3 交点处取**血海**（图 6-9）。

　　实训对象仰卧，于耻骨联合上缘水平，髂外动脉（搏动处）外侧缘取**冲门**（图 6-10）；再从冲门至髌底内侧角画一直线，于连线的上 1/3 与下 2/3 交点处取**箕门**（图 6-10）。

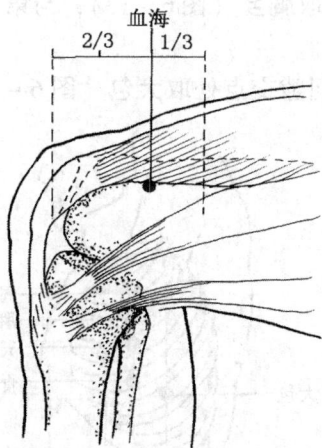

图 6 - 9 足太阴脾经穴 (五)

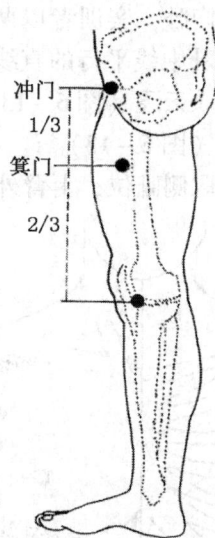

图 6 - 10 足太阴脾经穴 (六)

实训对象仰卧, 实训者于乳中线与脐中下 4 寸的水平线交点处下 0.3 寸取**府舍** (图 6 - 11); 乳中线与脐水平线交点处取**大横** (图 6 - 12); 于大横穴下 1.3 寸处取**腹结** (图 6 - 12); 乳中线与脐上 3 寸的水平线交点处取**腹哀** (图 6 - 12)。

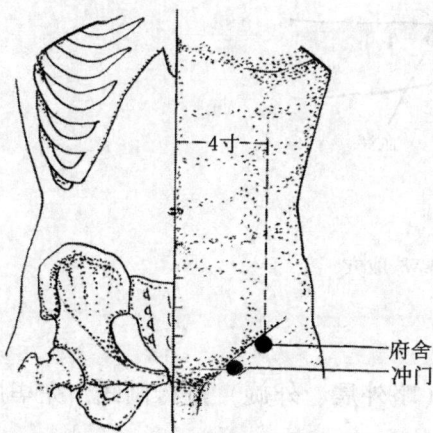

图 6 - 11 足太阴脾经穴 (七)

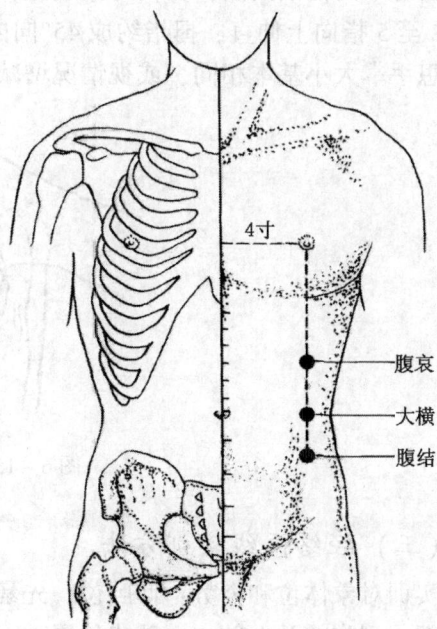

图 6 - 12 足太阴脾经穴 (八)

实训对象仰卧，实训者以两乳头间 8 寸为比例，再于乳中外 2 寸（即胸正中线旁开 6 寸）处画一与乳中线平行的直线，此直线与第五肋间隙交点处取**食窦**（图 6 - 13），与第四肋间隙交点处取**天溪**（图 6 - 13），与第三肋间隙交点处取**胸乡**（图 6 - 13），与第二肋间隙交点处取**周荣**（图 6 - 13）。

实训对象取侧卧位，上臂外展，于腋中线与第六肋间隙交点处取**大包**（图 6 - 14）。

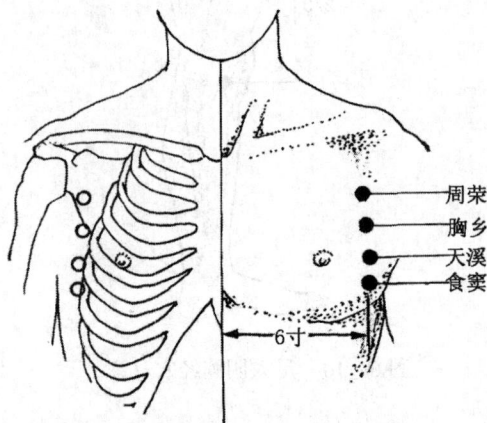

图 6 - 13　足太阴脾经穴（九）

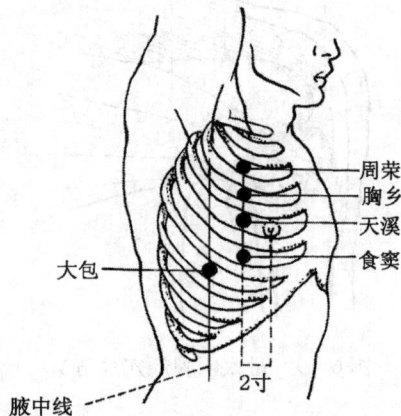

图 6 - 14　足太阴脾经穴（十）

2. 特殊取穴方法

血海　简便取穴法：实训对象端坐，屈膝 90°，实训者以左手掌心按于患者右膝髌骨上缘，2 至 5 指向上伸直，拇指约成 45°向内上斜置，拇指尖下是穴；对侧取法仿此（此法要求医患手掌大小基本相同，或视情况增减）（图 6 - 15）。

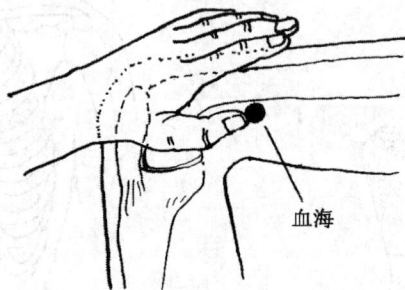

图 6 - 15　血海的特殊取穴

（三）经络画线实训方法

实训对象体位和姿势：仰卧位，先暴露下肢（略外展、外旋）进行画线，完毕后再暴露胸部、侧胸部及上肢，上肢略外展。

1. 内行线

从冲门穴入腹，向上联络脾、胃，穿过膈肌，行食道旁至舌根，散舌下；一支从胃别出上膈，联络心脏。

2. 外行线

（1）实训对象仰卧，下肢略外展外旋，实训者定足大趾内侧趾甲根角侧后方（沿角平分线方向）0.1 寸处为足太阴脾经外行线的起始点（隐白）。

（2）实训者左手固定实训对象右足开始画线，从隐白向上沿足掌内侧赤白肉际画线（大都、太白），推按至第 1 跖骨内侧基底部突起前下方处（公孙）斜向上画至内踝尖与舟骨结节连线中点凹陷处（商丘），向上经内踝前缘，向后斜上画至胫骨内侧面后缘（三阴交），沿着胫骨内侧面后缘向上画直线至胫骨内侧髁后缘（下为阴陵泉），经髌底内侧角向上（血海）画一直线至腹股沟外侧髂外动脉搏动处外缘（冲门），再向外上方画至乳中线与脐下 4 寸的水平线交点处下 0.3 寸（府舍）处后，沿腹正中线旁开 4 寸向上至脐上 3 寸（腹哀），斜向外上方从胸正中线旁开 6 寸第五肋间隙处（食窦）向上画一直线至第二肋间隙处（周荣），再斜向外下方画一斜线至腋中线与第六肋间隙交点处（大包），此处为足太阴脾经外行线终止点。

三、特殊提示

1. 错误取穴方法提示及正确操作要点

（1）隐白　错误取法：易取在大趾甲根内侧缘的内侧或后上方。正确取法：坐位或仰卧位，足掌略外旋，于大趾甲根弧线最近点画一水平线与趾甲内缘直线的交点处取之。

（2）公孙　错误取法：易取在楔骨下缘。正确取法：仰卧位，用拇指或食指沿第 1 跖骨内侧面下缘向后推按，至第一跖骨基底突起，前下缘赤白肉际处取之。

2. 针刺安全操作提示

（1）箕门　穴位深层有股动、静脉，应避开股动脉针刺，以免误刺伤及动脉。正确操作方法：针刺时押手拇指指端摸按于股动脉上，刺手将针刺至股动脉的前缘或后缘，针尖接近股动脉边缘时，松开押手与持针手，可见针柄随股动脉搏动而活动，即可辨明针尖与股动脉的位置关系，此穴禁大幅提插与捣针。

（2）冲门　穴位内侧为髂外动脉，应避开动脉针刺，以免伤及动脉。正确操作方法：针刺时押手向内按压髂动脉，刺手将针在押手外侧刺入。

（3）腹结、大横、腹哀　穴位深层腹腔内为结肠，针刺若进入腹腔应缓慢行针，忌大幅提插与捣针。

（4）食窦、天溪、胸乡、周荣、大包　穴位深层为胸腔，进针宜浅且忌直刺、深刺、大幅提插，以防误入胸腔损伤肺脏致气胸。正确操作方法：针刺时应向外沿肋间隙斜刺或平刺 0.5～0.8 寸。

【附】

一、空白图填空

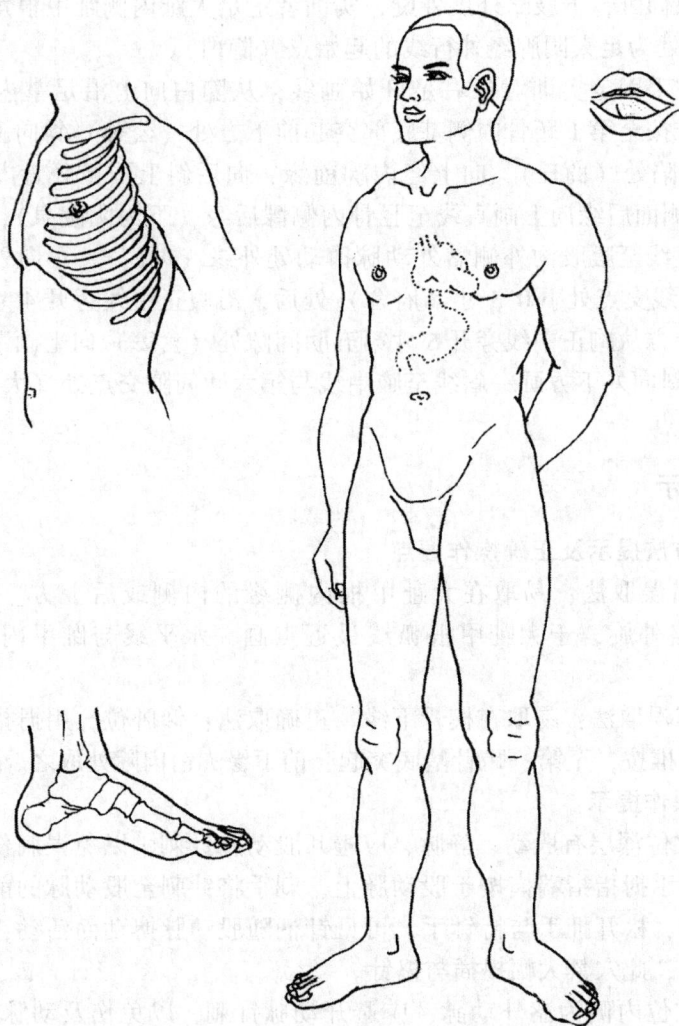

画经练习图

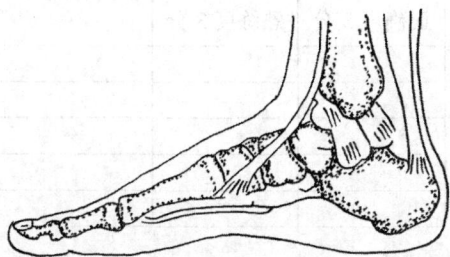

点穴练习图（一）

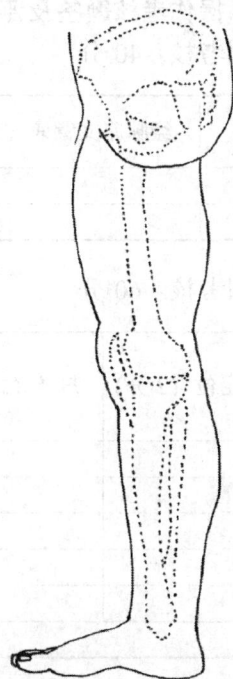

点穴练习图（二）

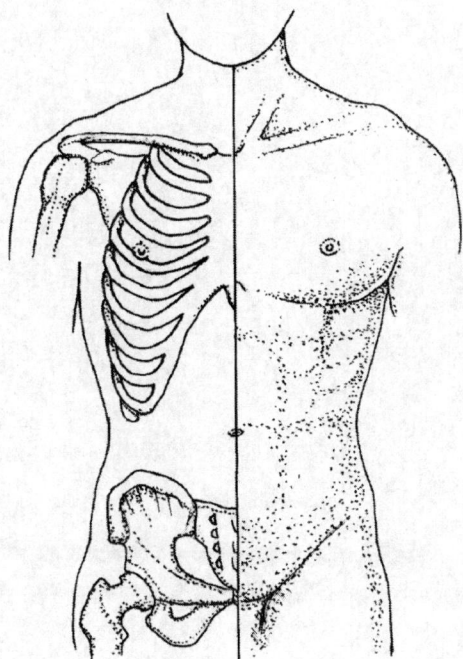

点穴练习图（三）

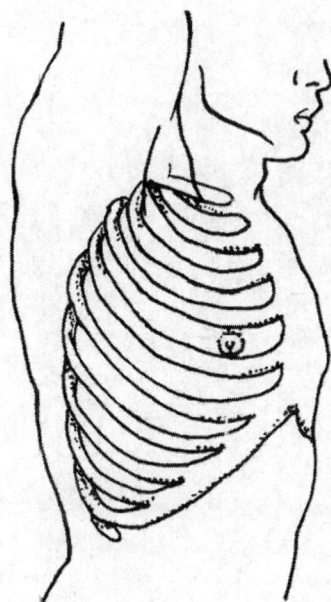

点穴练习图（四）

二、技术操作考核题签及评分标准（100分）

经络实训考核：40分

经脉名称	经脉原文背诵（15分）	画出循行路线（20分）	经脉所联系的脏腑、器官（5分）
足太阴脾经			
总　分		考核人	

腧穴实训考核：60分

穴位名称	定位（2分）	归经（1分）	特定穴类属（1分）	取穴操作（6分）		主治特点（2分）
				正确度3分	熟练度3分	
隐白						
公孙						
三阴交						
阴陵泉						
血海						
总　分			考核人			

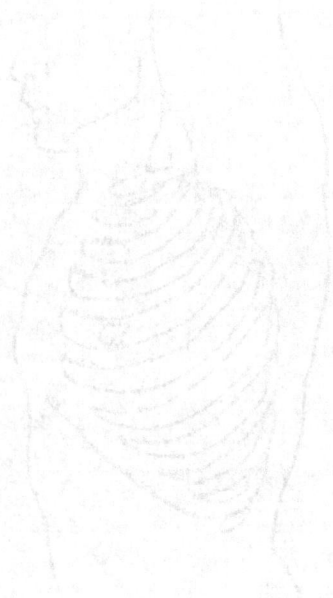

第七章
手少阴心经及腧穴

一、基本知识

（一）手少阴经脉循行概要（图 7 - 1）

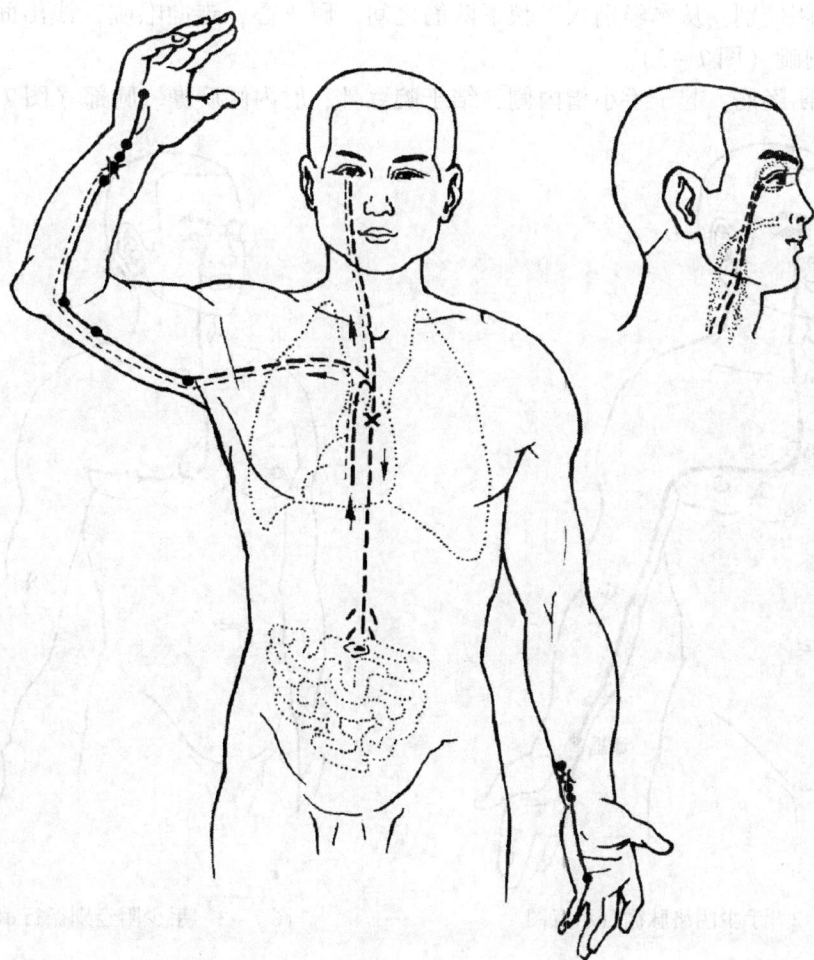

图 7 - 1　手少阴经脉循行示意图

◇ 手少阴经脉由 1 条主脉和 2 条支脉构成。

◇ 主脉：起于心中→心系→膈→小肠。

◇ 支脉 1：从心系→咽→目系。

◇ 支脉 2：从心系→肺→腋下→上肢内侧后缘→小指末端→接手太阳小肠经。

◆ 体表循行线：起于腋窝部（极泉）→上肢内侧后缘→止于小指桡侧端。

◆ 联系的脏腑组织器官：心、小肠、肺；心系、食管、目系。

（二）手少阴络脉、经别、经筋循行概要

◇ 手少阴络脉（通里）：起于腕横纹上 1 寸处，分出上行，沿本经进入心中，向上联系舌根，归属目系，走向手太阳经脉（图 7 - 2）。

◇ 手少阴经别：从本经别入于腋下两筋之间，属于心，走向喉咙，浅出面部，与手太阳经合于目内眦（图 7 - 3）。

◇ 手少阴经筋：起于手小指内侧，结于豌豆骨、肘内侧后缘、胸部（图 7 - 4）。

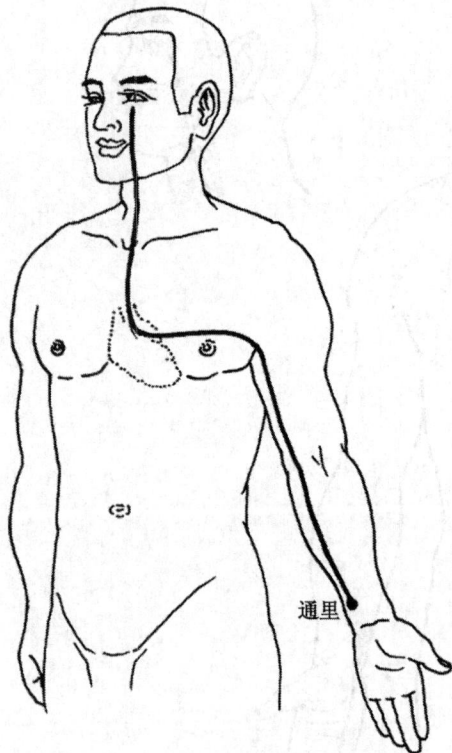

图 7 - 2 手少阴络脉循行示意图

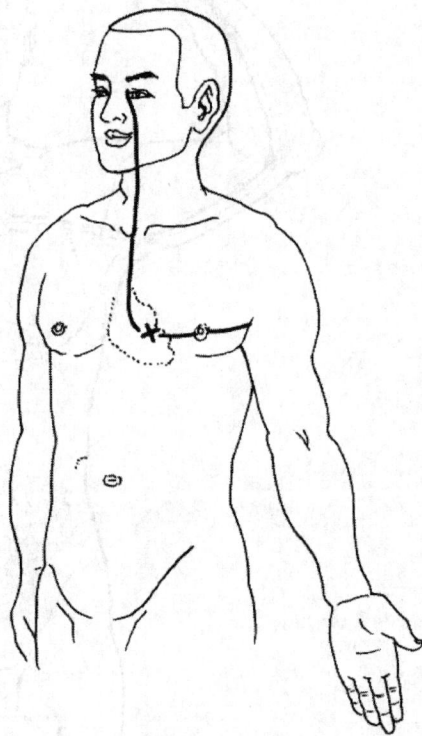

图 7 - 3 手少阴经别循行示意图

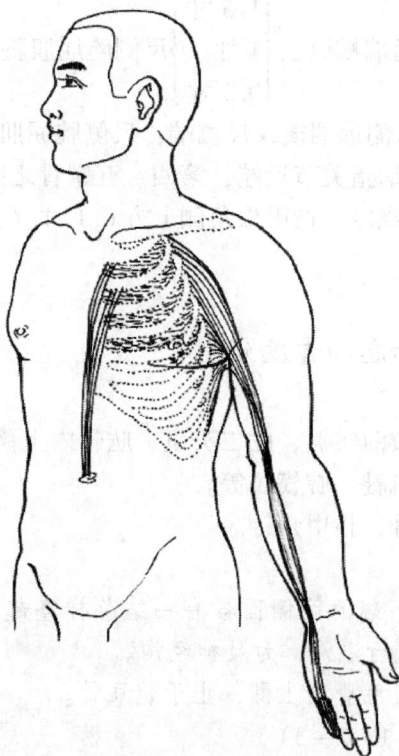

图 7-4 手少阴经筋分布示意图

（三）腧穴概要

代码	穴名	拼音	特定穴类属	经穴主治共性	各穴主治特点
HT 1	极泉※	Jíquán		心痛，心悸，胸胁痛，	肩臂疼痛，上肢不遂
HT 2	青灵	Qīnglíng		神志病，上肢内侧后	
HT 3	少海※	Shàohǎi	合穴	缘疼痛、麻木等	臂麻手颤，瘰疬
HT 4	灵道	Língdào	经穴		
HT 5	通里※	Tōnglǐ	络穴		暴喑，舌强不语
HT 6	阴郄※	Yīnxì	郄穴		吐血，衄血，骨蒸盗汗，暴喑
HT 7	神门※	Shénmén	输穴，原穴		失眠，心烦，癫狂痫
HT 8	少府	Shàofǔ	荥穴		
HT 9	少冲※	Shàochōng	井穴		癫狂，热病，昏迷

（四）腧穴定位

腋区——极泉——腋窝中央，腋动脉搏动处

臂前区——青灵——肘横纹上 3 寸，肱二头肌的内侧沟中

肘前区——少海——横平肘横纹，肱骨内上髁前缘

$$前臂前区 \begin{cases} 灵道 \\ 通里 \\ 阴郄 \end{cases} 腕掌侧远端横纹上 \begin{cases} 1.5寸 \\ 1寸 \\ 0.5寸 \end{cases} 尺侧腕屈肌腱的桡侧缘$$

腕前区——神门——腕掌侧远端横纹尺侧端，尺侧腕屈肌腱的桡侧缘

$$手部 \begin{cases} 少府——横平第五掌指关节近端，第四、五掌骨之间 \\ 少冲——小指末节桡侧，指甲根角侧上方0.1寸（指寸） \end{cases}$$

二、基本技能

（一）常用体表解剖标志和骨度分寸

1. 体表解剖标志

（1）上臂部　腋动脉、腋前皱襞、肱二头肌、肱骨内上髁等。

（2）前臂部　尺侧腕屈肌腱、腕横纹等。

（3）手部　第四、五掌骨，指甲角等。

【注释】

[1] 肱骨内上髁：肱骨下端的两侧面各有一结节样隆起，分别叫做内上髁和外上髁。内上髁大而显著，后面有一纵行浅沟，为尺神经沟。

[2] 尺侧腕屈肌腱：起自肱骨内上髁，止于豌豆骨。

2. 体表骨度分寸（图2-1~2-3）

腋前、后纹头至肘横纹（平肘尖）为9寸；肘横纹至腕横纹（腕关节上近掌根第一条横纹）为12寸。

（二）腧穴定取实训方法

1. 常规取穴方法

实训对象取仰卧位，上臂外展上抬露出腋部，于腋窝正中腋动脉搏动处取**极泉**（图7-5）。

实训对象仰掌屈肘约90°，于肘横纹内侧端与肱骨内上髁连线中点处取**少海**（图7-6）；于极泉与少海连线上2/3与下1/3的交点处、肱二头肌内侧沟中取**青灵**（肘横纹上3寸）（图7-7）。

前臂的4个穴均在尺侧腕屈肌腱的桡侧缘。实训对象伸臂仰掌，于腕掌侧远端横纹上，豌豆骨上缘桡侧凹陷中取**神门**（图7-8）；将少海与神门连线做1/2等分，再将等分点与神门做2次等分，于第2次等分点处取**灵道**（腕横纹上1.5寸）（图7-8）；在灵道与神门连线的上1/3与下2/3交点处取**通里**（腕横纹上1寸）（图7-8）；在灵道与神门连线的上2/3与下1/3交点处取**阴郄**（腕横纹上0.5寸）（图7-8）。

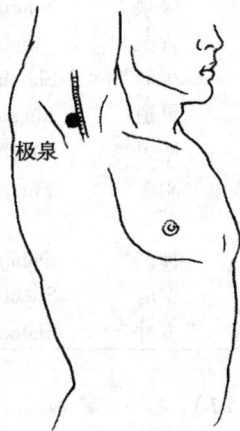

极泉

图7-5　手少阴心经穴（一）

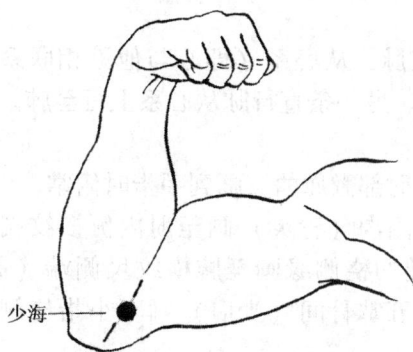

图7-6 手少阴心经穴（二）

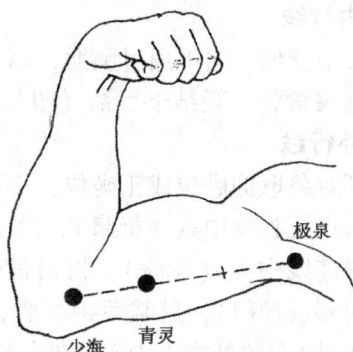

图7-7 手少阴心经穴（三）

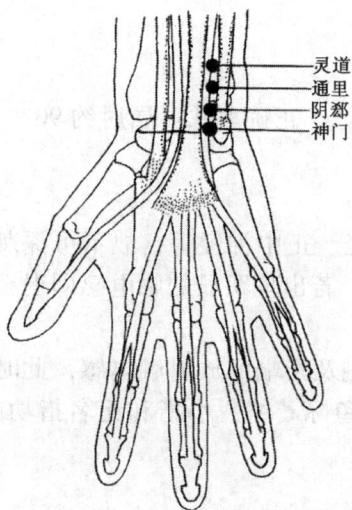

图7-8 手少阴心经穴（四）

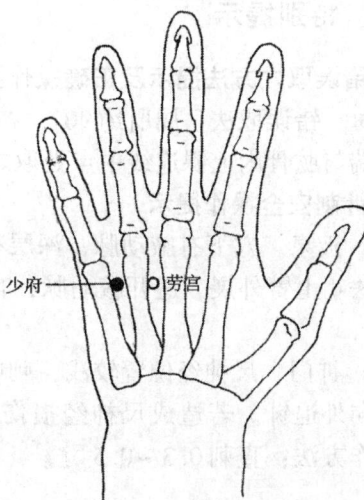

图7-9 手少阴心经穴（五）

实训对象握拳，实训者于其小指指尖下第四、五掌骨之间取**少府**（图7-9）。

实训对象俯掌伸小指，于其小指桡侧指甲根角侧上方（沿角平分线方向）0.1寸处取**少冲**（图7-10）。

2. 特殊取穴方法

少海 实训对象用力屈肘，于肘横纹内侧端处取之。

（三）经络画线实训方法

实训对象体位和姿势：实训对象取仰卧位或正坐位，充分暴露出胸部及上肢。

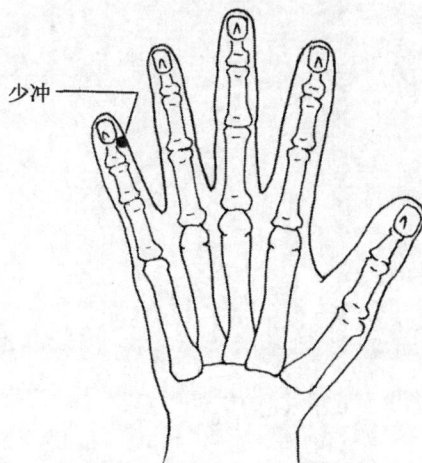

图7-10 手少阴心经穴（六）

1. 内行线

从心中开始，向下通过膈肌，联络于小肠。其支脉，从心系（即心与他脏相联系的系带）向上夹食管，联结于目系（眼与脑相连的系带）。另一条直行脉从心系上行至肺。

2. 外行线

实训对象取仰卧位或正坐位，上肢外展并仰掌，肘部微屈曲。画到手指时俯掌。

起始点为腋窝中点（极泉），沿上臂肱二头肌内侧沟（青灵）画至肘内侧横纹端与肱骨内上髁连线中点（少海），再沿前臂尺侧腕屈肌腱的桡侧缘画至腕横纹尺侧端（灵道、通里、阴郄、神门），过掌后豌豆骨，经手掌第四、五掌骨间（少府）画至小指桡侧指甲角旁（少冲），此处为手少阴经外行线的终止点。

三、特别提示

1. 错误取穴方法提示及正确操作要点

少海　错误取法：屈肘约90°，在肘横纹内侧端取之。正确取法：屈肘约90°，在肘横纹内侧端与肱骨内上髁连线中点处取之。

2. 针刺安全操作提示

（1）极泉　穴下有腋动脉，深层有桡神经、尺神经、正中神经等，故不可深刺。正确操作方法：上臂外展，避开腋动脉，直刺0.5~0.8寸。若出现明显的触电感即退至浅部或出针。

（2）神门　尺神经位置较浅，刺中后产生向手尺侧及指端的放射触电感，此时应停止运针并向外退针。若造成尺神经损伤，日久可出现小鱼际萎缩，小指和无名指功能障碍。正确操作方法：直刺0.3~0.5寸。

【附】

一、空白图填空

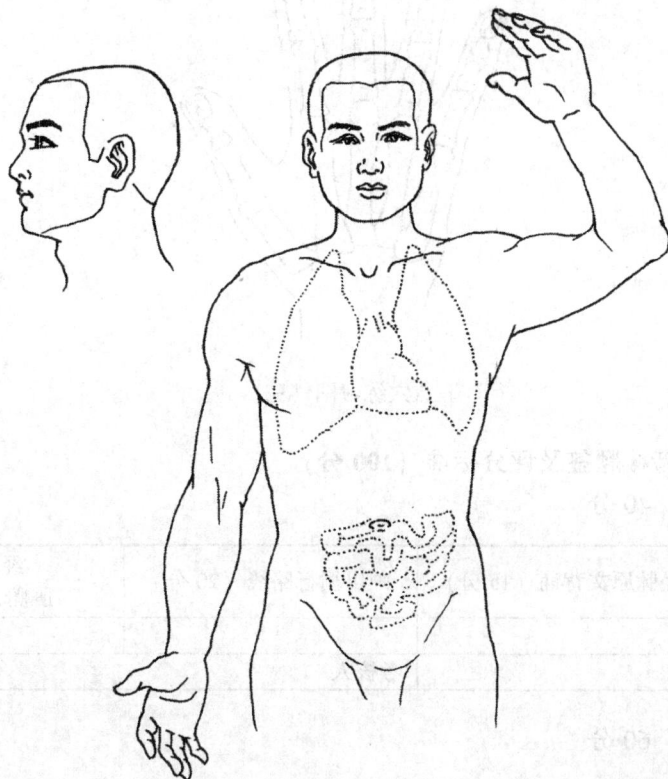

画经练习图

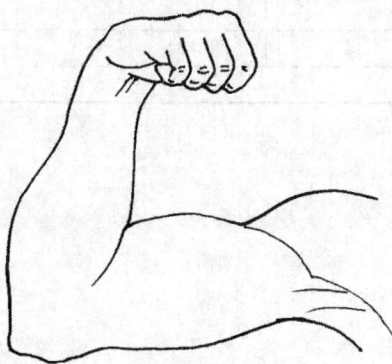

点穴练习图（一）　　　　　　点穴练习图（二）

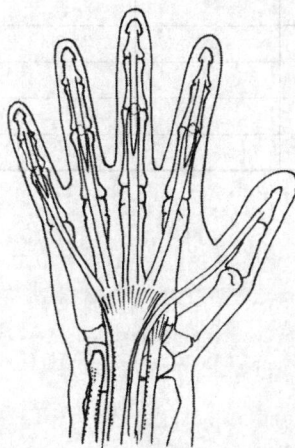

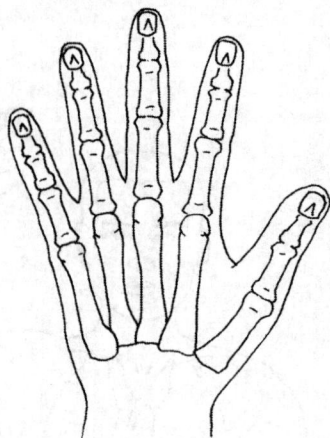

点穴练习图（三）

二、技术操作考核题签及评分标准（100 分）

经络实训考核：40 分

经脉名称	经脉原文背诵（15 分）	画出循行路线（20 分）	经脉所联系的脏腑、器官（5 分）
手少阴心经			
总　分		考核人	

腧穴实训考核：60 分

穴位名称	定位（2 分）	归经（1 分）	特定穴类属（1 分）	取穴操作（6 分）		主治特点（2 分）
				正确度 3 分	熟练度 3 分	
少海						
通里						
阴郄						
神门						
少冲						
总　分			考核人			

第八章

手太阳小肠经及腧穴

一、基本知识

（一）手太阳经脉循行概要（图8-1）

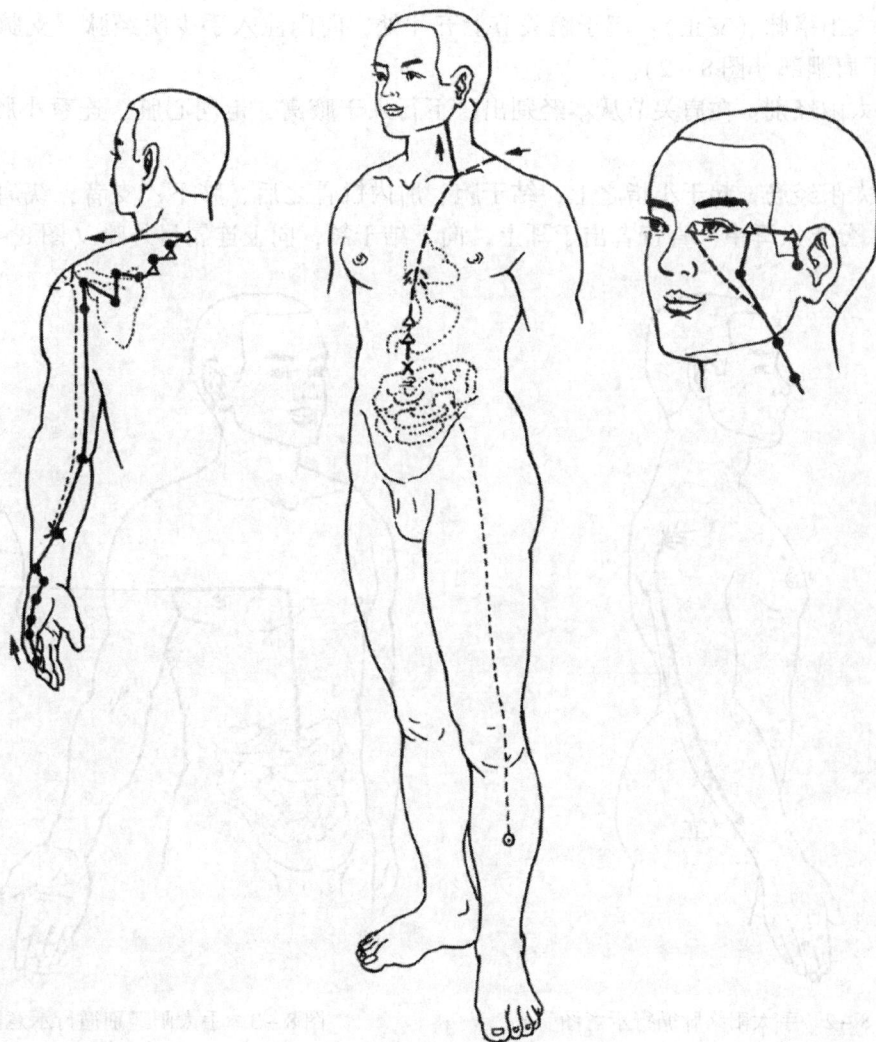

图8-1　手太阳经脉循行示意图

◇ 手太阳经脉由 1 条主脉和 2 条支脉构成。

◇ 主脉：起于手小指之端→手外侧→腕→上肢外侧后缘→肩部→绕肩胛骨→项背→缺盆→络心→咽（食管）→膈→胃→属小肠。

◇ 支脉 1：从缺盆别出→颈→面颊→目锐眦→入耳中。

◇ 支脉 2：从面颊别出→鼻→目内眦→接足太阳膀胱经。

◆ 体表循行线：起于手小指尺侧端（少泽）→上肢外侧后缘→肩后部→绕肩胛→颈→面颊→止于耳前（听宫）。

◆ 联系的脏腑组织器官：小肠、心、胃；食管、膈、鼻、耳。

（二）手太阳络脉、经别、经筋循行概要

◇ 手太阳络脉（支正）：起于腕关节上五寸处，向内注入手少阴经脉，支脉上行经肘部，上络于肩髃部（图 8 - 2）。

◇ 手太阳经别：在肩关节从本经别出，下行入于腋窝，走向心脏，连系小肠（图 8 - 3）。

◇ 手太阳经筋：起于小指之上，结于腕、肘内锐骨之后、腋下；支者，绕肩胛，结于耳后完骨；分支入耳中；直行者出于耳上，向下结于颔，向上连属目外眦（图 8 - 4）。

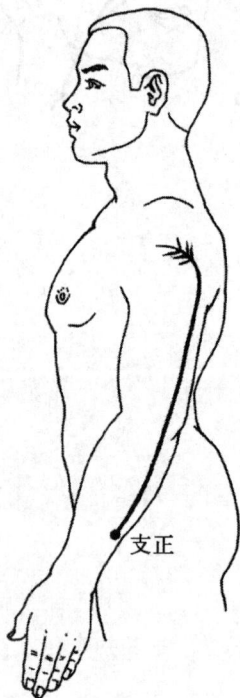

图 8 - 2　手太阳络脉循行示意图　　　　图 8 - 3　手太阳经别循行示意图

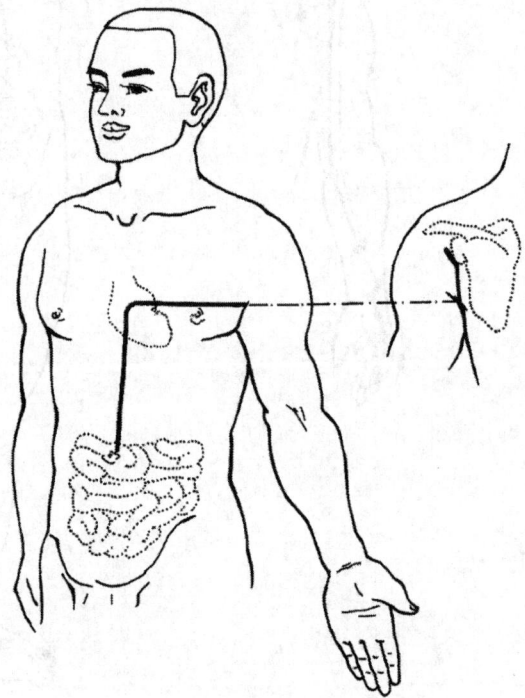

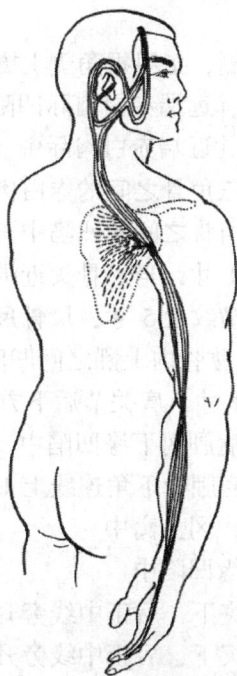

图 8-4　手太阳经筋分布示意图

（三）腧穴概要

代码	穴名	拼音	特定穴类属	经穴主治共性	各穴主治特点
SI 1	少泽※	Shàozé	井穴	头痛、目眩、目赤、目	乳汁少，乳痈，昏迷
SI 2	前谷	Qiángǔ	荥穴	翳、耳鸣、耳聋、咽喉	
SI 3	后溪※	Hòuxī	输穴；八脉交会穴，通督脉	肿痛等头面五官病，肩背及上肢麻木、疼痛，颈项强痛，热病	颈项强痛，腰背痛，癫狂痫，疟疾
SI 4	腕骨	Wàngǔ	原穴		
SI 5	阳谷	Yánggǔ	经穴		
SI 6	养老※	Yǎnglǎo	郄穴		肩背、肘、臂酸痛
SI 7	支正	Zhīzhèng	络穴		
SI 8	小海	Xiǎohǎi	合穴		肘臂疼痛
SI 9	肩贞※	Jiānzhēn			肩背上肢疼痛、麻木
SI 10	臑俞	Nàoshū	交会穴		
SI 11	天宗※	Tiānzōng			乳痈，气喘，项背痛
SI 12	秉风	Bǐngfēng	交会穴		
SI 13	曲垣	Qūyuán			
SI 14	肩外俞	Jiānwàishū			肩背痛
SI 15	肩中俞	Jiānzhōngshū			颈项强急、疼痛
SI 16	天窗	Tiānchuāng			
SI 17	天容	Tiānróng			
SI 18	颧髎※	Quánliáo	交会穴		口㖞，齿痛，颊肿
SI 19	听宫※	Tīnggōng	交会穴		耳鸣，耳聋，齿痛

（四）腧穴定位

手部
- 少泽——在手小指末节尺侧，指甲根角侧上方0.1寸（指寸）
- 前谷 在第五掌指关节尺侧 远端赤白肉际凹陷中
- 后溪 近端赤白肉际中

腕区
- 腕骨——第五掌骨基底与三角骨之间的赤白肉际凹陷处
- 阳谷——在尺骨茎突与三角骨之间的凹陷中

前臂后区
- 养老——腕背横纹上1寸，当尺骨头近端桡侧凹陷中
- 支正——腕背侧远端横纹上5寸，尺骨尺侧与尺侧腕屈肌之间

肘后区——小海——尺骨鹰嘴与肱骨内上髁之间凹陷中

肩胛区
- 肩贞 当腋后纹头直上 1寸，肩关节后下方
- 臑俞 肩胛冈下缘凹陷中
- 天宗——肩胛冈中点与肩胛骨下角连线上1/3与下2/3交点凹陷中
- 秉风 肩胛冈 中点上方，冈上窝中
- 曲垣 内侧端上缘凹陷中

脊柱区
- 肩外俞——第一胸椎棘突下，后正中线旁开3寸
- 肩中俞——第七颈椎棘突下，后正中线旁开2寸

颈部
- 天窗 胸锁乳突肌 后缘，横平喉结
- 天容 前缘，下颌角的后方凹陷中

面部
- 颧髎——颧骨下缘，目外眦直下凹陷处
- 听宫——耳屏正中前缘凹陷中，在耳门与听会之间，张口时呈凹陷处

二、基本技能

（一）常用体表解剖标志和骨度分寸

1. 体表解剖标志

（1）手部　指甲角、第五掌指关节、第五掌骨基底、钩骨等。

（2）腕部　腕横纹、尺骨茎突、三角骨等。

（3）前臂部　尺骨头、腕背横纹等。

（4）肘部　尺骨鹰嘴、肱骨内上髁等。

（5）肩胛部　腋后纹头、肩胛骨、肩胛冈、冈下窝、冈上窝等。

（6）背部　第七颈椎棘突、第一胸椎棘突等。

（7）颈部　胸锁乳突肌、喉结、下颌角等。

（8）面部　颧骨、耳屏、下颌骨髁状突等。

【注释】

[1] 钩骨：腕骨之一。在手腕尺侧，第五掌骨基底部后缘突起处。

[2] 三角骨：腕骨之一。三角骨与舟骨、月骨共同形成桡腕关节的关节头。

[3] 尺骨：在前臂内侧部，分为一体两端，上端较为粗大，尺骨体呈三棱柱形，尺骨

下端为尺骨头，尺骨头后内侧有向下的突起为尺骨茎突。

[4]尺骨鹰嘴：尺骨近肘部后方位于皮下的突起为尺骨鹰嘴。

[5]肩胛骨（肩胛冈、冈下窝、冈上窝）：肩胛骨是一个三角形的扁骨，在背部外上方，介于第二至七肋骨之间，其中在内侧缘的上端称为肩胛骨上角。肩胛骨的前面为大而浅的肩胛下窝。背面有一从内侧向外上方斜行并逐渐隆起的骨嵴，称为肩胛冈，将背面分为上小下大的两个窝，分别叫做冈上窝和冈下窝。

[6]第七颈椎棘突：低头，可见颈背交界处有一高凸的椎骨棘突，并能随颈部左右摆动而转动者。

[7]下颌骨髁状突：下颌体后端向上伸出的长方形骨板，其上缘有两个突起，后突称为髁状突。

2. 体表骨度分寸（图2-1~2-3）

腋前纹头（腋前皱襞）至肘横纹为9寸；肘横纹至腕横纹为12寸；后背正中线（督脉）至肩胛骨内缘为3寸。

（二）腧穴定取实训方法

1. 常规取穴方法

实训对象俯掌，实训者于其手小指尺侧指甲角侧上方（沿角平分线方向）0.1寸处取**少泽**（图8-5）。

实训对象仰掌自然握拳，在手尺侧，于第五掌指关节前的掌指横纹头处取**前谷**（图8-6）；第五掌指关节后向外突起的掌横纹头处取**后溪**（图8-6）。

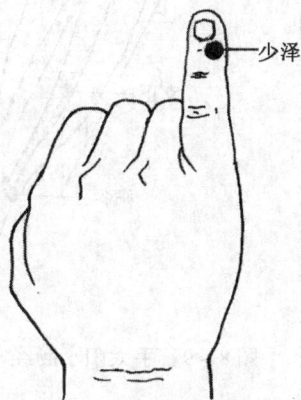

图8-5　手太阳小肠经穴（一）

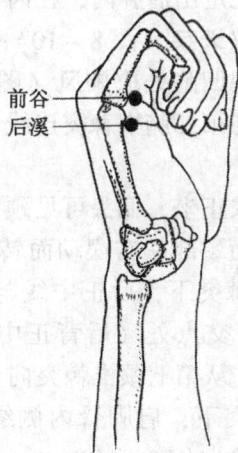

图8-6　手太阳小肠经穴（二）

实训对象立掌，在手掌尺侧，从后溪向上沿掌骨直推至一突起骨，于两骨之间凹隐中即第五掌骨基底后缘凹陷处取**腕骨**（图8-7）；在手腕尺侧，当尺骨茎突前缘的凹陷处取**阳谷**（图8-7）。

实训对象掌心向胸，先取尺骨小头，在其近端的桡侧缘取**养老**（图8-8）。

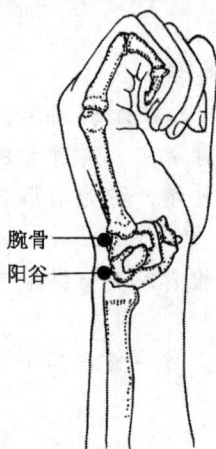

图 8-7　手太阳小肠经穴（三）

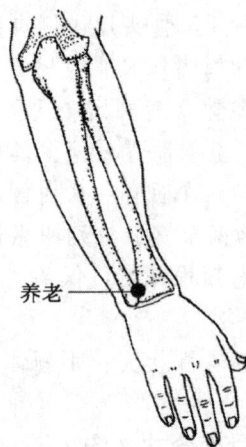

图 8-8　手太阳小肠经穴（四）

实训对象仰掌屈肘，在肘尺侧，尺骨鹰嘴与肱骨内上髁之间凹陷处取**小海**，用手弹此穴处有触电样麻感传至小指（图 8-9）。

实训对象仰掌，肘部伸直，在阳谷与小海的连线中点下 1 寸处取**支正**（腕背横纹上 5 寸）（图 8-9）。

实训对象正坐，自然垂臂，在肩关节后下方可见腋后纹头，纹头上 1 寸处，三角肌后缘取**肩贞**（图 8-10）；沿腋后纹头直上在肩胛冈下缘凹陷中取**臑俞**（图 8-10）。在肩胛部，先定出肩胛冈，在冈下窝中央凹陷中，与第四胸椎相平处取**天宗**（图 8-10）；冈上窝中央，直对天宗穴，举臂呈现凹陷处取**秉风**（图 8-10）；在冈上窝内侧端，当臑俞与第二胸椎棘突连线的中点处取**曲垣**（图 8-10）。

实训对象正坐，低头可见颈背交界处有一高凸的椎骨棘突，并能随颈部左右摆动而转动者即是第七颈椎棘突。平第七颈椎棘突下，后正中线与肩胛骨内侧缘连线的内 2/3 与外 1/3 交点处（后背正中线旁开 2 寸）取**肩中俞**（图 8-11）；从第七颈椎棘突向下推至第一胸椎棘突，平第一胸椎棘突下，肩胛骨内侧缘处（后背正中线旁开 3 寸）取**肩外俞**（图 8-11）。

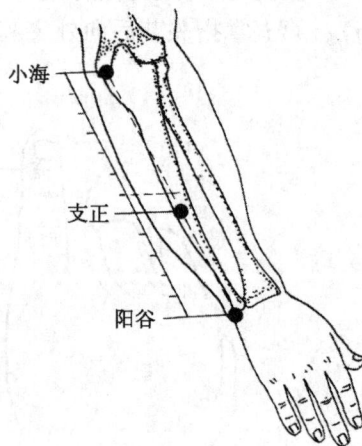

图 8-9　手太阳小肠经穴（五）

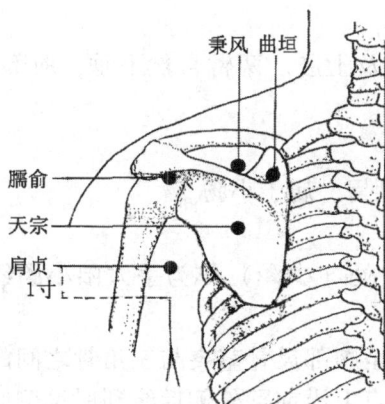

图 8 - 10 手太阳小肠经穴 (六)

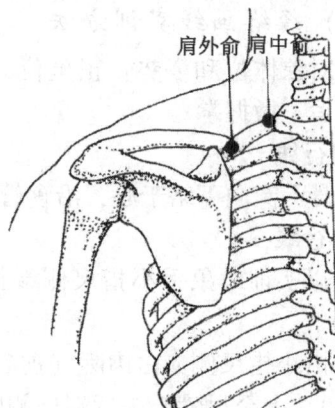

图 8 - 11 手太阳小肠经穴 (七)

实训对象正坐，头转向一侧，显示出胸锁乳突肌，于其喉结水平线上，胸锁乳突肌的后缘处取**天窗**（图 8 - 12）；在胸锁乳突肌的前缘，当下颌角的后方凹陷中取**天容**（图 8 - 12）。

实训对象正坐或取仰卧位。在面部，当目外眦直下，颧骨下缘凹陷处取**颧髎**（图 8 - 13）；耳屏前与下颌骨髁状突的后缘之间凹陷处取**听宫**（图 8 - 13）。

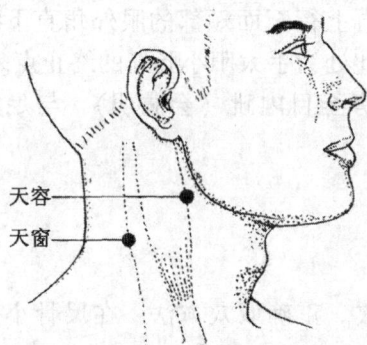

图 8 - 12 手太阳小肠经穴 (八)

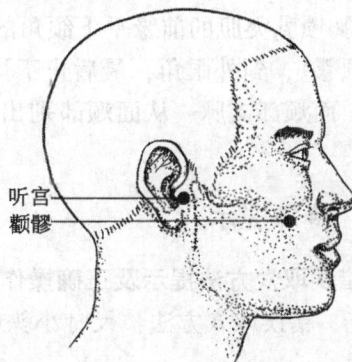

图 8 - 13 手太阳小肠经穴 (九)

2. 特殊取穴方法

养老 掌心向下，用另一手手指按在尺骨小头的近端最高点上，然后将掌心转向胸部，手指滑入骨缝中取穴（图 8 - 14）。

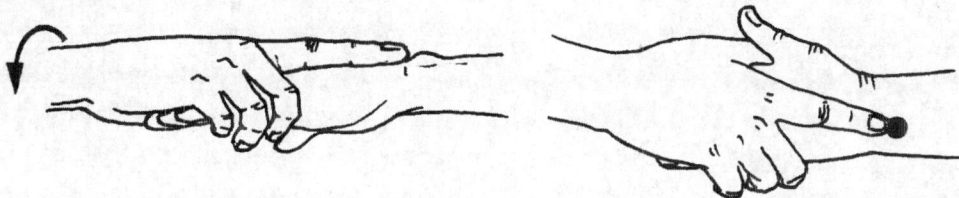

图 8 - 14 养老的特殊取穴

（三）经络画线实训方法

实训对象体位和姿势：正坐位，充分暴露肩背部及上肢。两臂自然下垂，肘部微屈，手掌心向后，微握拳。

1. 内行线

从锁骨上窝向下络于心，沿食管下行通过膈肌，到胃，属于小肠。

2. 外行线

（1）以实训对象手小指尺侧端指甲角旁开0.1寸处（少泽）作为手太阳小肠经的起始点。

（2）沿小指尺侧赤白肉际（前谷、后溪、腕骨）至腕部尺骨茎突与三角骨之间的凹陷处（阳谷），上至尺骨小头近端桡侧凹陷中（养老），直上沿前臂外侧后缘到肘尺侧肱骨内上髁和尺骨鹰嘴之间（小海），向上沿上臂外侧后缘至肩关节后下方的腋后纹头直上1寸处（肩贞），直上至肩胛冈下缘（臑俞），绕于肩胛至冈下窝中央凹陷中（天宗），再画至冈上窝中央（秉风），向内画到冈上窝内侧端上（曲垣），沿肩胛骨的边缘至第一胸椎棘突下旁开3寸处（肩外俞），再到第七颈椎棘突下旁开2寸处（肩中俞）。

3. 支脉

（1）缺盆部支脉 从缺盆别出上行至颈部，经与喉结相平的胸锁乳突肌的后缘（天窗），至胸锁乳突肌的前缘平下颌角的后方（天容），再上行至面颊部的眼外角直下颧骨下缘处（颧髎），到外眼角，最后止于耳屏前（听宫），此处为手太阳小肠经的终止点。

（2）面颊部支脉 从面颊部别出，经颧骨，沿鼻旁至目内眦（会睛明），与足太阳膀胱经相接。

三、特殊提示

1. 错误取穴方法提示及正确操作要点

养老 错误取穴方法：尺骨小头桡侧缘凹陷处取穴。正确取穴方法：在尺骨小头近端的桡侧缘。

2. 针刺安全操作提示

（1）肩外俞、肩中俞 不宜深刺，以免伤及肺脏引起气胸。正确操作方法：斜刺0.5~0.8寸。

（2）听宫 闭口时不易进针。正确操作方法：应张口取穴，在下颌骨髁状突后缘直刺0.5~1寸。

【附】
一、空白图填空

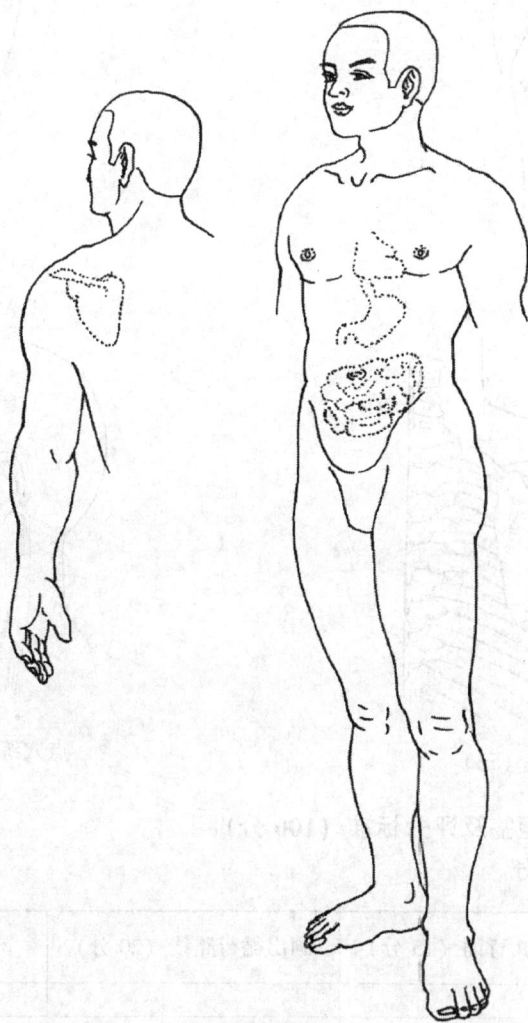

画经练习图

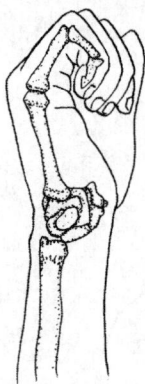

点穴练习图（一）

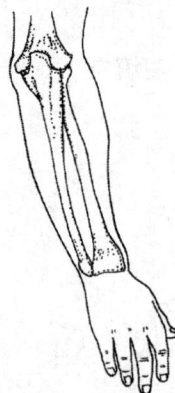

点穴练习图（二）

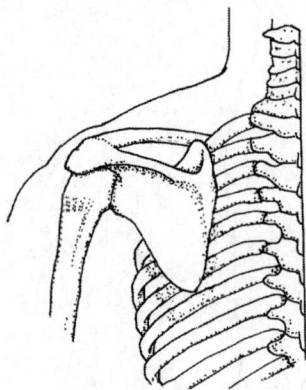

点穴练习图（三）

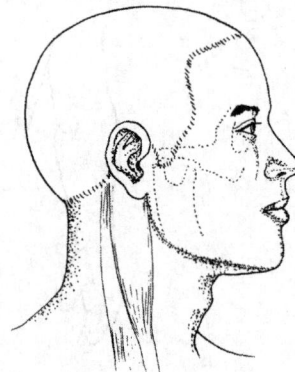

点穴练习图（四）

二、技术操作考核题签及评分标准（100分）

经络实训考核：40分

经脉名称	经脉原文背诵（15分）	画出循行路线（20分）	经脉所联系的脏腑、器官（5分）
手太阳小肠经			
总　分		考核人	

腧穴实训考核：60分

穴位名称	定位（2分）	归经（1分）	特定穴类属（1分）	取穴操作（6分）		主治特点（2分）
				正确度3分	熟练度3分	
少泽						
后溪						
小海						
天宗						
听宫						
总　分			考核人			

第九章
足太阳膀胱经及腧穴

一、基本知识

（一）足太阳经脉循行概要（图9－1）

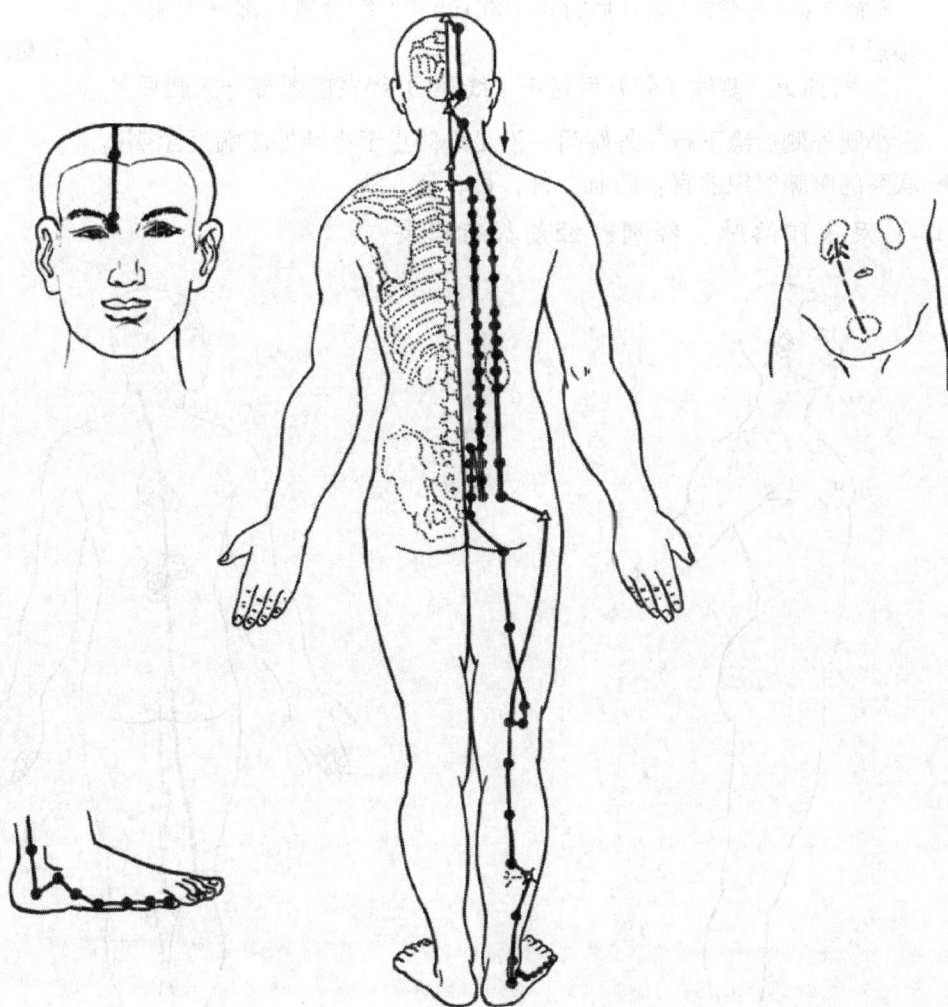

图9－1 足太阳经脉循行示意图

◇ 足太阳经脉由 1 条主脉和 3 条支脉构成。

◇ 主脉：起于目内眦→额→交颠→络脑→下项→沿肩胛骨内侧的背部第一侧线→腰中→肾→膀胱。

◇ 支脉 1：从颠别出→耳上角。

◇ 支脉 2：从腰别出→夹脊→臀→沿大腿后正中线下行→腘窝。

◇ 支脉 3：从肩胛骨内侧背部第二侧线→髋关节→沿大腿后正中线下行→与前一支脉会合于腘窝→沿小腿后正中线下行→外踝之后→沿小趾外侧止于小趾末端→接足少阴肾经。

◆ 体表循行线：起于目内眦（睛明）→上行额部→经头顶→下项→

　　　↗背部第一侧线（旁开后背正中线1.5寸）经背腰骶部→大腿后↘
项后　　　　　　　　　　　　　　　　　　　　　　　　　　　　合于腘窝→
　　　↘背部第二侧线（旁开后背正中线3寸）经背腰骶部→大腿后↗

沿小腿外侧后缘下行→外踝后→沿足外侧止于小趾外侧端（至阴）。

◆ 联系的脏腑组织器官：膀胱、肾；目、鼻、脑。

（二）足太阳络脉、经别、经筋循行概要

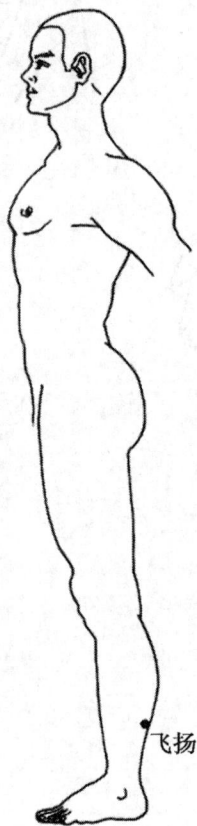

图 9-2　足太阳络脉循行示意图

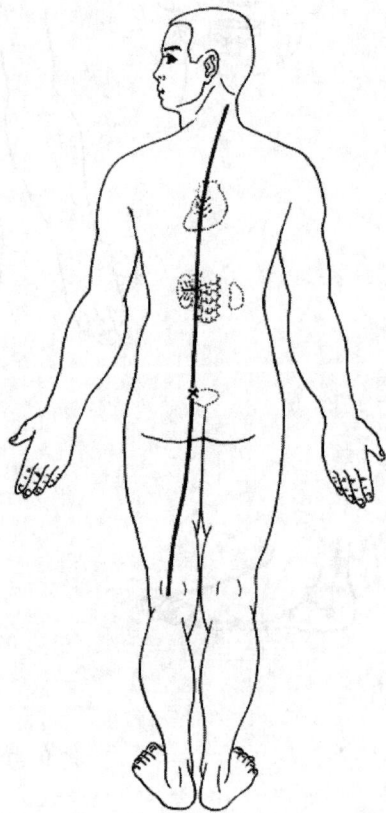

图 9-3　足太阳经别循行示意图

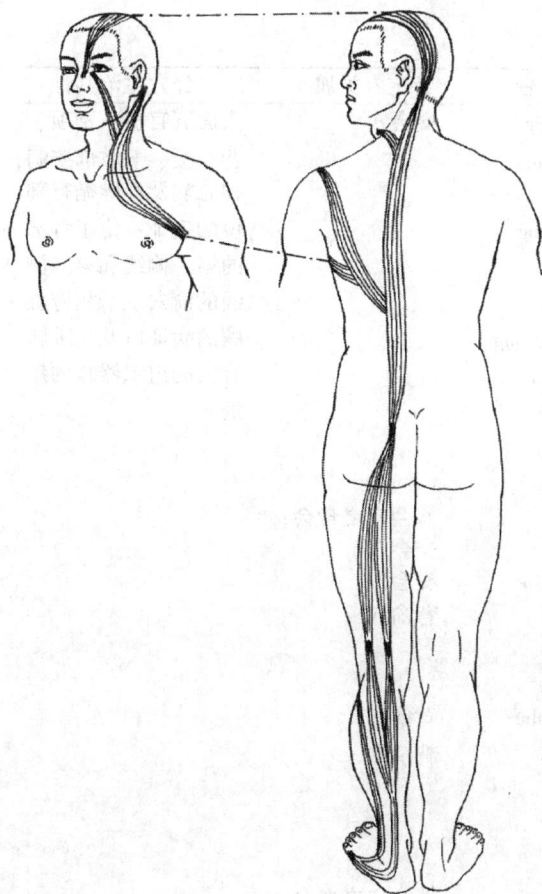

图 9-4 足太阳经筋分布示意图

◇ 足太阳络脉（飞扬）：起于外踝后，昆仑穴直上 7 寸处，走向足少阴经脉（图 9-2）。

◇ 足太阳经别：别入于腘中，一支在骶骨下五寸处分出，进入肛门，属于膀胱，散布联络肾脏，沿脊柱两旁的肌肉，入于心散布开；直行的一支，循脊部两旁的肌肉上行，进入项部，仍合于足太阳经（图 9-3）。

◇ 足太阳经筋：起于足小趾，上结于外踝；斜上结于膝部；下方沿足外侧结于足跟，向上结于腘部；其分支结于小腿，上腘内侧，与腘部一支并行上结臀部；向上夹脊，至后项；分支入结于舌根。直行者结于枕骨，上向头项、颜面，结于鼻部。分支形成"目上纲"，下结于鼻旁。背部分支，从腋后外侧结于肩髃部；一支进入腋下，上出缺盆，结于完骨；再有分支从缺盆出来，斜上结于鼻旁（图 9-4）。

（三）腧穴概要

代码	穴名	拼音	特定穴类属	经穴主治共性	各穴主治特点
BL 1	睛明※	Jīngmíng	交会穴	头面五官病，颈项、背、腰、下肢部疾病，神志病及经脉循行部位的病证；位于背部的第一侧线和第二侧线的俞穴主治相应脏腑的病证以及与脏腑有关的组织器官的疾病	眼病
BL 2	攒竹※	Cuánzhú			头痛，眉棱骨痛，面瘫，面痛
BL 3	眉冲	Méichōng			
BL 4	曲差	Qūchā			
BL 5	五处	Wǔchù			
BL 6	承光	Chéngguāng			
BL 7	通天	Tōngtiān			
BL 8	络却	Luòquè			
BL 9	玉枕	Yùzhěn			
BL 10	天柱※	Tiānzhù			项强痛
BL 11	大杼※	Dàzhù	八会穴之骨会；交会穴		咳喘，肩背痛
BL 12	风门※	Fēngmén	交会穴		伤风感冒，咳喘
BL 13	肺俞※	Fèishū	背俞穴		咳喘，咳血，鼻塞，感冒，骨蒸潮热，盗汗，皮肤病
BL 14	厥阴俞	Juéyīnshū	背俞穴		
BL 15	心俞※	Xīnshū	背俞穴		心痛，心悸，心烦，失眠，健忘，梦遗，癫狂痫，盗汗
BL 16	督俞	Dūshū			
BL 17	膈俞※	Géshū	八会穴之血会		胃痛，呕吐，噎膈，咯血，吐血，瘾疹，皮肤瘙痒
BL 18	肝俞※	Gānshū	背俞穴		黄疸，胁痛，眼病，眩晕，癫狂痫
BL 19	胆俞※	Dǎnshū	背俞穴		黄疸，胁痛，口苦
BL 20	脾俞※	Píshū	背俞穴		腹胀，呕吐，泄泻，痢疾，便血，纳呆，食不化，黄疸
BL 21	胃俞※	Wèishū	背俞穴		胃脘痛，呕吐，腹胀肠鸣
BL 22	三焦俞	Sānjiāoshū	背俞穴		水肿，小便不利，腹胀，肠鸣，泄泻，痢疾
BL 23	肾俞※	Shènshū	背俞穴		遗精，阳痿，带下，遗尿，小便不利，水肿，气喘，腰痛
BL 24	气海俞	Qìhǎishū			

续表

代码	穴名	拼音	特定穴类属	经穴主治共性	各穴主治特点
BL 25	大肠俞※	Dàchángshū	背俞穴		腰痛，腹胀，肠鸣，泄泻，便秘，痢疾，痔疾
BL 26	关元俞	Guānyuánshū			小便频数，遗尿
BL 27	小肠俞	Xiǎochángshū	背俞穴		腹痛，泄泻，疝气，遗精，带下，遗尿
BL 28	膀胱俞※	Pángguāngshū	背俞穴		小便不利，尿频，遗尿
BL 29	中膂俞	Zhōnglǚshū			
BL 30	白环俞	Báihuánshū			
BL 31	上髎	Shàngliáo			
BL 32	次髎※	Cìliáo			遗精，阳痿，痛经，阴挺，腰骶疼痛，下肢痿痹
BL 33	中髎	Zhōngliáo			
BL 34	下髎	Xiàliáo			
BL 35	会阳	Huìyáng			
BL 36	承扶	Chéngfú			下肢痿痹
BL 37	殷门	Yīnmén			
BL 38	浮郄	Fúxì			
BL 39	委阳	Wěiyáng	三焦下合穴		
BL 40	委中※	Wěizhōng	合穴；膀胱下合穴		腰痛，吐泻，小便不利，遗尿，丹毒，皮肤瘙痒，疔疮
BL 41	附分	Fùfēn	交会穴		
BL 42	魄户	Pòhù			
BL 43	膏肓※	Gāohuāng			咳喘，虚劳羸瘦
BL 44	神堂	Shéntáng			
BL 45	譩譆	Yìxǐ			
BL 46	膈关	Géguān			
BL 47	魂门	Húnmén			
BL 48	阳纲	Yánggāng			
BL 49	意舍	Yìshè			
BL 50	胃仓	Wèicāng			
BL 51	肓门	Huāngmén			
BL 52	志室※	Zhìshì			遗精，阳痿，痛经，腰痛，下肢痿痹
BL 53	胞肓	Bāohuāng			
BL 54	秩边※	Zhìbiān			下肢痿痹
BL 55	合阳	Héyáng			
BL 56	承筋	Chéngjīn			
BL 57	承山※	Chéngshān			痔疾，便秘，小腿拘急疼痛，脚气
BL 58	飞扬※	Fēiyáng	络穴		头痛，目眩，鼻衄
BL 59	跗阳	Fūyáng	阳跷脉之郄穴		

续表

代码	穴名	拼音	特定穴类属	经穴主治共性	各穴主治特点
BL 60	昆仑※	Kūnlún	经穴		项强，目眩，鼻衄，足跟肿痛，难产，腰背下肢病
BL 61	仆参	Púcān			
BL 62	申脉※	Shēnmài	八脉交会穴，通阳跷脉		失眠，嗜卧，癫痫，眼睑下垂，足外翻
BL 63	金门	Jīnmén	郄穴		
BL 64	京骨※	Jīnggǔ	原穴		癫痫，小儿惊风，外踝肿痛
BL 65	束骨	Shùgǔ	输穴		
BL 66	足通谷	Zútōnggǔ	荥穴		
BL 67	至阴※	Zhìyīn	井穴		胎位不正，难产，胞衣不下，目痛，鼻塞，鼻衄

（四）腧穴定位

面部 { 睛明——目内眦内上方眶内侧壁凹陷处
攒竹——眉头凹陷中，额切迹处 }

头部 {
眉冲——额切迹直上入发际 0.5 寸
曲差 { 0.5 寸 }
五处 { 1 寸 }
承光——前发际正中直上 { 2.5 寸 } 旁开 1.5 寸
通天 { 4 寸 }
络却 { 5.5 寸 }
玉枕——后发际正中旁开 1.3 寸，横平枕外隆凸上缘
}

颈后区——天柱——横平第二颈椎棘突上际，斜方肌外缘中点

脊柱区 {
大杼——第一
风门——第二
肺俞——第三
厥阴俞——第四
心俞——第五
督俞——第六
膈俞——第七
肝俞——第九
胆俞——第十
脾俞——第十一
胃俞——第十二
} 胸椎棘突下，后正中线旁开 1.5 寸

脊柱区 {
三焦俞——第一
肾俞——第二
气海俞——第三 } 腰椎棘突下，后正中线旁开 1.5 寸
大肠俞——第四
关元俞——第五
}

骶尾区 {
小肠俞——横平第一骶后孔
膀胱俞——横平第二骶后孔
中膂俞——横平第三骶后孔 } 骶正中嵴旁开 1.5 寸
白环俞——横平第四骶后孔
}
{
上髎——适对第一 } { 髂后上棘与后正中线之间
次髎——适对第二 } { 髂后上棘内下方
中髎——适对第三 } 骶后孔处 { 次髎下内方
下髎——适对第四 } { 中髎下内方
会阳——尾骨端旁开 0.5 寸
}

股后区 {
承扶——大腿后面，臀沟的中点
殷门——大腿后面，臀沟下 6 寸，股二头肌与半腱肌之间
}

膝后区 {
浮郄 } { 上 1 寸，股二头肌腱的内侧缘
委阳 } 腘横纹 { 上，股二头肌腱的内侧缘
委中 } { 中点
}

脊柱区 {
附分——第二
魄户——第三
膏肓——第四
神堂——第五
譩譆——第六
膈关——第七 } 胸椎棘突下，后正中线旁开 3 寸
魂门——第九
阳纲——第十
意舍——第十一
胃仓——第十二
}

腰区 {
肓门——第一
志室——第二 } 腰椎棘突下，后正中线旁开 3 寸
}

骶区 {
胞肓——横平第二
秩边——横平第四 } 骶后孔，后正中线旁开 3 寸
}

小腿后区 {
合阳 } { 下 2 寸，腓肠肌内、外侧头之间
承筋 } 腘横纹 { 下 5 寸，腓肠肌两肌腹之间
承山——腓肠肌两肌腹与肌腱交角处
飞扬 } { 7 寸，腓肠肌外下缘与跟腱移行处
跗阳 } 昆仑穴直上 { 3 寸，腓骨与跟腱之间
}

踝区——昆仑——外踝尖与跟腱之间的凹陷中

跟区 { 仆参——昆仑直下，跟骨外侧，赤白肉际
          申脉——外踝尖直下，外踝下缘与跟骨之间的凹陷中

足背区——金门——第五跖骨粗隆后方，外踝前缘直下，骰骨下缘凹陷中

足跖趾区 { 京骨——第五跖骨粗隆下方，赤白肉际处
            束骨   } 第五跖趾关节 { 近端 } 赤白肉际处
            足通谷   }   { 远端 }
            至阴——足小趾末节外侧，距趾甲根角侧后方 0.1 寸（指寸）

二、基本技能

（一）常用体表解剖标志和骨度分寸

1. 体表解剖标志

（1）头部　头正中线、前后发际、目内眦、眉头、枕外隆凸、斜方肌等。

（2）背腰部　第七颈椎棘突、肩胛冈内端、肩胛骨下角、肩胛骨内缘、胸椎棘突、腰椎棘突、髂嵴高点、髂后上棘、骶后孔、尾骨等。

（3）大腿部　臀横纹、腘横纹、股二头肌腱、半腱肌等。

（4）小腿部　腓肠肌肌腹等。

（5）足部　外踝、跟腱、跟骨、骰骨、第五跖骨粗隆、第五跖趾关节、趾蹼缘、赤白肉际、趾甲角等。

【注释】

[1] 枕外隆凸：从项后正中向上推，推至枕部感觉有骨性隆起处。

[2] 斜方肌：自项部正中线及胸椎棘突向两侧肩峰伸展呈三角形轮廓的隆起肌肉，一般不明显，动作时略可辨认。

[3] 肩胛冈内端：肩胛冈为肩胛骨在背部由外上向内下斜行的向后隆起最高的部分，其近背正中线的一端为内侧端，与第三胸椎棘突相平。

[4] 肩胛骨下角：肩胛骨最下方触及的骨性标志，与第七胸椎棘突相平。

[5] 髂嵴高点：腰部可触及的髂骨最高的部位，与第四腰椎棘突相平。

[6] 髂后上棘：在髂嵴后下方处可触及一突起的圆形小骨。

[7] 臀横纹：大腿后，臀部与大腿间形成的横纹。

[8] 股二头肌腱：在腘窝部外侧可触及的肌腱，作为腘窝的外上界。

[9] 腓肠肌肌腹：在小腿后部，两肌腹在小腿上部形成膨隆的小腿肚。

2. 体表骨度分寸（图 2 - 1～2 - 3）

前发际至后发际为 12 寸；前额两发角之间为 9 寸；耳后两完骨（乳突）之间为 9 寸；大椎以下至尾骶为 21 椎；肩胛骨内缘至后正中线为 3 寸；臀横纹至膝中为 14 寸；膝中至外踝尖为 16 寸；外踝尖至足底为 3 寸。

（二）腧穴定取实训方法

1. 常规取穴方法

实训对象正坐闭目，目内眦角内侧 1 分再向上 1 分处取**睛明**（即眼眶内上角内缘处）（图 9 -

5);睛明直上,眉毛内侧端处取**攒竹**(图9-6);眉毛内侧端直上,入发际0.5寸处取**眉冲**(图9-7);在前发际正中直上0.5寸(督脉,神庭)与额角直上0.5寸(足阳明经,头维)连线的外2/3与内1/3交点处取**曲差**(图9-8);曲差直上0.5寸处取**五处**(图9-9);五处直后1.5寸处取**承光**(图9-10);承光直后1.5寸处取**通天**(图9-10);通天直后1.5寸处取**络却**(图9-10)。

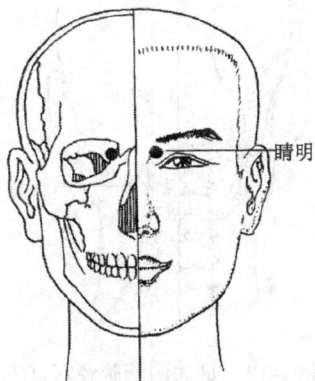

图9-5 足太阳膀胱经穴(一)　　　　　图9-6 足太阳膀胱经穴(二)

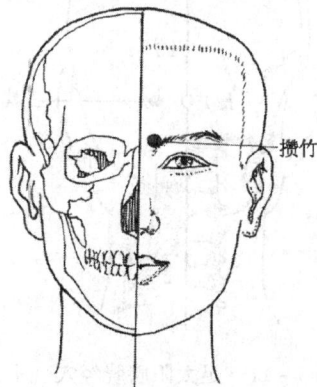

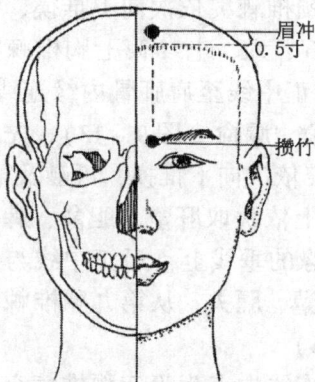

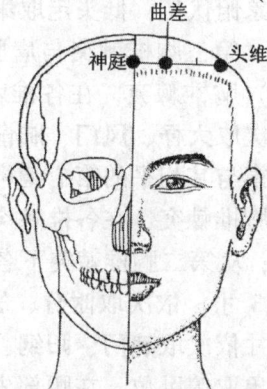

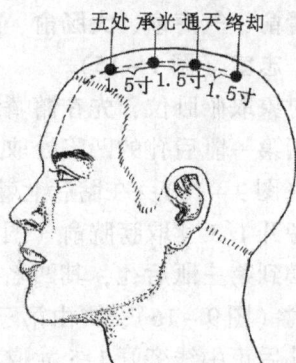

图9-7 足太阳膀胱经穴(三)　　　　　图9-8 足太阳膀胱经穴(四)

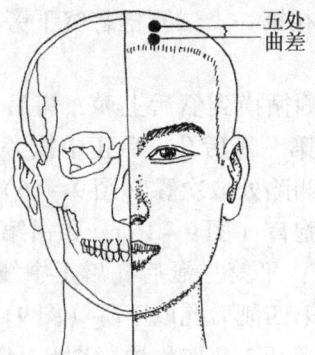

图9-9 足太阳膀胱经穴(五)　　　　　图9-10 足太阳膀胱经穴(六)

在后头部，枕外隆凸上缘的脑户穴（督脉）旁开 1.3 寸处取**玉枕**（图 9 - 11）；然后低头，在后发际正中旁开 1.3 寸，当项后斜方肌外侧缘取**天柱**（图 9 - 12）。

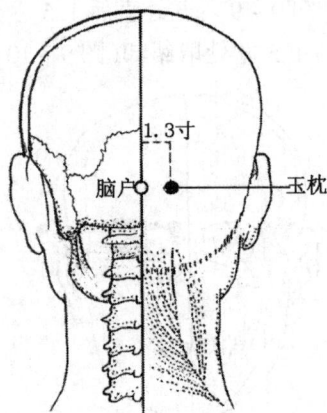

图 9 - 11　足太阳膀胱经穴（七）

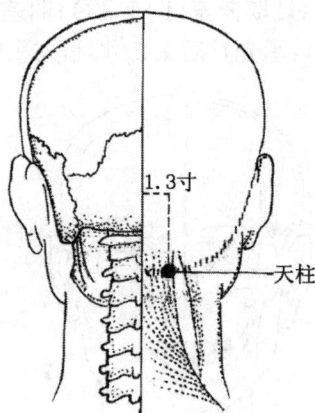

图 9 - 12　足太阳膀胱经穴（八）

实训对象俯伏位，低头定取第七颈椎棘突，从第七颈椎棘突依次向下推摸，可触及第一、二、三（第三胸椎棘突与肩胛冈内端相平）、四、五、六、七（第七胸椎棘突与肩胛骨下角相平）胸椎棘突，在各椎棘突下旁开 1.5 寸（后正中线至肩胛骨内缘连线的中点）的垂线上依次取**大杼、风门、肺俞、厥阴俞、心俞、督俞、膈俞**（图 9 - 13）；先触及肩胛骨下角，推摸与其相平的第七胸椎棘突，从第七胸椎棘突依次向下推摸，可触及第九、十、十一、十二胸椎棘突，在各椎棘突下旁开 1.5 寸的垂线上依次取**肝俞、胆俞、脾俞、胃俞**（图 9 - 13）；从第二胸椎棘突下各穴旁开，在肩胛骨内缘的垂线上（后正中线与肩胛骨内缘的连线为 3 寸）依次取**附分、魄户、膏肓、神堂、譩譆、膈关**，从第九胸椎棘突下旁开后正中线 3 寸依次取**魂门、阳纲、意舍、胃仓**（图 9 - 14）。

实训对象取俯卧位，在腰部先定两髂嵴最高点，其连线中点为第四腰椎棘突，在其上下依次可推摸到第一、二、三、五腰椎棘突，在第一至五腰椎棘突下旁开 1.5 寸处依次取**三焦俞、肾俞、气海俞、大肠俞、关元俞**（图 9 - 15）；在第一、二腰椎棘突下旁开 3 寸依次取**肓门、志室**（图 9 - 15）。

实训对象取俯卧位，先在髂嵴最高点向下方骶角两侧循摸到髂后上棘，髂后上棘与背正中线之间第一骶后孔的凹陷处取**上髎**（图 9 - 16）；平第一骶后孔，后正中线旁开 1.5 寸取**小肠俞**（图 9 - 16）；在髂后上棘内下方第二骶后孔的凹陷处取**次髎**（图 9 - 16）；平该孔后正中线旁开 1.5 寸取**膀胱俞**（图 9 - 16）；旁开 3 寸取**胞肓**（图 9 - 16）；再由第二骶后孔向内下循摸到第三骶后孔，其凹陷处取**中髎**（图 9 - 16）；平第三骶后孔后正中线旁开 1.5 寸取**中膂俞**（图 9 - 16）；再由第三骶后孔向内下循摸到第四骶后孔取**下髎**（图 9 - 16）；平第四骶后孔后正中线旁开 1.5 寸取**白环俞**（图 9 - 16）；旁开 3 寸取**秩边**（图 9 - 16）；骶骨正中向下循摸到尾骨端旁开 0.5 寸取**会阳**（图 9 - 17）。

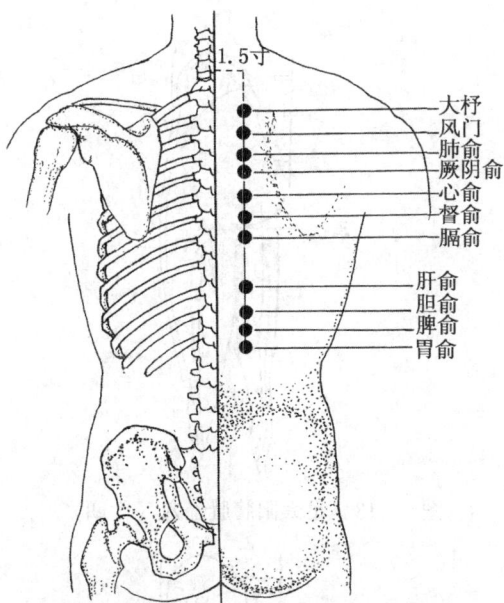

图9－13 足太阳膀胱经穴（九）

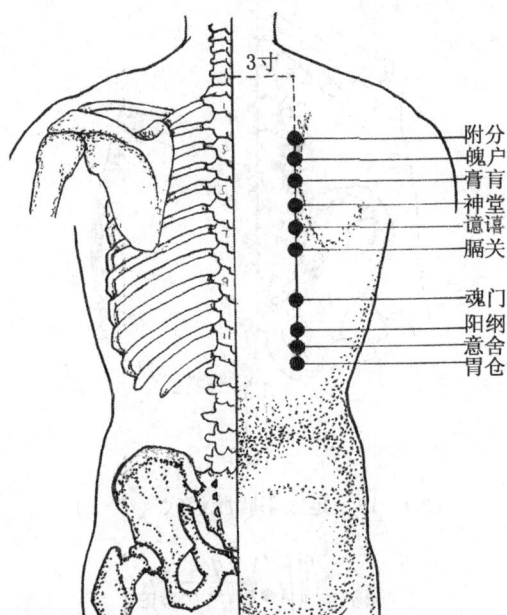

图9－14 足太阳膀胱经穴（十）

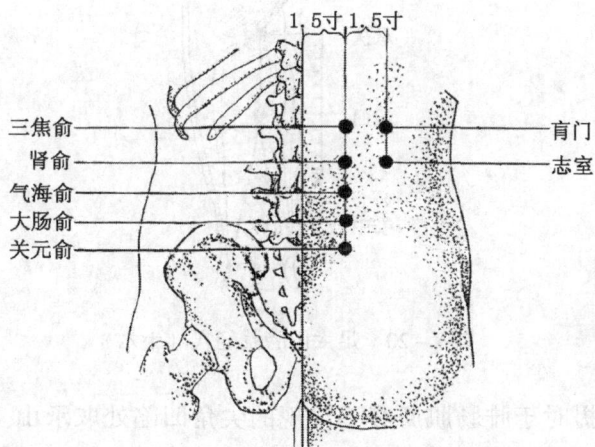

图9－15 足太阳膀胱经穴（十一）

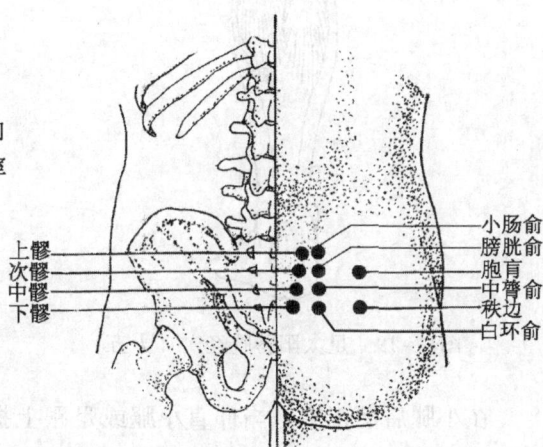

图9－16 足太阳膀胱经穴（十二）

实训对象取俯卧位，臀横纹正中取**承扶**（图9－18）；在腘横纹中点，于股二头肌肌腱与半腱肌肌腱的中间取**委中**（图9－19）；在承扶与委中连线的中点上1寸处取**殷门**（图9－20）；微屈膝，腘横纹外侧端，股二头肌腱内侧取**委阳**（图9－19）；委阳上1寸取**浮郄**（图9－19）。

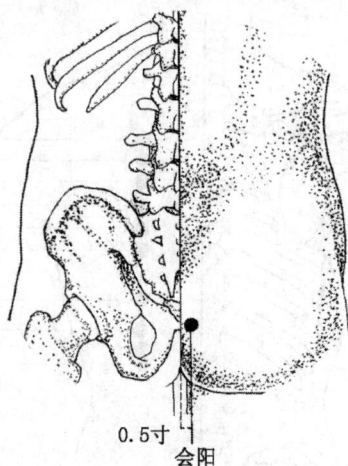

图 9 - 17   足太阳膀胱经穴 （十三）

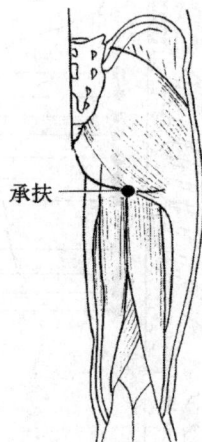

图 9 - 18   足太阳膀胱经穴 （十四）

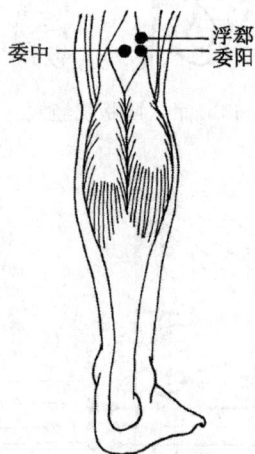

图 9 - 19   足太阳膀胱经穴 （十五）

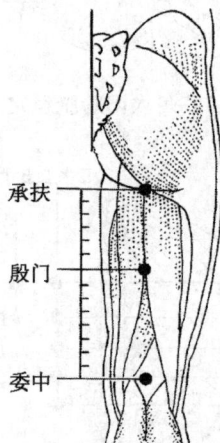

图 9 - 20   足太阳膀胱经穴 （十六）

　　在小腿后面正中，当伸直小腿或足跟上提时于腓肠肌肌腹下出现的尖角凹陷处取**承山**（图 9 - 21）。

　　先在跟腱与外踝高点连线的中点处取**昆仑**（图 9 - 22）；将委中与昆仑水平线的连线从下至上每次取中点等分 3 次，第三次所点之处取**合阳**（委中直下 2 寸）（图 9 - 23）；将委中与昆仑水平线的连线从下至上每次取中点等分 2 次，第二次所点处再下 1 寸，于腓肠肌之中央取**承筋**（委中直下 5 寸）（图 9 - 23）；委中与昆仑水平线连线之中点再往外下方 1 寸处，直对昆仑穴取**飞扬**（图 9 - 24）；将委中与昆仑水平线的连线从上至下每次取中点等分 2 次，第二次所点处再下 1 寸（昆仑直上 3 寸）处取**跗阳**（图 9 - 24）。

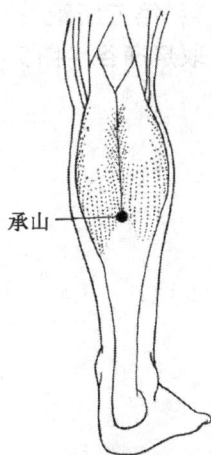

图 9-21 足太阳膀胱经穴（十七）

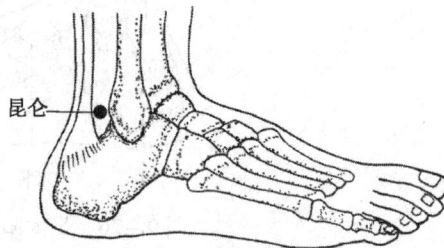

图 9-22 足太阳膀胱经穴（十八）

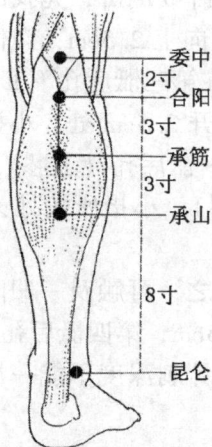

图 9-23 足太阳膀胱经穴（十九）

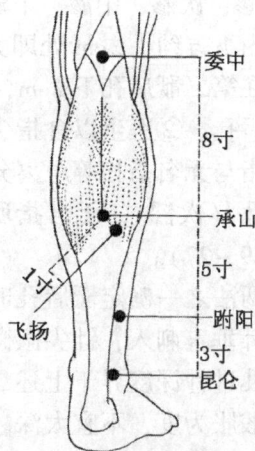

图 9-24 足太阳膀胱经穴（二十）

昆仑直下，当跟骨外侧赤白肉际处取**仆参**（图 9-25）；外踝正下方凹陷中取**申脉**（图 9-25）；外踝前缘直下，骰骨下缘取**金门**（图 9-25）。

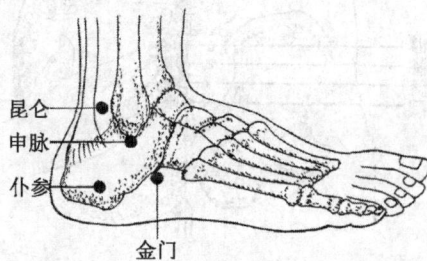

图 9-25 足太阳膀胱经穴（二十一）

于足外侧，第五跖骨粗隆下，赤白肉际处取**京骨**（图 9 – 26）；第五跖趾关节后下方，赤白肉际处取**束骨**（图 9 – 26）；第五跖趾关节前下方赤白肉际处取**足通谷**（图 9 – 26）；于足小趾外侧趾甲角侧后方 0.1 寸处取**至阴**（图 9 – 26）。

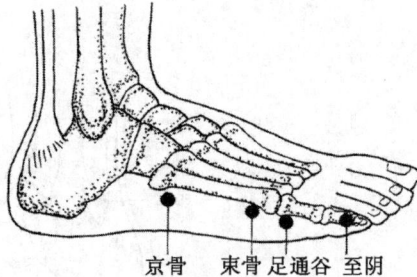

京骨　束骨 足通谷 至阴

图 9 – 26　足太阳膀胱经穴（二十二）

2. 特殊取穴方法

（1）上髎、次髎、中髎、下髎　有两种取法：①患者俯卧或侧卧，先找出两侧髂后上棘，在此棘内下方约 1.3cm 处即为第二骶后孔；第二骶后孔向上 2.5cm，微偏外侧即为第一骶后孔；在第二骶后孔下 2cm，微偏内侧为第三骶后孔；在第三骶后孔下 1.5cm，微偏内侧为第四骶后孔。②医生以食指尖按在病人第一骶椎棘突旁开 2.5cm 处，小指按在骶骨角的上方，中指与无名指相等距离分开按放，食指所按处为第一骶后孔（上髎），中指所按处为第二骶后孔（次髎），无名指所按处为第三骶后孔（中髎），小指所按处为第四骶后孔（下髎）（图 9 – 27）。

用上述两法之一确定骶后孔时，均要用手指稍用力按压之，可触及一凹陷，同时患者有酸胀感。针垂直刺入，针尖微微偏内，第一骶后孔进针 2.5cm，第四骶后孔进针 1cm，第二、三骶后孔进针深度界于上述二孔之间。因个体的差异，针刺深度不能一概而论，以患者感到明显酸胀为度，不宜太深。

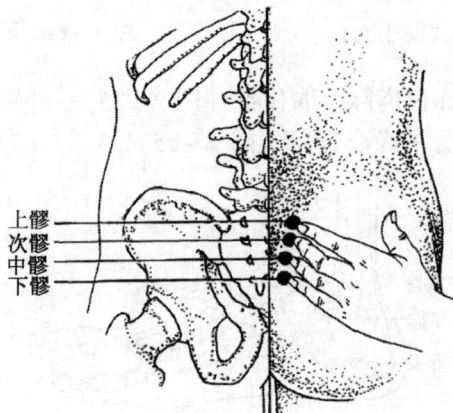

上髎
次髎
中髎
下髎

图 9 – 27　八髎的特殊取穴

（2）承山 直立，足尖着地，足跟用力上提，小腿后正中出现"人"字形凹陷，"人"字尖角处（图9-28）。

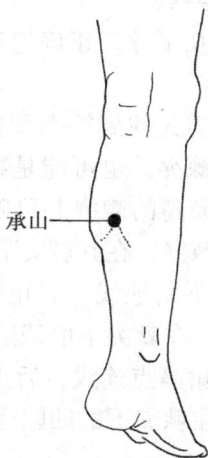

图9-28 承山的特殊取穴

（三）经络画线实训方法

实训对象体位和姿势：正坐位，合眼。俯卧位，充分暴露背腰部及下肢。

1. 内行线

直行主干从头顶入络于脑（络却、玉枕），转出项部（天柱），到达腰中，进入脊旁筋肉，联络于肾，属于膀胱。

2. 外行线

（1）实训对象取正坐位。从足太阳经外行线的起始点目内眦（睛明），经眉头至额部（攒竹、眉冲）旁开正中线1.5寸上行至头顶（曲差、五处、承光、通天），后至前发际正中直上5.5寸、旁开1.5寸（络却），再稍向内后方至后发际正中直上2.5寸、旁开1.3寸处（玉枕），向下行至斜方肌外缘后发际凹陷中（天柱）。

（2）实训对象取俯卧位。从项部（天柱）沿脊柱的后正中线旁开1.5寸画线下行（大杼、风门、肺俞、厥阴俞、心俞、督俞、膈俞、肝俞、胆俞、脾俞、胃俞）到达腰部（三焦俞、肾俞），继续从腰部沿脊柱两旁（后正中线旁开1.5寸）下行至骶部（白环俞），经骶部（上髎、次髎、中髎、下髎、会阳），由大腿后面中央至腘窝正中（委中）。

3. 支脉

背部一支脉，从项部（天柱）向下，沿肩胛骨内侧缘，距后正中线旁开3寸下行（附分、魄户、膏肓、神堂、譩譆、膈关、魂门、阳纲、意舍、胃仓、肓门、志室、胞肓、秩边），经过髋关节沿大腿后面正中向下画线（承扶、殷门、浮郄、委阳），与前面的经脉线会合于腘窝正中，由此向下经小腿腓肠肌部（合阳、承筋、承山）、小腿外侧后缘（飞扬、跗阳）到外踝后（昆仑），再从足外侧（仆参、申脉、金门）沿第五跖骨粗隆（京骨）到足小趾外侧（束骨、足通谷、至阴），此处为足太阳膀胱经外行线的终止点。

三、特别提示

1. 错误取穴方法提示及正确操作要点

（1）睛明 错误定位：目内眦旁 0.1 寸。正确定位：目内眦角内上方眶内侧壁凹陷处取穴。

（2）大杼 错误定位：本穴定位需先找到第七颈椎棘突，而因个体差异，颈背部交界处最高的棘突可能是第六或第七颈椎棘突，也可能是第一胸椎棘突，故易出现第七颈椎的选择错位。正确定位：项背部交界处最高的棘突并可随颈部左右摆动而转动者是第七颈椎棘突，而下一个不动的才是第一胸椎棘突，在其棘突下缘旁开 1.5 寸处取大杼。

（3）膈俞 错误定位：两肩胛骨下角连线，后正中线旁开 1.5 寸取穴。正确定位：与两肩胛骨下角相平的是第七胸椎棘突，在棘突下的凹陷旁开 1.5 寸处取膈俞。

（4）大肠俞 错误定位：在两髂嵴高点连线，后正中线旁开 1.5 寸处取穴。正确定位：与髂嵴高点相平的是第四腰椎棘突，在棘突下的凹陷旁开 1.5 寸处取大肠俞。

2. 针刺安全操作提示

（1）睛明 进针时要轻缓，刺到一定深度（0.5～1 寸）后不宜提插捻转，以防刺破眼内血管而引起出血、血肿等。正确操作方法：嘱患者闭目，医者押手轻轻向外侧固定眼球，刺手持针，于眶缘和眼球之间直刺 0.5～1 寸。出针后按压针孔片刻，以防出血。针具宜细。若出针后眼周出现青紫血肿应即时压迫和冷敷止血，待血止嘱患者回家后以热敷促进血肿的吸收。

（2）天柱 直刺或斜刺 0.5～0.8 寸，不可向内上方深刺，以免刺入枕骨大孔误伤延髓。

（3）背部俞穴 不宜深刺，以免伤及肺脏引起气胸。正确操作方法：斜刺 0.5～0.8 寸。

（4）昆仑 孕妇慎用。

【附】

一、空白图填空

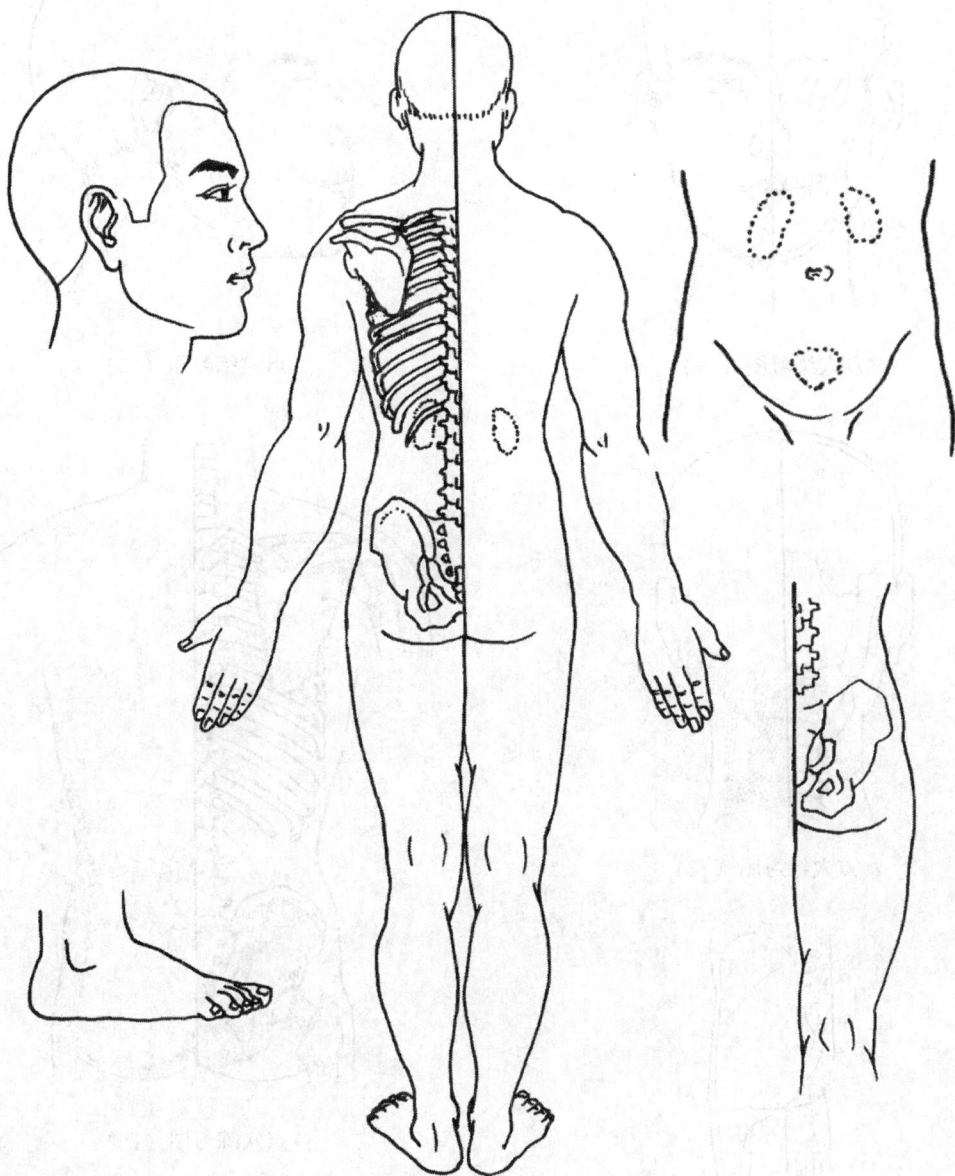

画经练习图

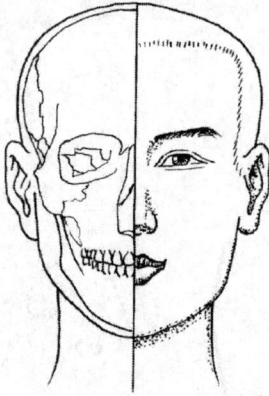

点穴练习图（一）

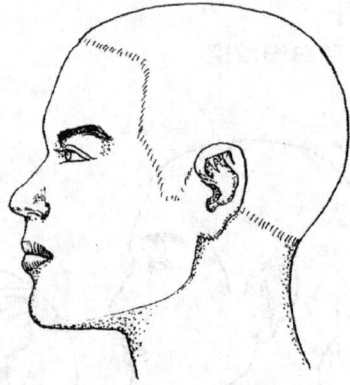

点穴练习图（二）

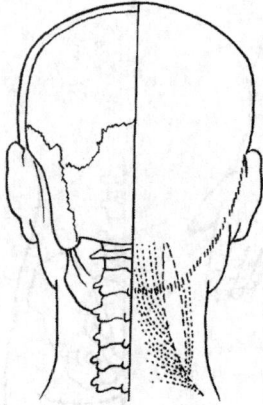

点穴练习图（三）

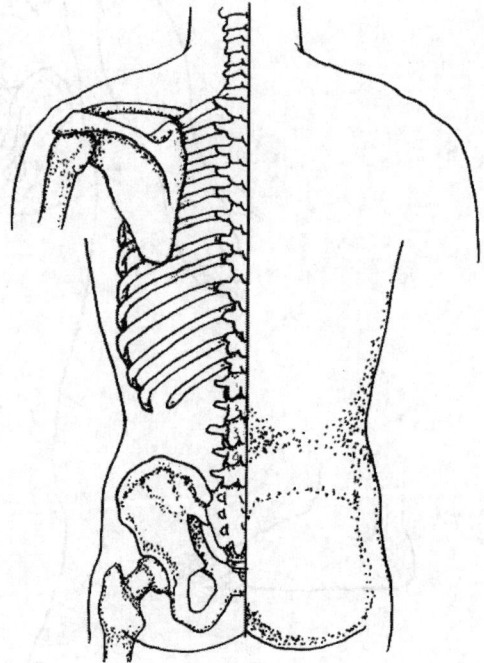

点穴练习图（四）

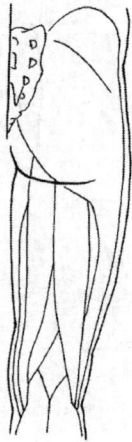

点穴练习图（五）

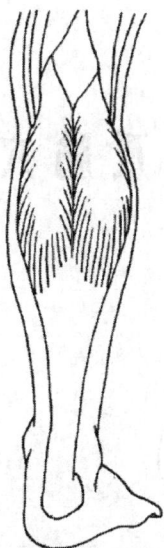

点穴练习图（六）

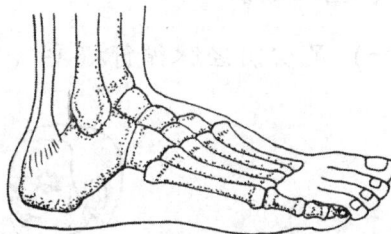

点穴练习图（七）

二、技术操作考核题签及评分标准（100 分）

经络实训考核：40 分

经脉名称	经脉原文背诵（15 分）	画出循行路线（20 分）	经脉所联系的脏腑、器官（5 分）
足太阳膀胱经			
总　分		考核人	

腧穴实训考核：60 分

穴位名称	定位（1 分）	归经（0.5 分）	特定穴类属（0.5 分）	取穴操作（3 分）		主治特点（1 分）
				正确度 1.5 分	熟练度 1.5 分	
晴明						
肺俞						
心俞						
膈俞						
肝俞						
胆俞						
委中						
承山						
昆仑						
至阴						
总　分			考核人			

第十章

足少阴肾经及腧穴

一、基本知识

（一）足少阴经脉循行概要（图 10 - 1）

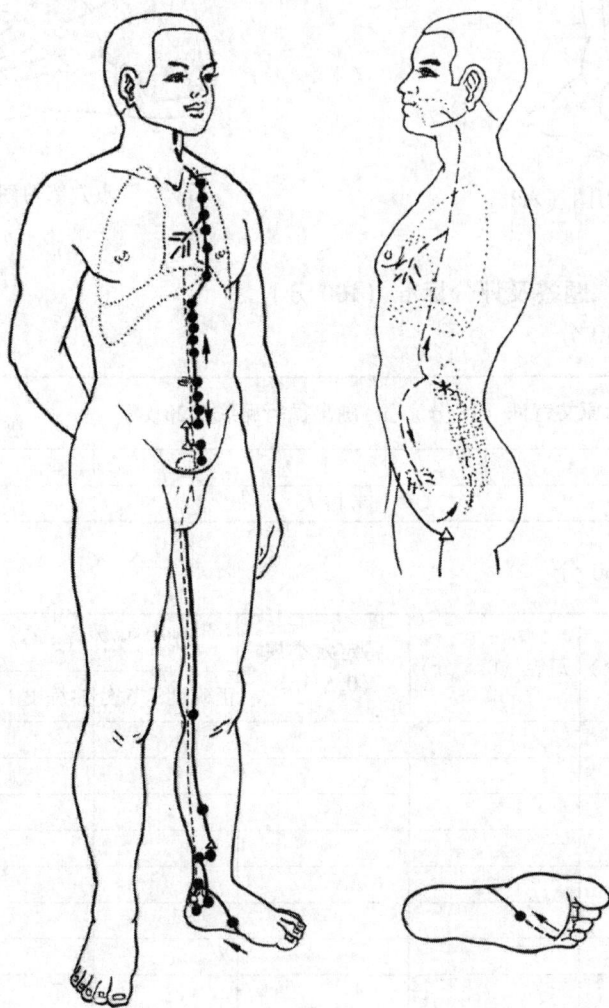

图 10 - 1 　足少阴经脉循行示意图

◇ 足少阴经脉由 2 条主脉和 1 条支脉构成。

◇ 主脉：起于小趾之下→足心→舟骨粗隆之下→内踝之后→脚跟→小腿内侧→腘窝内侧→大腿内侧后缘→贯脊→肾→膀胱。

◇ 主脉：从肾→肝→膈→肺中→喉咙→舌根旁。

◇ 支脉：从肺别出→心→胸中→接手厥阴心包经。

◆ 体表循行线：起于足心（涌泉）→舟骨粗隆之下→内踝后→足跟→下肢内侧后缘→腹部前正中线旁开 0.5 寸→胸部前正中线旁开 2 寸→止于锁骨下缘（俞府）。

◆ 联系的脏腑组织器官：肾、膀胱、肝、肺、心；喉咙、舌根。

（二）足少阴络脉、经别、经筋循行概要

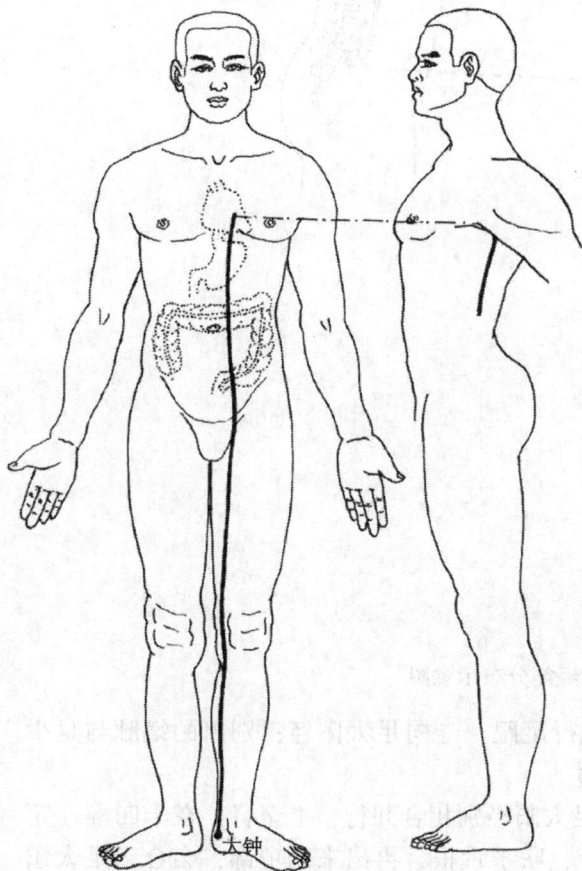

图 10-2 足少阴络脉循行示意图　　　　图 10-3 足少阴经别循行示意图

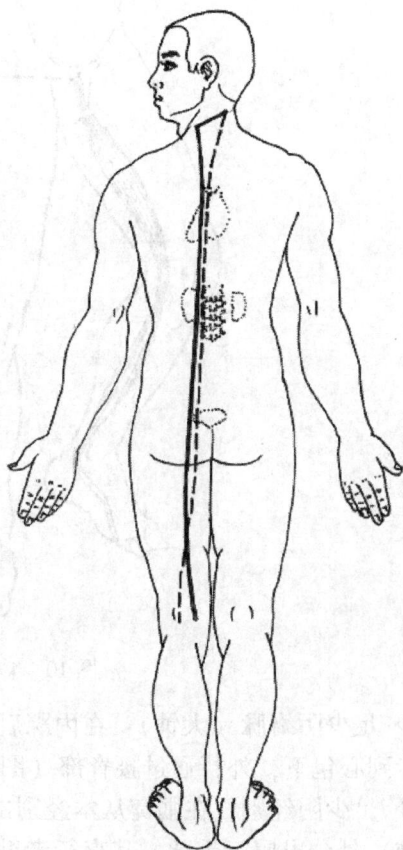

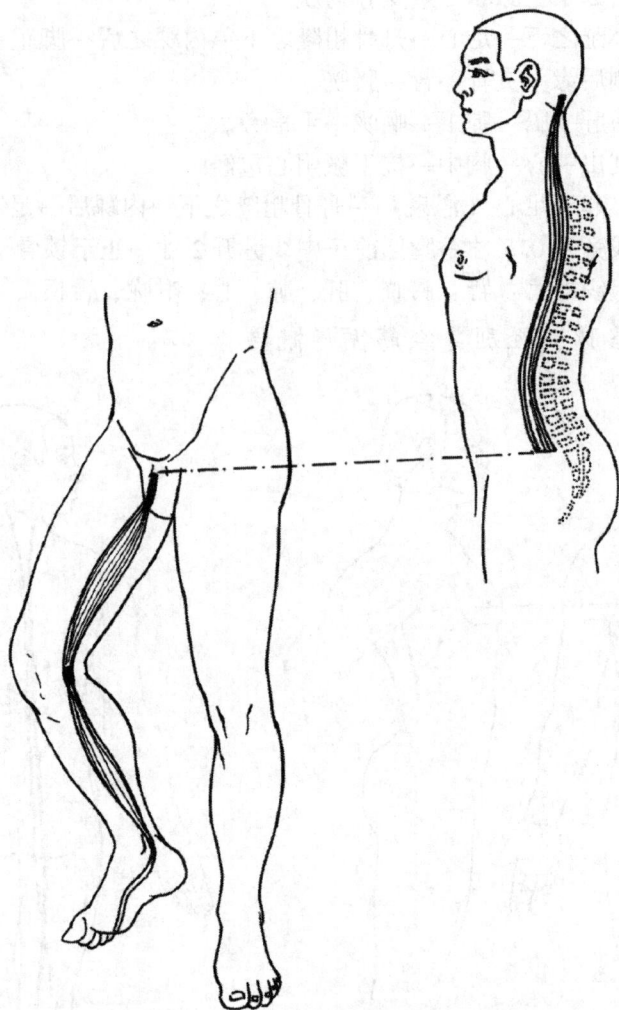

图 10 - 4　足少阴经筋分布示意图

◇　足少阴络脉（大钟）：在内踝后别出绕行足跟，走向足太阳经；别出的络脉与足少阴经走到心包下，外行通过腰脊部（图 10 - 2）。

◇　足少阴经别：在腘窝从本经别出，与足太阳经别相合并行，上至肾，在十四椎（第二腰椎）处分出属于带脉；其直行者继续上行，联系舌根，再出来到项部，会合于足太阳经（图 10 - 3）。

◇　足少阴经筋：起于足小趾下，入足心，并足太阴经筋斜走内踝下方，结于足跟；与足太阳经筋会合，向上结于胫骨内髁下；并足太阴经筋一起向上行，沿大腿内侧，结于阴部，沿脊旁肌肉夹脊上行，至项后，结于枕骨，与足太阳经筋会合（图 10 - 4）。

（三）腧穴概要

代码	穴名	拼音	特定穴类属	经穴主治共性	各穴主治特点
KI 1	涌泉※	Yǒngquán	井穴	月经不调、带下、痛经、阴挺、遗精等妇科病及男性病；小便不利或小便频数；腹痛，腹胀，便秘，泄泻；下肢内侧疼痛	头顶痛，昏厥，小儿惊风，足心热
KI 2	然谷※	Rángǔ	荥穴		
KI 3	太溪※	Tàixī	输穴，原穴		肾虚之证
KI 4	大钟※	Dàzhōng	络穴		足跟痛
KI 5	水泉	Shuǐquán	郄穴		
KI 6	照海※	Zhàohǎi	八脉交会穴，通阴跷脉		咽喉干痛，痫证，失眠
KI 7	复溜※	Fùliū	经穴		水肿，腹胀，盗汗，热病无汗或汗出不止
KI 8	交信	Jiāoxìn	阴跷脉之郄穴		
KI 9	筑宾	Zhùbīn	阴维脉之郄穴		
KI 10	阴谷※	Yīngǔ	合穴		膝股痛
KI 11	横骨	Hénggǔ	交会穴		
KI 12	大赫	Dàhè	交会穴		月经不调，疝气
KI 13	气穴	Qìxué	交会穴		
KI 14	四满	Sìmǎn	交会穴		
KI 15	中注	Zhōngzhù	交会穴		
KI 16	肓俞	Huāngshū	交会穴		腹痛，腹胀
KI 17	商曲	Shāngqū	交会穴		
KI 18	石关	Shíguān	交会穴		
KI 19	阴都	Yīndū	交会穴		
KI 20	腹通谷	Fùtōnggǔ	交会穴		
KI 21	幽门	Yōumén	交会穴		
KI 22	步廊	Bùláng			
KI 23	神封	Shénfēng			
KI 24	灵墟	Língxū			
KI 25	神藏	Shéncáng			
KI 26	彧中	Yùzhōng			
KI 27	俞府※	Shūfǔ			

（四）腧穴定位

足底部——涌泉——屈足蜷趾时足心最凹陷中

足内侧部
- 然谷——足舟骨粗隆下方，赤白肉际处
- 太溪——内踝尖与跟腱之间的凹陷中
- 大钟——内踝后下方，跟骨上缘，跟腱附着部前缘凹陷中
- 水泉——太溪直下1寸，跟骨结节内侧凹陷中
- 照海——内踝尖下1寸，内踝下缘凹陷中

小腿内侧部 { 复溜
交信 } 内踝尖上 2 寸 { 跟腱的前缘
胫骨内侧缘后际凹陷中 }
{ 筑宾——太溪直上 5 寸，比目鱼肌与跟腱之间 }

膝后区——阴谷——腘横纹上，半腱肌肌腱外侧缘

下腹部 { 横骨
大赫
气穴
四满
中注 } 前正中线旁开 0.5 寸，脐中下 { 5 寸
4 寸
3 寸
2 寸
1 寸 }

腹部——肓俞——脐中旁开 0.5 寸

上腹部 { 商曲
石关
阴都
腹通谷
幽门 } 前正中线旁开 0.5 寸，脐中上 { 2 寸
3 寸
4 寸
5 寸
6 寸 }

胸部 { 步廊
神封
灵墟
神藏
彧中
俞府 } 前正中线旁开 2 寸 { 第五肋间隙
第四肋间隙
第三肋间隙
第二肋间隙
第一肋间隙
锁骨下缘 }

二、基本技能

（一）常用体表解剖标志和骨度分寸

1. 体表解剖标志

（1）足部　足心凹陷、舟骨粗隆等。

（2）内踝部　内踝尖。

（3）小腿部　跟腱、胫骨内侧面后缘等。

（4）腘窝部　半腱肌肌腱、腘横纹等。

（5）腹部　脐、前正中线。

（6）胸部　前正中线、锁骨、肋间隙等。

【注释】

［1］足心凹陷：在足底 2、3 趾缝纹端与足跟连线的前 1/3 与后 2/3 交点处。

［2］舟骨粗隆：内踝前下方的骨性突起处。

［3］半腱肌腱、半膜肌腱：附于胫骨上端的内侧，在腘窝部内侧可触及两肌腱，作为腘窝的内上界。其中较表浅的是半腱肌肌腱，相对较深的是半膜肌腱。

[4] 腘横纹：在腘窝呈横行的皱纹。

2. 体表骨度分寸（图2-1）

胫骨内侧髁下方至内踝尖为13寸；脐中至耻骨联合上缘为5寸；胸剑联合中点至脐中为8寸；两乳头之间为8寸。

（二）腧穴定取实训方法

1. 常规取穴方法

实训对象取仰卧位，在足底部，约当2、3趾缝纹端与足跟连线的前1/3与后2/3交点足底凹陷处取**涌泉**（图10-5）。

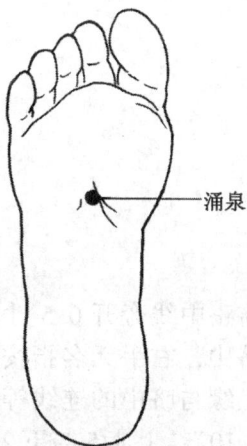

图10-5 足少阴肾经穴（一）

实训对象取仰卧位，在足内踝前下方可触及舟骨粗隆的隆起，其下方赤白肉际处取**然谷**（图10-6）；内踝高点与跟腱之间的凹陷处取**太溪**（图10-7）；太溪下0.5寸稍许，当跟腱附着部内侧前缘处取**大钟**（图10-7）；太溪直下1寸，跟骨结节的内侧凹陷处取**水泉**（图10-7）；直对内踝高点内踝下缘凹陷处取**照海**（图10-7）。

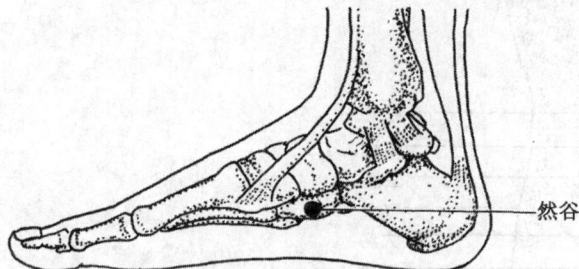

图10-6 足少阴肾经穴（二）

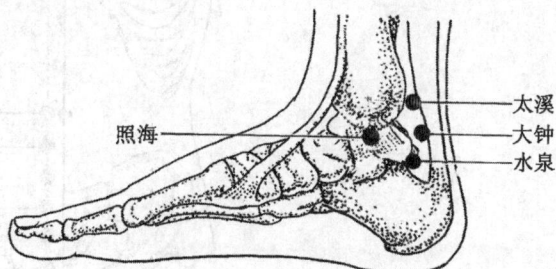

图10-7 足少阴肾经穴（三）

太溪上2寸，跟腱前缘取**复溜**（图10-8）；复溜前0.5寸，胫骨内侧面后缘取**交信**（图10-8）；胫骨内侧髁至内踝尖连线的下1/3与上2/3交点稍向上（0.7寸），腓肠肌肌腹的内下方取**筑宾**（太溪直上 5 寸）（图 10 - 8）。

　　实训对象屈膝，在腘横纹内侧端，可触摸到半腱肌腱与半膜肌腱，两肌腱之间取**阴谷**（图 10 - 9）。

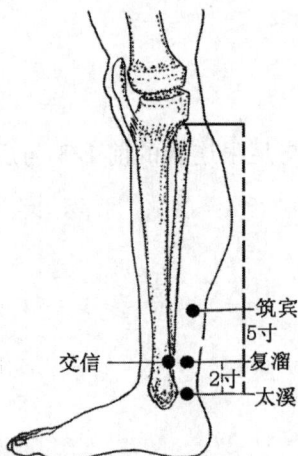

图 10 - 8　足少阴肾经穴（四）

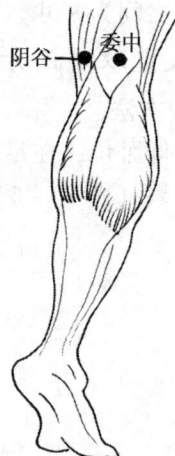

图 10 - 9　足少阴肾经穴（五）

　　实训对象取仰卧位，实训者在前正中线旁开 0.5 寸的垂线上，平耻骨联合上缘处取**横骨**（图 10 - 10）；左手无名指按于脐中，右手无名指按于耻骨联合上缘，两手的食指、中指、无名指自然分开，将耻骨联合上缘与脐中的连线等分为 5 等份，每一等份是 1 寸，上 4/5 与下 1/5 交点处取**大赫**（图 10 - 10）；上 3/5 与下 2/5 交点处取**气穴**（图 10 - 10）；上 2/5 与下 3/5 交点处取**四满**（图 10 - 10）；上 1/5 与下 4/5 交点处取**中注**（图 10 - 10）；脐中旁开 0.5 寸取**肓俞**（图 10 - 10）。

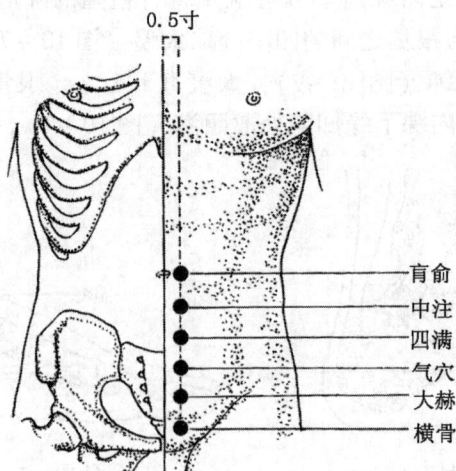

图 10 - 10　足少阴肾经穴（六）

　　实训对象取仰卧位，实训者在前正中线旁开 0.5 寸的垂线上，一手按于胸剑联合水平线，一手按于脐中水平线，将其连线分为 8 等份，每一等份是 1 寸。连线的上 3/4 与下 1/4

交点处取**商曲**（图 10 – 11）；胸剑联合至脐中连线的中点下 1 寸处取**石关**（图 10 – 11）；连线的中点取**阴都**（图 10 – 11）；连线的中点上 1 寸处取**腹通谷**（图 10 – 11）；连线的上 1/4 与下 3/4 交点处取**幽门**（图 10 – 11）。

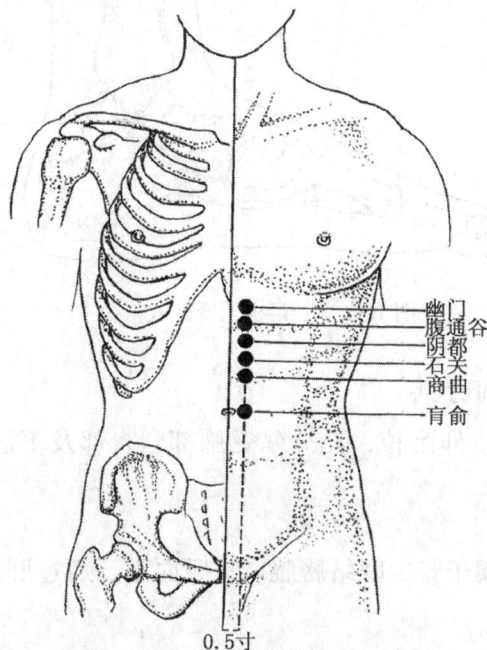

图 10 – 11　足少阴肾经穴（七）

实训对象取仰卧位，在胸部前正中线与乳头连线中点的垂线上，于第五肋间隙处取**步廊**（图10 – 12）；第四肋间隙处取**神封**（图 10 – 12）；第三肋间隙处取**灵墟**（图 10 – 12）；第二肋间隙处取**神藏**（图 10 – 12）；第一肋间隙处取**彧中**（图 10 – 12）；锁骨下缘处取**俞府**（图 10 – 12）。

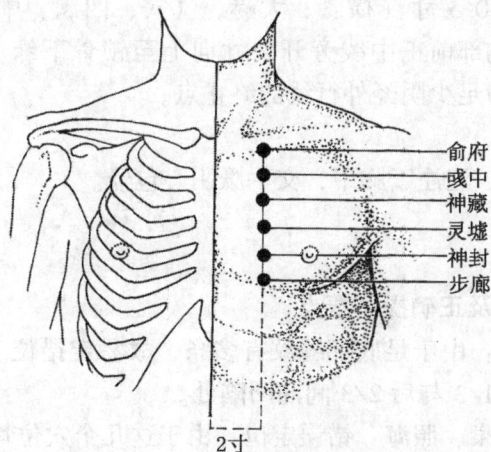

图 10 – 12　足少阴肾经穴（八）

2. 特殊取穴方法

照海　由内踝高点向下推至内踝下缘凹陷处（图10－13）。

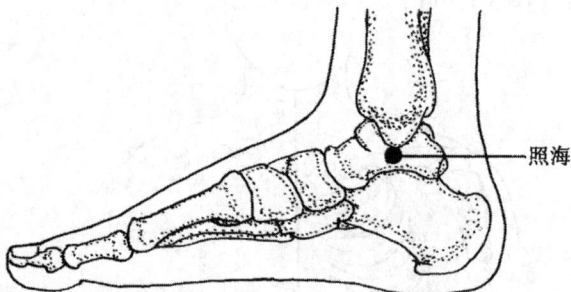

图10－13　足少阴肾经穴（九）

（三）经络画线实训方法

实训对象体位和姿势：仰卧位，充分暴露胸部、腹部及下肢，下肢微屈曲外旋（图10－1）。

1. 内行线

由长强沿脊上行，连属于肾，联络膀胱。从肾向上，通过肝、膈肌，进入肺中，沿着喉咙，夹舌根两旁。

2. 外行线

（1）在实训对象的足底定出2、3趾缝纹端与足跟连线的前1/3与后2/3交点（涌泉），此处为足少阴经外行线的起始点。

（2）实训对象下肢微屈并外展外旋，从足底涌泉穴向足内侧移行至舟骨粗隆下（然谷），经内踝之后（太溪），向下进入脚跟中（大钟、水泉），再经内踝下缘（照海）向上至小腿内侧后缘（复溜、交信、筑宾），经腘窝内侧（阴谷），沿大腿内侧后缘向上至腹部，沿腹部前正中线旁开0.5寸（横骨、大赫、气穴、四满、中注、肓俞、商曲、石关、阴部、腹通谷、幽门）、胸部前正中线旁开2寸向上至锁骨下缘（步廊、神封、灵墟、神藏、彧中、俞府），此处为足少阴经外行线的终止点。

3. 支脉

从肺别出，联络于心，流注于胸中，交手厥阴心包经。

三、特殊提示

1. 错误取穴方法提示及正确操作要点

（1）涌泉　错误定位：由于足底部缝纹有多条，故易定错位。正确定位：在足底2、3趾缝纹端与足跟连线的前1/3与后2/3间的凹陷处。

（2）太溪、大钟、水泉、照海　错误定位：由于这几个穴位均在内踝后，故较易混淆。正确定位：太溪在内踝后方，当内踝尖与跟腱之间的凹陷处。大钟在太溪穴下0.5寸稍许，当跟腱附着部内缘处。水泉在内踝后下方,当太溪穴直下1寸,跟骨结节的内侧凹陷处。照海在内踝高点直下,内踝下缘凹陷处。

2. 针刺安全操作提示

(1)步廊、神封、灵墟、神藏、彧中、俞府 不可直刺、深刺,以免伤及心、肺。正确操作方法:斜刺或平刺0.5~0.8寸。

(2)横骨、大赫、气穴、四满、中注 孕妇慎用。

【附】

一、空白图填空

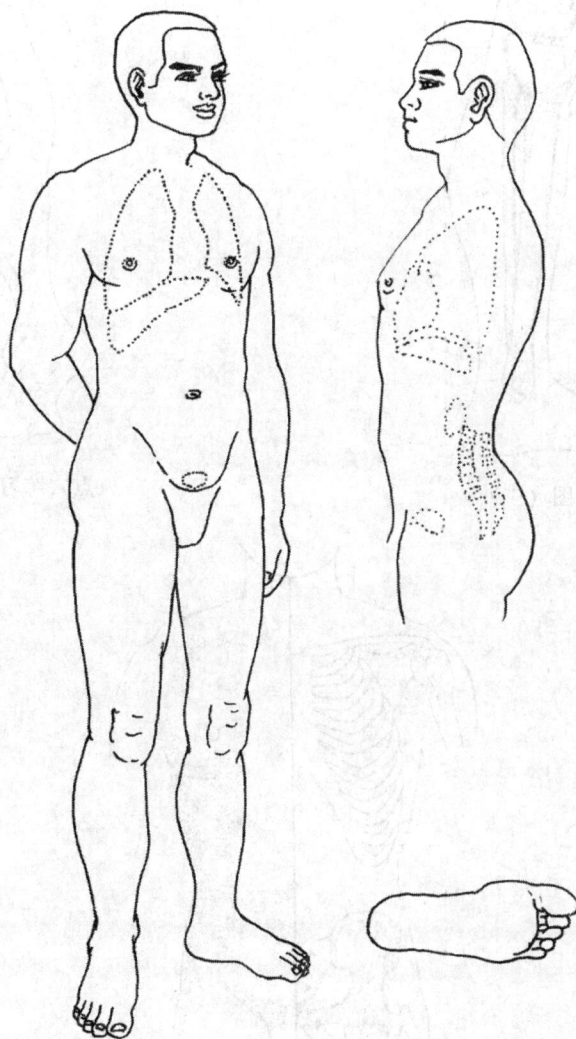

画经练习图

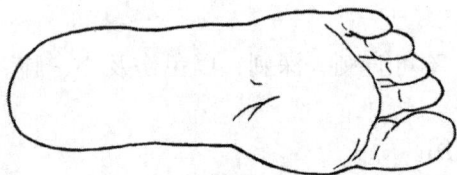

点穴练习图（一）

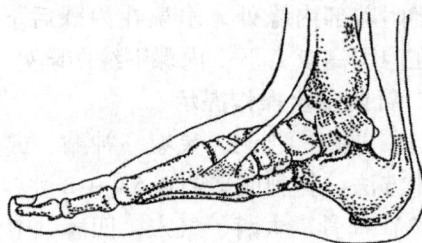

点穴练习图（二）

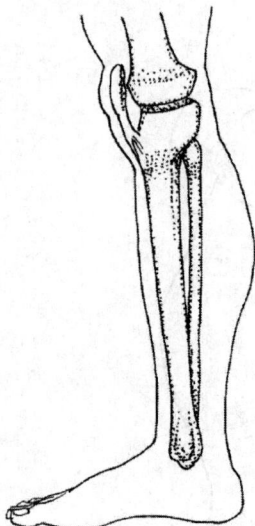

点穴练习图（三）

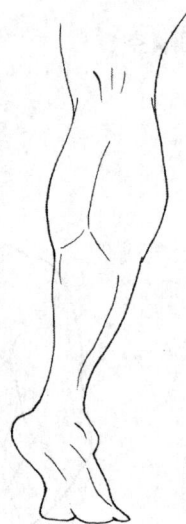

点穴练习图（四）

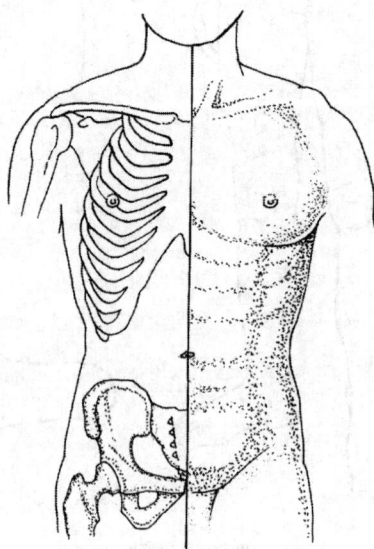

点穴练习图（五）

二、技术操作考核题签及评分标准（100分）

经络实训考核：40分

经脉名称	经脉原文背诵（15分）	画出循行路线（20分）	经脉所联系的脏腑、器官（5分）
足少阴肾经			
总　分		考核人	

腧穴实训考核：60分

穴位名称	定位（2分）	归经（1分）	特定穴类属（1分）	取穴操作（6分）		主治特点（2分）
				正确度3分	熟练度3分	
涌泉						
然谷						
太溪						
照海						
复溜						
总　分			考核人			

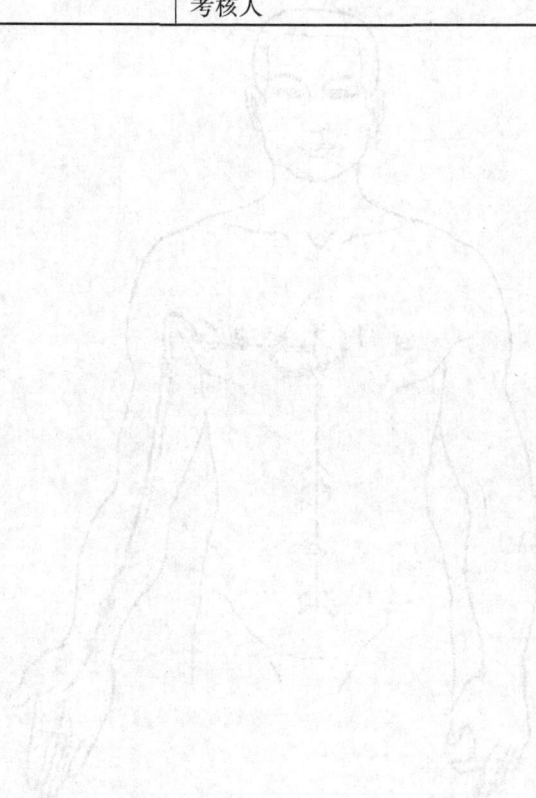

第十一章

手厥阴心包经及腧穴

一、基本知识

(一) 手厥阴经脉循行概要（图 11 - 1）

◇ 手厥阴经脉由 1 条主脉和 2 条支脉构成。

◇ 主脉：起于胸中→心包→膈→三焦。

◇ 支脉 1：从胸别出→胁部→腋下→上肢内侧中间→掌中→沿中指出于末端。

◇ 支脉 2：从掌中别出→沿无名指尺侧出于末端→接手少阳三焦经。

◆ 体表循行线：起于乳旁→上肢内侧中间，行于两筋之间→掌中→止于中指尖端。

◆ 联系的脏腑组织器官：心包、三焦。

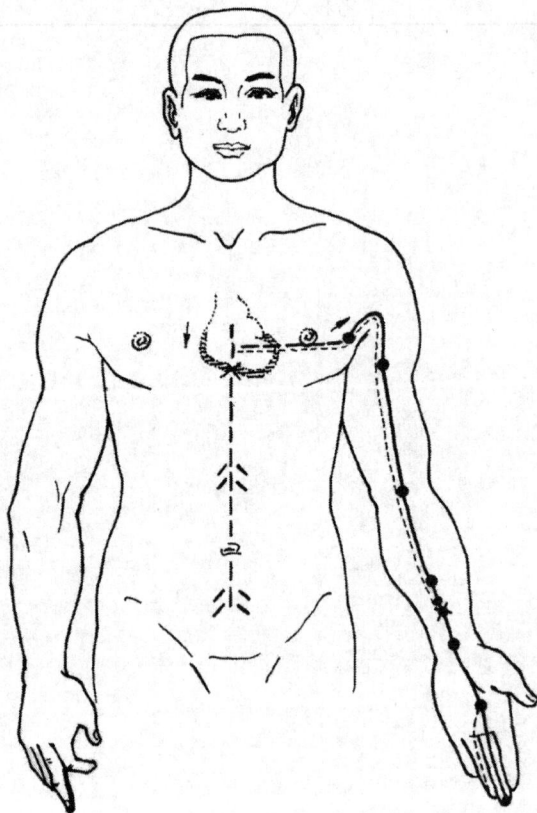

图 11 - 1 手厥阴经脉循行示意图

（二）手厥阴络脉、经别、经筋循行概要

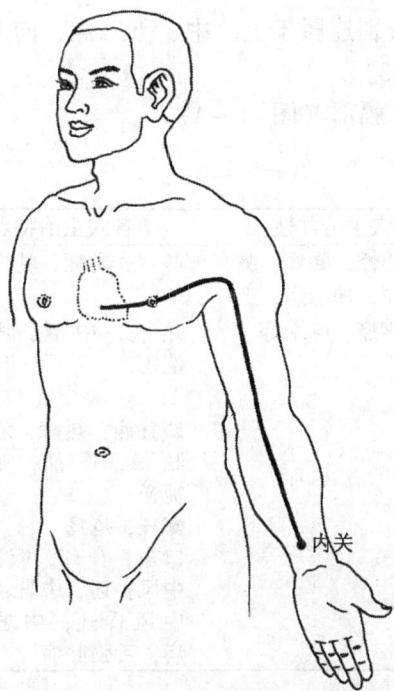

图 11-2 手厥阴络脉循行示意图

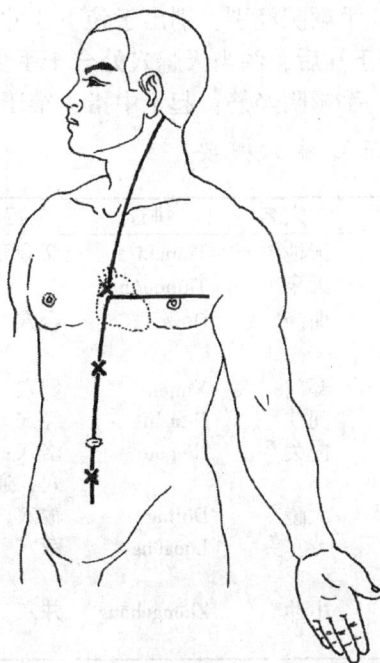

图 11-3 手厥阴经别循行示意图

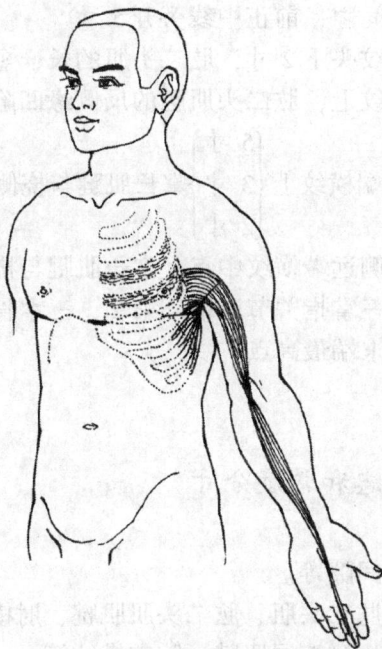

图 11-4 手厥阴经筋分布示意图

◇ 手厥阴络脉（内关）：起于腕关节上方2寸处，出于两筋间，走向手少阳经脉，分支沿经脉向上联系心包，散布于心系（图11-2）。

◇ 手厥阴经别：别出于腋下3寸，进入胸腹后分别连属于上、中、下三焦，向上经喉咙，出于耳后，约当天牖穴处合于手少阳经（图11-3）。

◇ 手厥阴经筋：起于中指，结于肘内侧、腋下、膈部（图11-4）。

（三）腧穴概要

代码	穴名	拼音	特定穴类属	经穴主治共性	各穴主治特点
PC 1	天池※	Tiānchí	交会穴	心痛，心悸，胸痛，胸闷，胃痛，神志病，上肢内侧疼痛、麻木等	咳喘，乳痈，乳少
PC 2	天泉	Tiānquán			
PC 3	曲泽※	Qūzé	合穴		热病，中暑，呕吐，泄泻
PC 4	郄门	Xìmén	郄穴		
PC 5	间使※	Jiānshǐ	经穴		癫狂痫，热病，疟疾
PC 6	内关※	Nèiguān	络穴；八脉交会穴，通阴维脉		眩晕，癫痫，呕吐，呃逆
PC 7	大陵※	Dàlíng	输穴，原穴		癫狂，疮疡
PC 8	劳宫※	Láogōng	荥穴		口疮，鼻衄，癫狂痫，中风昏迷，中暑
PC 9	中冲※	Zhōngchōng	井穴		中风昏迷，中暑，热病，舌强肿痛

（四）腧穴定位

胸部——天池——第四肋间隙，前正中线旁开5寸

臂前区——天泉——腋前纹头下2寸，肱二头肌的长、短头之间

肘前区——曲泽——肘横纹上，肱二头肌腱的尺侧缘凹陷中

前臂前区 {郄门 / 间使 / 内关} 腕掌侧远端横纹上 {5寸 / 3寸 / 2寸} 掌长肌腱与桡侧腕屈肌腱之间

腕前区——大陵——腕掌侧远端横纹中点，掌长肌腱与桡侧腕屈肌腱之间

掌区——劳宫——横平第三掌指关节近端，第二、三掌骨之间偏于第三掌骨

手指部——中冲——中指末端最高点

二、基本技能

（一）常用体表解剖标志和骨度分寸

1. 体表解剖标志

（1）胸部　乳头、第四肋间隙等。

（2）上臂部　腋前纹头、肱二头肌、肱二头肌肌腱、肘横纹等。

（3）前臂部　掌长肌腱、桡侧腕屈肌腱、腕掌横纹等。

（4）手部　第二、三掌骨，中指端等。

【注释】

[1] 掌长肌腱：起自肱骨内上髁，向下以长腱止于掌腱膜。

[2] 桡侧腕屈肌腱：起自肱骨内上髁，止于第二掌骨底前面。

2. 体表骨度分寸（图2-1）

腋前纹头至肘横纹为9寸；肘横纹至腕横纹为12寸。

（二）腧穴定取实训方法

1. 常规取穴方法

实训对象取仰靠坐位或仰卧位，于乳头外侧旁开1寸，第四肋间隙处取**天池**（图11-5）。

实训对象仰掌，肘部微弯曲。在腋前纹头与肘横纹之间做一连线，先取连线的上1/3与下2/3交点（即腋前纹头下3寸），在此交点与腋前纹头连线上2/3与下1/3的交点处（腋前纹头下2寸），肱二头肌长、短头之间取**天泉**（图11-6）；于肘横纹上，肱二头肌腱的尺侧缘取**曲泽**（图11-7）。

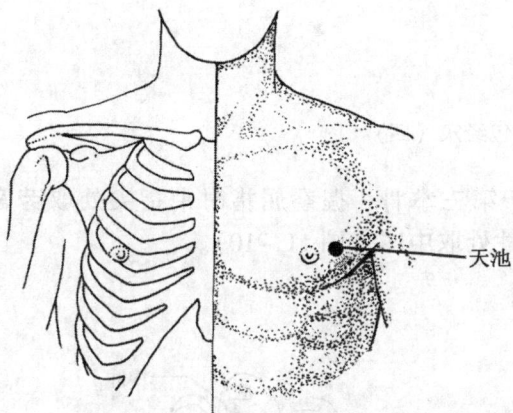

图11-5 手厥阴心包经穴（一）

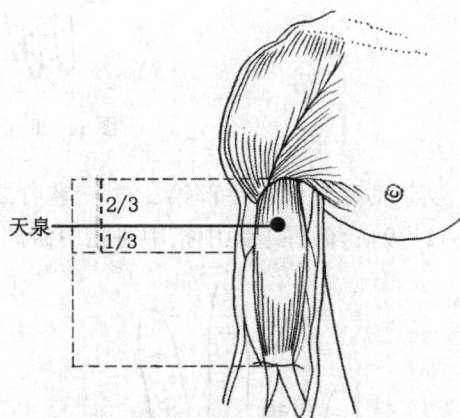

图11-6 手厥阴心包经穴（二）

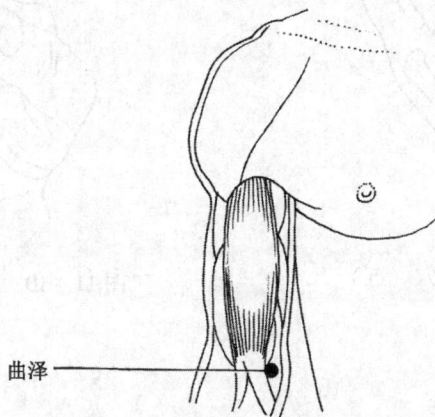

图11-7 手厥阴心包经穴（三）

前臂的 4 个穴均在掌长肌腱与桡侧腕屈肌腱之间。实训对象伸臂仰掌，于腕部腕掌横纹中点处取**大陵**（图 11 - 8）；将曲泽与大陵的连线等分，再将等分点与大陵连线分成 6 等份，于连线的上 1/6 与下 5/6 交点处（腕横纹上 5 寸）取**郄门**（图 11 - 8）；在等分点与大陵连线的中点处（腕横纹上 3 寸）取**间使**（图 11 - 8）；在间使与大陵连线的上 1/3 与下 2/3 交点处（腕横纹上 2 寸）取**内关**（图 11 - 8）。

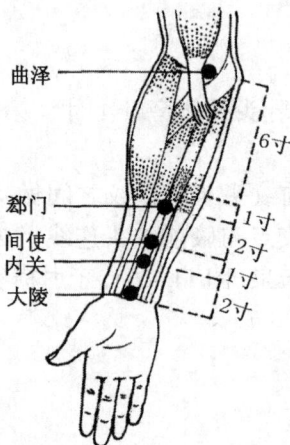

图 11 - 8　手厥阴心包经穴（四）

实训对象仰掌，手部第二、三掌骨之间偏于第三掌骨，握拳屈指时中指尖处取**劳宫**（图 11 - 9）；微握拳距中指中央指甲游离缘 0.1 寸处取**中冲**（图 11 - 10）。

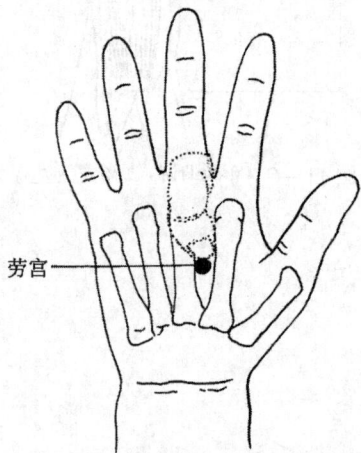

图 11 - 9　手厥阴心包经穴（五）

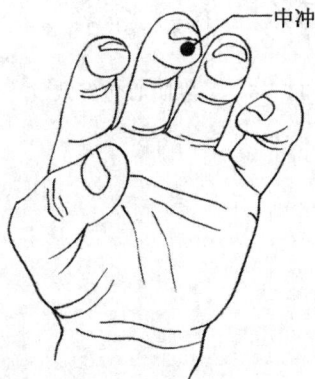

图 11 - 10　手厥阴心包经穴（六）

（二）经络画线实训方法

实训对象体位和姿势：取仰卧位或正坐位，充分暴露出胸部及上肢。

1. 内行线

从胸中开始，连属心包，通过膈肌，联络于上、中、下三焦。

2. 外行线

实训对象上肢前伸并仰掌，肘部微屈曲。

实训者先定出第四肋间乳头外 1 寸处（天池），此处为手厥阴经外行线的起始点，向上画至腋前纹头。从腋前纹头沿上臂内侧中间（天泉），画至肘中肱二头肌肌腱尺侧缘（曲泽），沿前臂的桡侧腕屈肌腱与掌长肌腱之间（郄门、间使、内关、大陵），下至第二、三掌骨之间（劳宫），沿中指桡侧出于中指尖端（中冲），此处为手厥阴经外行线的终止点。

3. 支脉

从掌中分出，沿无名指尺侧出于末端，与手少阳三焦经（关冲）衔接。

三、特别提示

1. 错误取穴方法提示及正确操作要点

（1）天池　错误取法：平行乳头，在乳头外侧旁开 1 寸取之。正确取法：在前正中线旁开 5 寸，当第四肋间隙处取之。由于肋间隙有生理曲度，因此穴应在乳头外上方。

（2）中冲　错误取法：易仿其他井穴在指甲角旁取之。正确取法：在中指末节尖端中央距指甲游离缘 0.1 寸处取之。

2. 针刺安全操作提示

（1）天池　不可向内深刺，以免误入胸腔，造成气胸。正确操作方法：向外斜刺或平刺 0.5 ~ 0.8 寸。

（2）间使、内关　桡侧有正中神经干，刺中可产生向手指尖的触电感。若造成正中神经损伤，可影响拇指外展、屈曲和对掌动作，指端温、痛、触觉消失，桡动脉搏动减弱。正确操作方法：直刺 0.5 ~ 1 寸，患者有触电感时即向浅部退针。

【附】

一、空白图填空

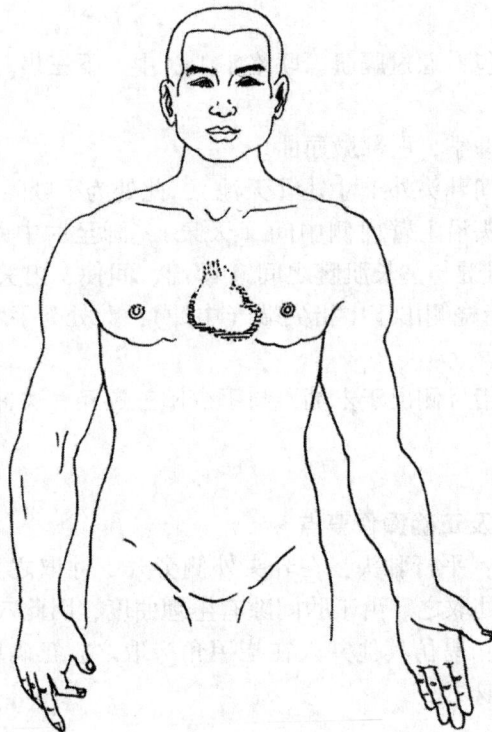

画经练习图

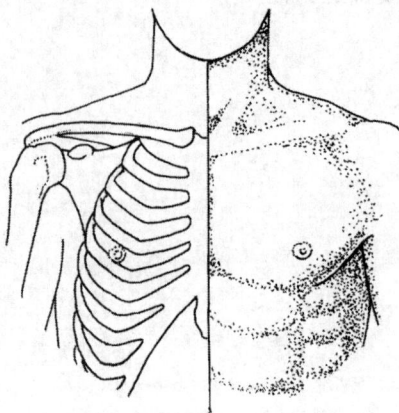

点穴练习图（一）

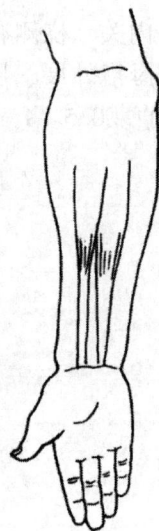

点穴练习图（二）

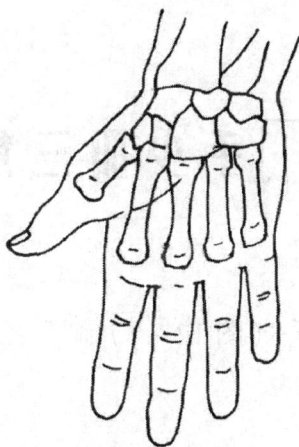

点穴练习图（三）

二、技术操作考核题签及评分标准（100 分）

经络实训考核：40 分

经脉名称	经脉原文背诵（15 分）	画出循行路线（20 分）	经脉所联系的脏腑、器官（5 分）
手厥阴心包经			
总　分		考核人	

腧穴实训考核：60 分

穴位名称	定位（2 分）	归经（1 分）	特定穴类属（1 分）	取穴操作（6 分）		主治特点（2 分）
				正确度 3 分	熟练度 3 分	
曲泽						
内关						
大陵						
劳宫						
中冲						
总　分			考核人			

第十二章

手少阳三焦经及腧穴

一、基本知识

（一）手少阳经脉循行概要（图 12 -1）

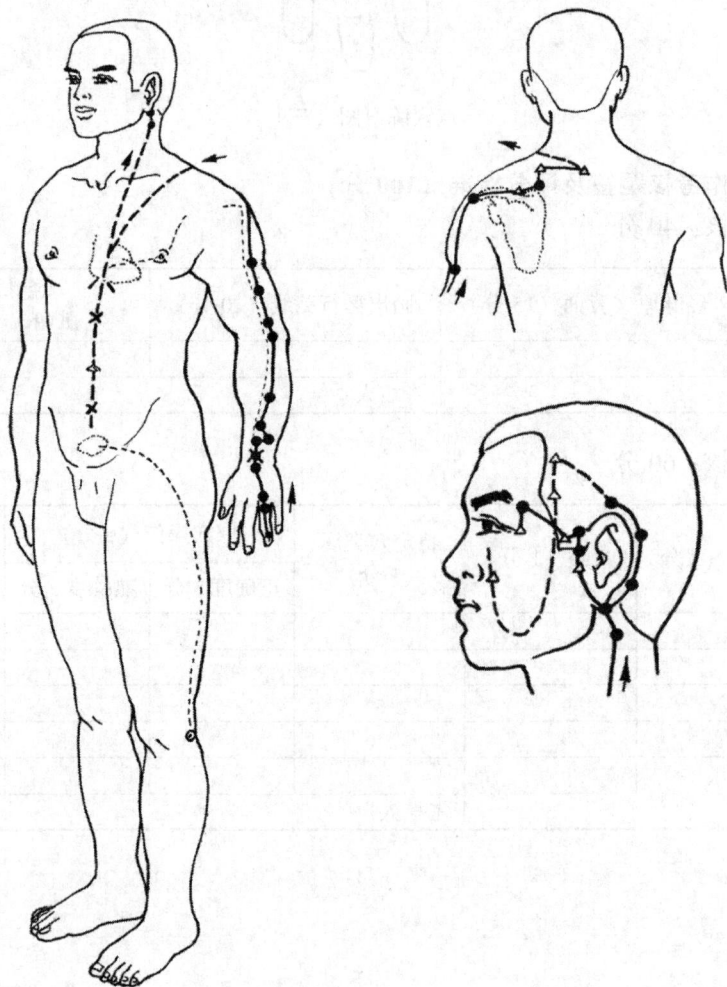

图 12 -1　手少阳经脉循行示意图

◇ 手少阳经脉由 1 条主脉和 2 条支脉构成。

◇ 主脉：起于无名指之端→上肢外侧中间→肩背部→缺盆→胸中→心包→三焦。

◇ 支脉 1：从胸中别出→出缺盆→上项→耳后→耳上→面颊→目眶下。

◇ 支脉 2：从耳后别出→耳中→耳前→面颊→目外侧→接足少阳胆经。

◆ 体表循行线：起于无名指尺侧末端→沿手背第四、五掌骨之间→行于前臂外侧（尺骨与桡骨）中间→过肘尖→经上臂外侧中间→上达肩部→上颈→从耳后上行至耳上角→耳前→止于眉梢。

◆ 联系的脏腑组织器官：三焦、心包；耳、目。

（二）手少阳络脉、经别、经筋循行概要

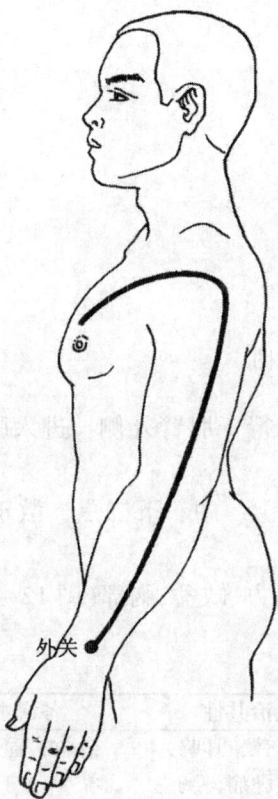

图 12-2 手少阳络脉循行示意图

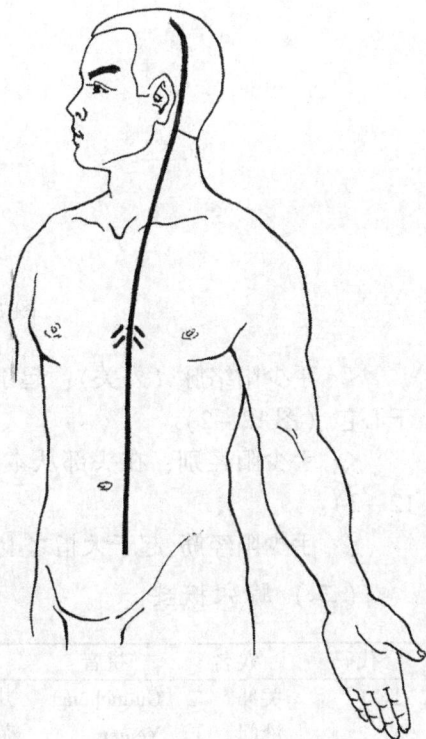

图 12-3 手少阳经别循行示意图

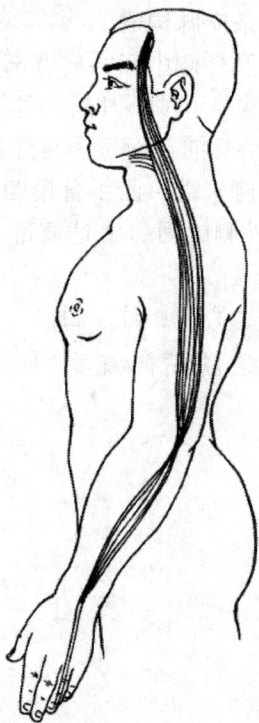

图 12 – 4 手少阳经筋分布示意图

◇ 手少阳络脉（外关）：起于腕关节后方二寸处，绕行于肘臂外侧，进入胸中，会合于心包（图 12 – 2）。

◇ 手少阳经别：在头部从本经别出，入体腔后走向上、中、下三焦，散于胸中（图 12 – 3）。

◇ 手少阳经筋：起于大指之上，结于鱼际、肘中、肩峰前方、缺盆、胸部（图 12 – 4）。

（三）腧穴概要

代码	穴名	拼音	特定穴类属	经穴主治共性	各穴主治特点
TE 1	关冲※	Guānchōng	井穴	偏头痛，耳聋，耳鸣，眼病，咽喉肿痛，胸胁痛，热病，上肢外侧疼痛、麻木等	急救，昏迷
TE 2	液门	Yèmén	荥穴		
TE 3	中渚※	Zhōngzhǔ	输穴		耳聋，耳鸣，手指屈伸不利
TE 4	阳池※	Yángchí	原穴		腕背关节疼痛
TE 5	外关※	Wàiguān	络穴；八脉交会穴，通阳维脉		外感发热，胸胁痛，上肢不遂
TE 6	支沟※	Zhīgōu	经穴		胸胁疼痛，便秘
TE 7	会宗	Huìzōng	郄穴		上肢痹痛
TE 8	三阳络	Sānyángluò			
TE 9	四渎	Sìdú			

续表

代码	穴名	拼音	特定穴类属	经穴主治共性	各穴主治特点
TE 10	天井※	Tiānjǐng	合穴		肘臂痛
TE 11	清泠渊	Qīnglíngyuān			
TE 12	消泺	Xiāoluò			
TE 13	臑会	Nàohuì			上肢痿痹
TE 14	肩髎※	Jiānliáo			肩臂挛痛，上肢不遂
TE 15	天髎	Tiānliáo			
TE 16	天牖	Tiānyǒu			
TE 17	翳风※	Yìfēng	交会穴		面瘫，面痛，耳鸣，耳聋
TE 18	瘈脉	Chìmài			
TE 19	颅息	Lúxī			
TE 20	角孙※	Jiǎosūn	交会穴		疟腮，偏头痛
TE 21	耳门※	Ěrmén			耳鸣，耳聋，聤耳
TE 22	耳和髎	Ěrhéliáo	交会穴		
TE 23	丝竹空※	Sīzhúkōng			头痛，眼病

（四）腧穴定位

手部 {
关冲——在手指，第四指末节尺侧，指甲根角侧上方0.1寸（指寸）
液门 在手背 { 第四、五指间，指蹼缘上方赤白肉际凹陷中
中渚 第四、五掌骨间，第四掌指关节近端凹陷中
}

腕后区——阳池——在腕背侧远端横纹中，指伸肌腱的尺侧缘凹陷中

前臂后区 {
外关
支沟
会宗 在腕背侧远端横纹上 {
三阳络
四渎
} {
2寸
3寸 } 尺骨与桡骨之间
3寸，尺骨桡侧缘
4寸
7寸 } 尺骨与桡骨之间
}

肘后区——天井——在肘尖直上1寸凹陷中

臂后区 {
清泠渊
消泺
臑会
} 肘尖与肩峰角的连线上 {
肘尖上2寸
肘尖上5寸
肩峰角下3寸，三角肌后下缘
}

肩背部 {
肩髎——在三角肌区，肩峰角与肱骨大结节两骨间凹陷中
天髎——在肩胛区，肩胛骨上角骨际凹陷中
}

颈部 {
天牖——横平下颌角，胸锁乳突肌后缘凹陷中
翳风——耳垂后方，乳突下端前方凹陷中
}

头部 {
瘈脉
颅息
} 在角孙与翳风沿耳轮弧形连线的 {
上2/3与下1/3交点处
上1/3与下2/3交点处
}
角孙——折耳郭向前，耳尖正对入发际处

耳区——耳门——耳屏上切迹与下颌骨髁状突之间凹陷处

头部——耳和髎——鬓发后缘，耳郭根的前方，颞浅动脉的后缘

面部——丝竹空——眉梢凹陷处

二、基本技能

（一）常用体表解剖标志和骨度分寸

1. 体表解剖标志

（1）手部　指甲根角，第四、五掌指关节等。

（2）腕部　腕背横纹、指伸肌腱等。

（3）前臂部　腕背侧远端横纹、桡骨、尺骨等。

（4）上臂部　尺骨鹰嘴、肱骨内上髁、肱骨外上髁、三角肌等。

（5）肩部　肩峰、肱骨大结节、肩胛骨等。

（6）颈侧部　乳突、胸锁乳突肌、下颌角、下颌骨髁状突等。

（7）耳部　耳郭、耳根、耳尖、耳屏上切迹等。

（8）头侧部　鬓角发际、颞浅动脉、眉梢等。

【注释】

[1] 腕背横纹：腕背屈，在腕背侧出现 2～3 条横行的皮肤皱纹，分别称为近侧横纹、中间横纹和远侧横纹。取穴时应以在腕关节上的腕背横纹为准。

[2] 指伸肌腱：自尺骨近侧端横纹前面及骨间膜上部，肌腱向下移行为 4 个肌腱。

[3] 桡骨：在前臂外侧部，分为一体两端，上端细小，下端粗大，上端有稍膨大的桡骨头。

[4] 肱骨：在臂部，分为一体和两端，上端为半球形的肱骨头，中部外侧面有一粗糙呈 "V" 形的三角肌，下端当屈肘时可突出一高点为尺骨鹰嘴，外上侧和内上侧各有一个突起分别为肱骨外上髁和肱骨内上髁。

[5] 肩峰：肩关节部的最高点处。在肩胛冈的外侧端，向前外展时，在高耸的关节盂上方。

[6] 肱骨大结节：垂臂时肩关节屈角外下方所扪得之高骨。

[7] 耳屏上切迹：耳屏与耳轮之间的凹陷处。

2. 体表骨度分寸（图 2 - 1）

腋前、后纹头至肘横纹（平肘尖）为 9 寸；肘横纹（肘尖）至腕背横纹为 12 寸。

（二）腧穴定取实训方法

1. 常规取穴方法

实训对象正坐，俯掌，在无名指尺侧指甲根角侧上方（沿角平分线方向）0.1 寸处取**关冲**（图 12 - 5）。

掌心向下，手指张开，在第四、五指间，指蹼缘后方的赤白肉际处取**液门**（图12 - 6）；微握拳，在手背部的第四、五掌指关节之间的后方凹陷处取**中渚**，伸指时在液门后 1 寸处也可取之（图 12 - 6）。

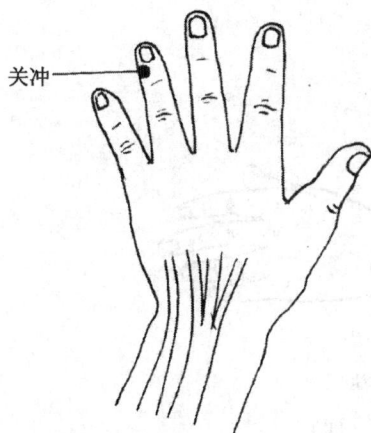

图 12-5 手少阳三焦经穴 (一)

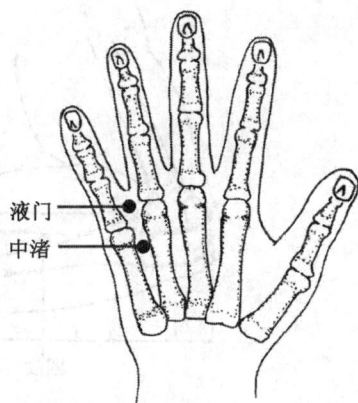

图 12-6 手少阳三焦经穴 (二)

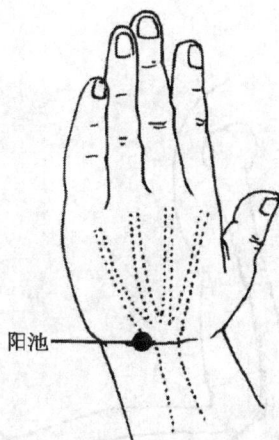

图 12-7 手少阳三焦经穴 (三)

实训对象掌心向下,手腕背伸,在腕背横纹中部,指伸肌腱的尺侧缘凹陷处取**阳池**(图 12-7)。

实训对象屈肘,掌心向胸,使前臂部的外侧面形成一平面,将阳池与肘尖(尺骨鹰嘴)的连线分为 12 等份,每 1 份为 1 寸。先在此连线上取中点,再将该中点到腕背横纹之间分为 3 等份,每 1 份为 2 寸。于远端 1/3 与近端 2/3 的尺骨与桡骨之间取**外关**(腕背横纹上 2 寸)(图 12-8);取阳池与肘尖连线的中点,从该点到腕背横纹连线中点的尺骨与桡骨之间取**支沟**(腕背横纹上 3 寸)(图 12-8);在支沟的尺侧、尺骨的桡侧缘取**会宗**(图 12-8);在阳池与肘尖连线上,于近端 2/3 与远端 1/3 的交点处取**三阳络**(腕背横纹上 4 寸)(图 12-8);阳池与肘尖连线的中点向上 1 寸处取**四渎**(腕背横纹上 7 寸)(图 12-8)。

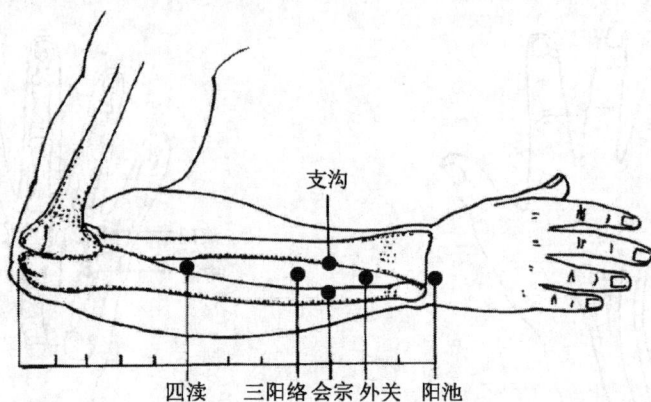

图 12 - 8   手少阳三焦经穴（四）

实训对象肘部微弯曲，于肘尖（尺骨鹰嘴）后方直上 1 寸的凹陷处取**天井**（图 12 - 9），若伸臂，此凹陷则消失。

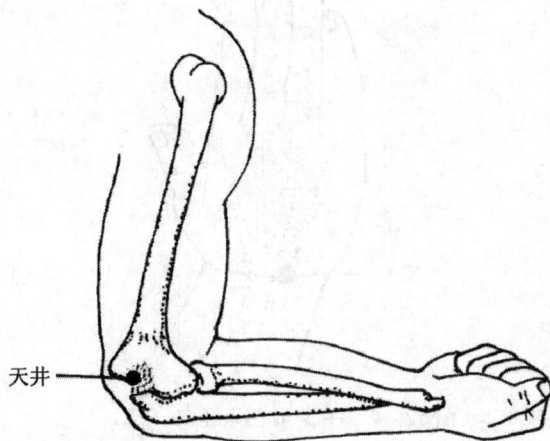

图 12 - 9   手少阳三焦经穴（五）

实训对象上臂外展，先找到肩峰，于肩峰后下方的凹陷中（或肩髎穴后约 1 寸，手阳明经）取**肩髎**（图 12 - 10）；将天井和肩髎两穴做一连线，在天井上 1 寸处取**清泠渊**（图 12 - 10）；肩髎穴下 3 寸，三角肌的后下缘取**臑会**（图 12 - 10）；清泠渊与臑会连线的中点处取**消泺**（图 12 - 10）。

实训对象正坐垂肩，在肩胛部，先取肩峰与大椎（督脉经，第七颈椎棘突下凹陷处）连线中点的肩井穴（足少阳经）；后取于腋后纹头直上、肩胛冈下缘凹陷中的臑俞，再于臑俞与第二胸椎棘突连线中点处取曲垣穴（手太阳经）；然后在肩井与曲垣之间，肩胛骨内上角处取**天髎**（图 12 - 11）。

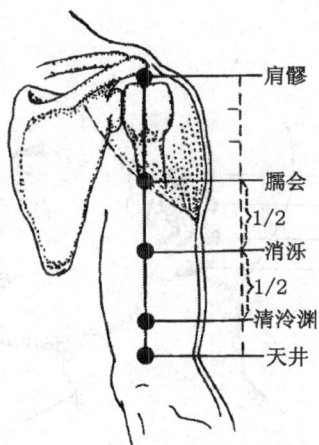

图 12 - 10　手少阳三焦经穴（六）

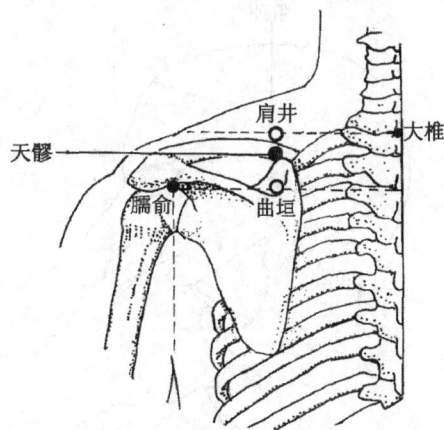

图 12 - 11　手少阳三焦经穴（七）

实训对象正坐，头微侧转，显示同侧胸锁乳突肌，平下颌角（天容穴，手太阳经）后方，胸锁乳突肌后缘取**天牖**（图 12 - 12）；耳垂的后方，当乳突和下颌角之间凹陷处取**翳风**（图 12 - 13）。

将耳郭向前折合，以定耳尖，耳尖直上入发际处取**角孙**（图 12 - 14）；然后由翳风至角孙沿耳轮做一条弧形连线，并将弧形连线的长度分为 3 等份，在此弧形连线的上 2/3 与下 1/3 的交界处取**瘈脉**（图 12 - 15），上 1/3 与下 2/3 的交界处取**颅息**（图 12 - 15）。

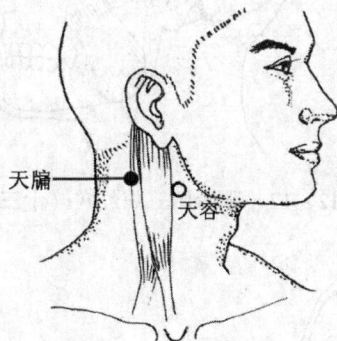

图 12 - 12　手少阳三焦经穴（八）

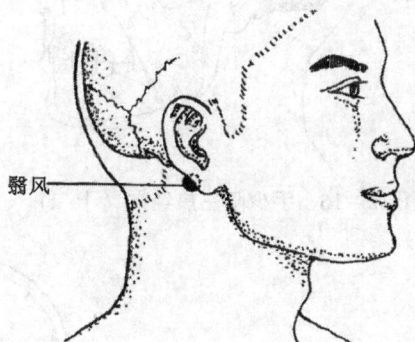

图 12 - 13　手少阳三焦经穴（九）

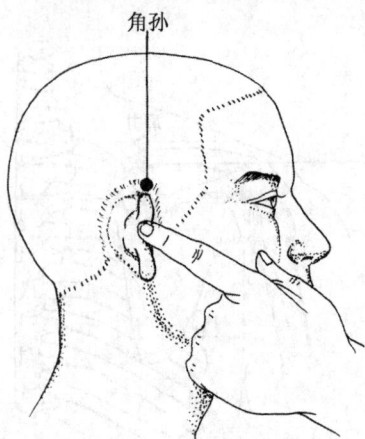

图 12-14　手少阳三焦经穴（十）

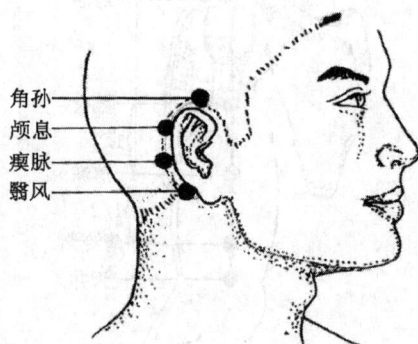

图 12-15　手少阳三焦经穴（十一）

　　实训对象侧坐，在听宫（手太阳经）直上，耳屏上切迹的前方，下颌骨髁状突后缘凹陷处取**耳门**，张口时此处凹陷明显（图 12-16）；在耳郭根上缘的水平线与鬓发后缘相交处，颞浅动脉的后缘取**耳和髎**（图 12-17）；眉梢外侧的凹陷处取**丝竹空**（图 12-18）。

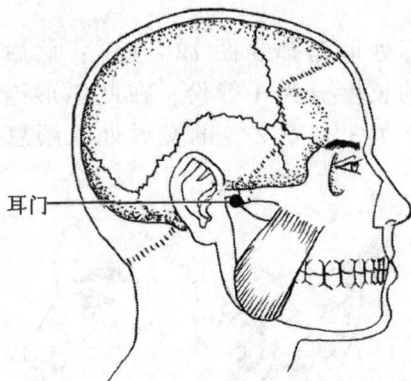

图 12-16　手少阳三焦经穴（十二）

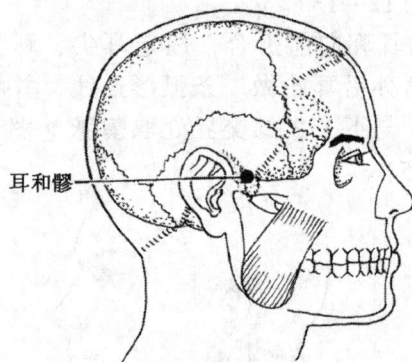

图 12-17　手少阳三焦经穴（十三）

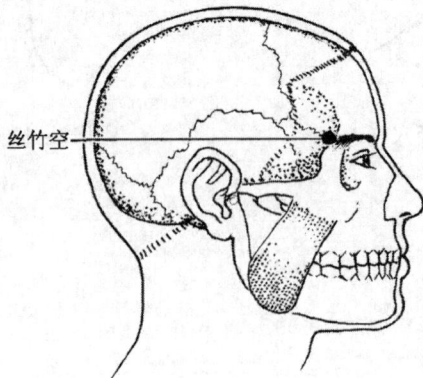

图 12-18　手少阳三焦经穴（十四）

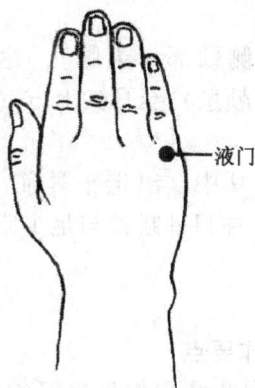

图 12-19　液门的特殊取穴

2. 特殊取穴方法

（1）液门　掌心向下，手指并拢时，于手背第四、五指间缝纹头，当赤白肉际处取穴（图12-19）。

（2）消泺　正坐垂肩，以手叉腰，先取肘尖后上方2寸、与天井穴相直处的清泠渊穴；再取三角肌后下缘与肱骨交点处的臑会穴；当清泠渊与臑会之间中点处是消泺（图12-10）。

（3）肩髎　①上臂外展平举时，肩关节部可呈现两个凹陷，后一个凹陷中即是肩髎。②垂肩，于锁骨肩峰端后缘直下约2寸，当肩峰与肱骨大结节之间处取之（图12-10）。

（4）角孙　将耳翼向前折，当耳尖所指之发际处。若做口之闭合动作以手按之，其处牵动者是穴（图12-14）。

（5）耳和髎　当耳门前上方，平耳郭根之前方，颞浅动脉后缘搏动处（鬓发后缘之动脉）是穴（图12-17）。

（二）经络画线实训方法

实训对象体位和姿势：正坐位，露出上肢，先掌心向下，后掌心向胸，肘部屈曲。

1. 内行线

从锁骨上窝（缺盆）部位，向下入于膻中，联络心包，穿过膈肌，从上至下依次属于上、中、下三焦。

2. 外行线

实训对象掌心向下，实训者先按于无名指尺侧指甲角处（关冲），此处为手少阳经的起始点。实训对象右上肢向前伸并俯掌，实训者左手托起实训对象的右手开始画线，从关冲穴移行至无名指尺侧，再上行于小指与无名指之间（液门），沿第四、五掌指关节之间的后方（中渚），至腕背横纹处指伸肌腱的尺侧缘（阳池）。然后将掌心转向胸前，肘部微屈曲，使腕背与肘尖形成一平面。从阳池穴处沿着前臂外侧尺骨和桡骨之间，经前臂部（外关、支沟、会宗、三阳络、四渎）向上，通过肘尖再向上（天井），沿着上臂外侧的中间（清泠渊、消泺、臑会）连线至肩峰后下方的凹陷处（肩髎），再移行到肩胛骨内上角（天髎）至缺盆部。

3. 支脉

（1）缺盆部支脉　从缺盆，循侧颈部（天牖），达耳垂后的乳突和下颌角之间（翳风），沿着耳轮的弧形连线（瘈脉、颅息）至耳尖上方（角孙），屈而下行于面颊部，至目眶下。

（2）耳部支脉　从耳后，进入耳中，出走于耳前（耳门、耳和髎），向上经过上关（足少阳经），至眉梢处（丝竹空），在目外眦处与足少阳胆经衔接。

三、特殊提示

1. 错误取穴方法提示及正确操作要点

（1）关冲　错误取法：易在无名指指甲根尺侧缘的外侧或后方取之。正确取法：应于无名指爪甲尺侧缘和基底部各做一直线，两线相交处即角平分线上取之。

（2）天井　错误取法：由于合穴多在肘横纹处，故易在肘尖（尺骨鹰嘴）处取之。正确取法：应屈肘，在肘尖直上 1 寸凹陷处取之。

（3）天牖　错误取法：易与天容、天鼎、天窗部位相混淆。正确取法：天牖应在胸锁乳突肌后缘，平下颌角取之；天容（手太阳经）应在胸锁乳突肌前缘，平下颌角取之；天窗（手太阳经）应在胸锁乳肌后缘，平喉结取之；天鼎（手阳明经）应在胸锁乳突肌后缘，扶突直下 1 寸（平喉结下 1 寸）取之。

（4）翳风　错误取法：易在耳垂后乳突下方取之。正确取法：应在耳垂后，乳突前下方与下颌角之间凹陷处取之。

2. 针刺安全操作提示

（1）天牖、翳风　手法不宜过强，避免刺伤神经，或产生较重的后遗感。正确操作方法：直刺 0.5～1 寸，中等刺激量。

（2）耳门　不可直刺过深，注意避开血管。正确操作方法：微张口，直刺 0.5～1 寸，或向下平透听宫、听会。

（3）耳和髎　不可刺伤颞浅动脉。正确操作方法：避开动脉，在颞浅动脉的后缘，斜刺或平刺 0.3～0.5 寸。

（4）丝竹空　应防止艾烟熏眼或灼伤眼部。正确操作方法：平刺 0.5～1 寸，不可用灸法。

【附】

一、空白图填空

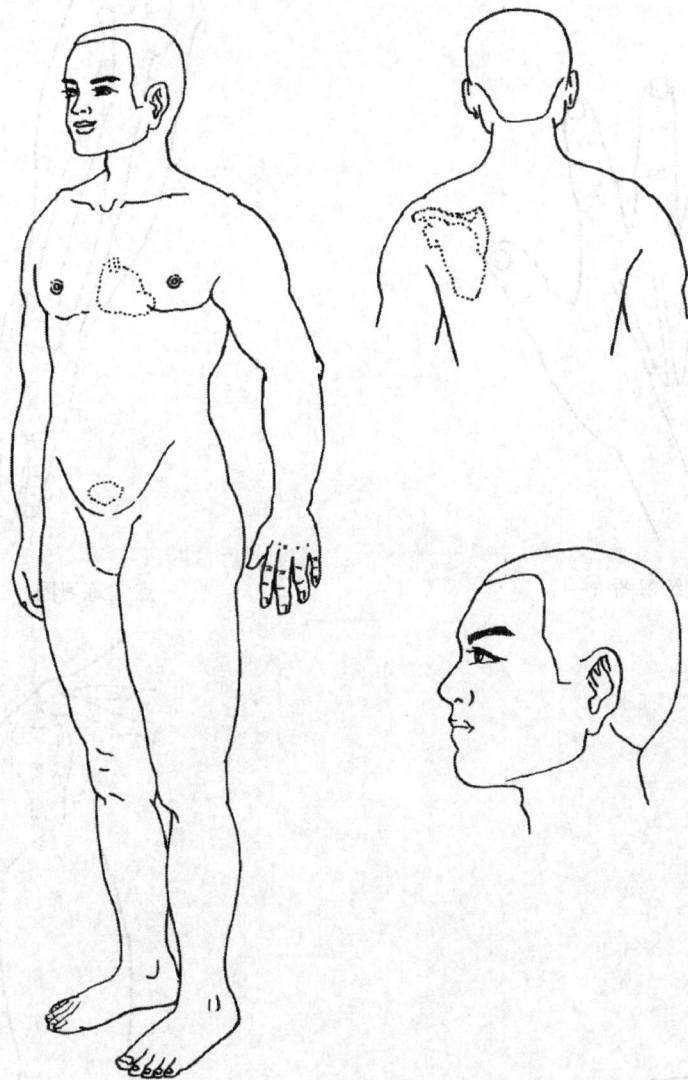

画经练习图

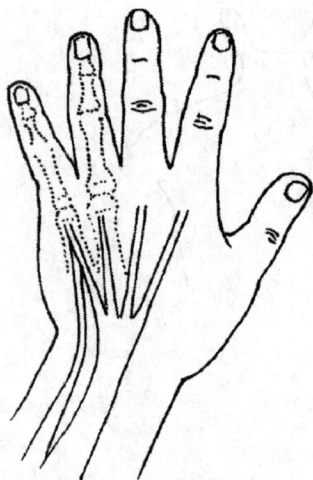

点穴练习图（一）

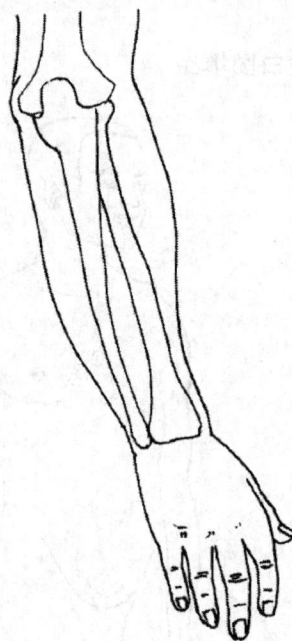

点穴练习图（二）

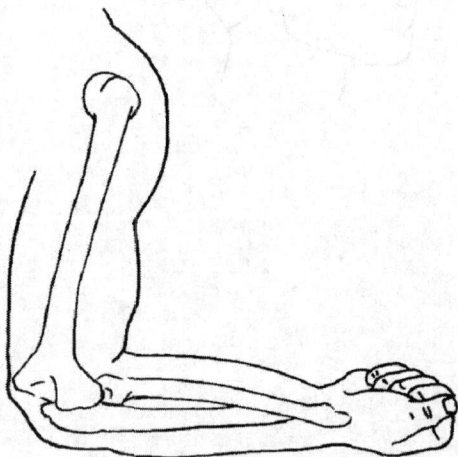

点穴练习图（三）

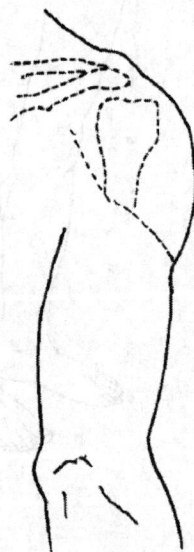

点穴练习图（四）

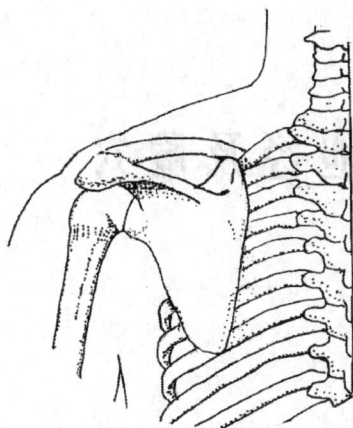

点穴练习图（五）

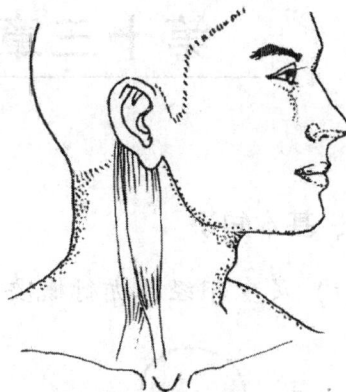

点穴练习图（六）

二、技术操作考核题签及评分标准（100分）

经络实训考核：40分

经脉名称	经脉原文背诵（15分）	画出循行路线（20分）	经脉所联系的脏腑、器官（5分）
手少阳三焦经			
总 分		考核人	

腧穴实训考核：60分

穴位名称	定位（2分）	归经（1分）	特定穴类属（1分）	取穴操作（6分）		主治特点（2分）
				正确度3分	熟练度3分	
中渚						
外关						
支沟						
翳风						
耳门						
总 分			考核人			

第十三章

足少阳胆经及腧穴

一、基本知识

（一）足少阳经脉循行概要（图 13 - 1）

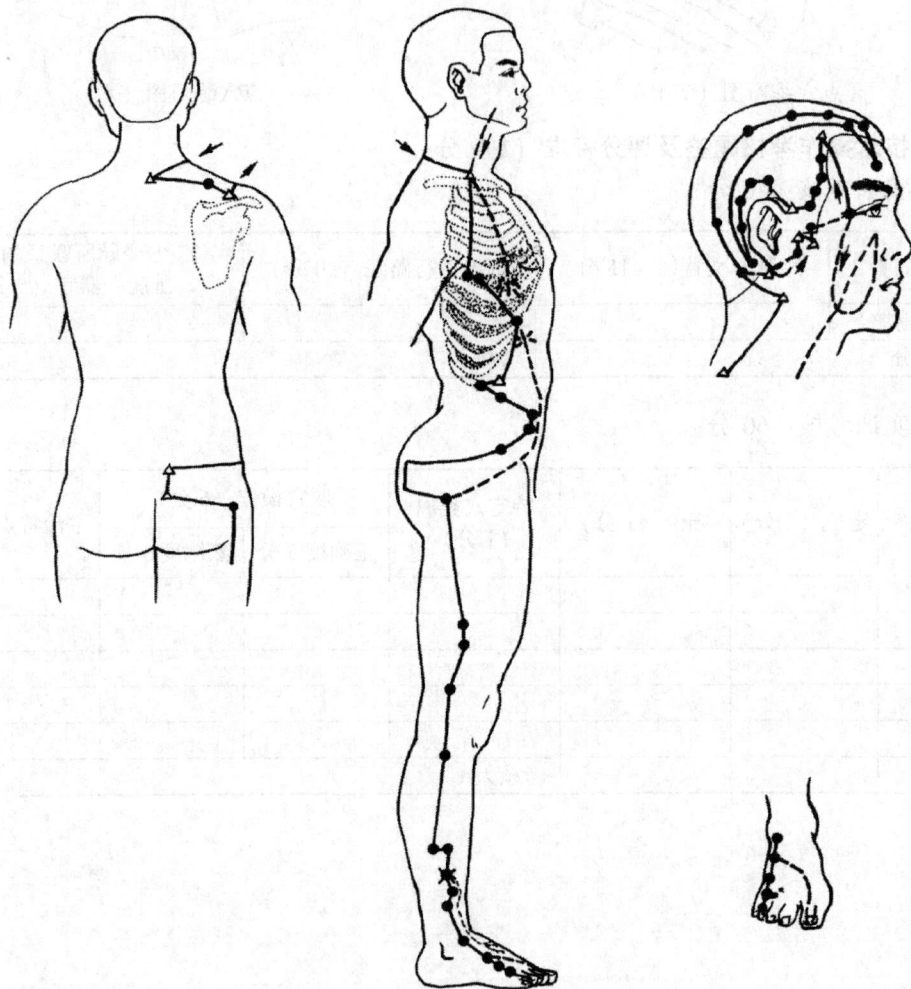

图 13 - 1　足少阳经脉循行示意图

◇ 足少阳经脉由 1 条主脉和 3 条支脉构成。

◇ 主脉：起于目外眦→头角→耳后→颈→肩→缺盆→胸中→膈→肝→胆→少腹→股骨

大转子→下肢外侧中间→外踝前下方→足背外侧→止于足第四趾末端。

◇　支脉 1：从耳后→耳中→耳前→目外眦后。

◇　支脉 2：从目外眦→大迎→目下颧部→颊车→颈→合于缺盆。

◇　支脉 3：从足背上→大趾、次趾间→大趾端→接足厥阴肝经。

◆　体表循行线：起于目外眦→耳前→上至颞部→经耳后→颈项→下行胸胁腹之侧→至髋关节→行下肢外侧中间→经外踝前下方→止于足第四趾外侧端。

◆　联系的脏腑组织器官：胆、肝；目、耳。

（二）足少阳络脉、经别、经筋循行概要

◇　足少阳络脉（光明）：起于外踝上五寸，走向足厥阴经脉，联络足背部（图 13 - 2）。

◇　足少阳经别：在大腿上段从本经别出，绕大腿前侧，进入外阴，同足厥阴经别会合；分支进入胸胁，属胆，散于肝，贯心，上散于面，系目系，至目外眦合足少阳胆经（图 13 - 3）。

◇　足少阳经筋：起于足第四趾，结于外踝，行于下肢外侧，结于膝外侧、伏兔，上行侧胸腹、腋前、乳，结于缺盆，循耳后，上额角，经颠下颌部，结于鼻旁、目外眦（图 13 - 4）。

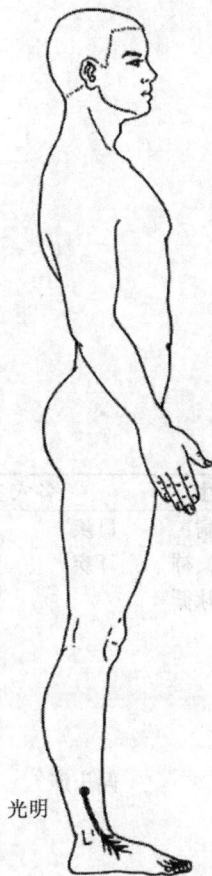

光明

图 13 - 2　足少阳络脉循行示意图

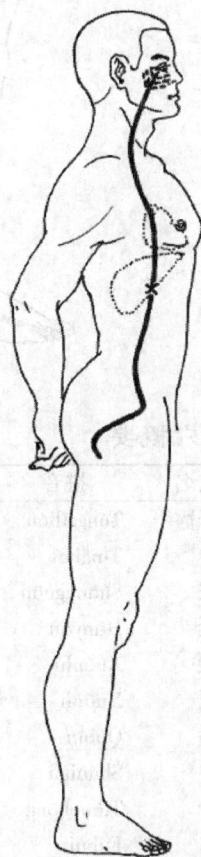

图 13 - 3　足少阳经别循行示意图

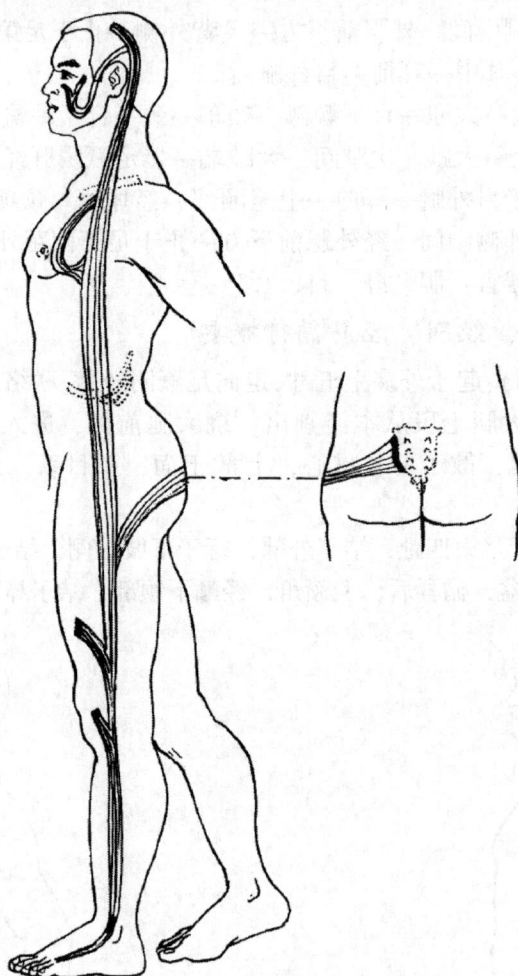

图 13 - 4   足少阳经筋分布示意图

（三）腧穴概要

代码	穴名	拼音	特定穴类属	经穴主治共性	各穴主治特点
GB 1	瞳子髎※	Tóngzǐliáo	交会穴	侧头部、目、耳病，	目疾
GB 2	听会※	Tīnghuì		咽喉病，肝胆病，神	耳疾
GB 3	上关	Shàngguān	交会穴	志病，热病，经脉循	
GB 4	颔厌	Hànyàn	交会穴	行部位病症	
GB 5	悬颅	Xuánlú			
GB 6	悬厘	Xuánlí	交会穴		
GB 7	曲鬓	Qūbìn			
GB 8	率谷※	Shuàigǔ	交会穴		偏头痛
GB 9	天冲	Tiānchōng	交会穴		
GB 10	浮白	Fúbái	交会穴		
GB 11	头窍阴	Tóuqiàoyīn	交会穴		

续表

代码	穴名	拼音	特定穴类属	经穴主治共性	各穴主治特点
GB 12	完骨※	Wángǔ	交会穴		
GB 13	本神	Běnshén	交会穴		癫痫
GB 14	阳白※	Yángbái	交会穴		前额痛，目疾
GB 15	头临泣※	tóulínqì			目疾，鼻疾
GB 16	目窗	Mùchuāng			
GB 17	正营	Zhèngyíng			
GB 18	承灵	Chénglíng			鼻疾
GB 19	脑空	Nǎokōng			
GB 20	风池※	Fēngchí	交会穴		头痛，眩晕，失眠，癫痫，目疾，鼻疾，感冒，热病，颈项强痛
GB 21	肩井※	Jiānjǐng	交会穴		项肩病，乳痈，滞产
GB 22	渊腋	Yuānyè			
GB 23	辄筋	Zhéjīn			
GB 24	日月※	Rìyuè	胆募穴；交会穴		胆病，胃病
GB 25	京门※	Jīngmén	肾募穴		小便不利，水肿
GB 26	带脉	Dàimài	交会穴		带下病，腰胁痛
GB 27	五枢	Wǔshū	交会穴		
GB 28	维道	Wéidào	交会穴		疝气
GB 29	居髎※	Jūliáo	交会穴		
GB 30	环跳※	Huántiào	交会穴		腰痛，下肢痿痹
GB 31	风市※	Fēngshì			遍身瘙痒
GB 32	中渎	Zhōngdú			
GB 33	膝阳关	Xīyángguān			膝肿痛
GB 34	阳陵泉※	Yánglíngquán	合穴；胆下合穴；八会穴之筋会		胆病，下肢痿痹，中风偏瘫
GB 35	阳交	Yángjiāo	阳维脉之郄穴		
GB 36	外丘	Wàiqiū	郄穴		
GB 37	光明※	Guāngmíng	络穴		目疾，乳疾
GB 38	阳辅	Yángfǔ	经穴		
GB 39	悬钟※	Xuánzhōng	八会穴之髓会		颈项强痛，下肢痿痹
GB 40	丘墟※	Qiūxū	原穴		足踝痛，胆囊病
GB 41	足临泣※	Zúlínqì	输穴；八脉交会穴，通带脉		偏头痛，目疾
GB 42	地五会	Dìwǔhuì			
GB 43	侠溪※	Xiáxī	荥穴		热病
GB 44	足窍阴※	Zúqiàoyīn	井穴		热病，昏迷

（四）腧穴定位

面部 { 瞳子髎——目外眦外侧 0.5 寸凹陷中
　　　 听会——耳屏间切迹与下颌骨髁状突之间凹陷中
　　　 上关——颧弓上缘中央凹陷中

头部 {
　　 颔厌　　
　　 悬颅　　 头维（足阳明经）至曲鬓弧形连线 { 上 1/4 与下 3/4 交点处
　　 悬厘　　（其弧度与鬓发弧度相应）　　　　 中点处
　　　　　　　　　　　　　　　　　　　　　　　上 3/4 与下 1/4 交点处

　　 曲鬓——耳前鬓角发际后缘与耳尖水平线的交点处
　　 率谷——耳尖直上，入发际 1.5 寸
　　 天冲——耳根后缘直上，入发际 2 寸
　　 浮白　　 天冲与完骨弧形连线 { 上 1/3 与下 2/3 交点处
　　 头窍阴（其弧度与耳郭弧度相应）上 2/3 与下 1/3 交点处
　　 完骨——耳后乳突后下方凹陷中
　　 本神——前发际上 0.5 寸，头正中线旁开 3 寸
　　 阳白——眉上 1 寸
　　 头临泣——前发际上 0.5 寸
　　 目窗　　　　　　 { 1.5 寸　　
　　 正营　　前发际上 { 2.5 寸　　 瞳孔直上
　　 承灵　　　　　　 { 4 寸　　
　　 脑空——横平枕外隆凸的上缘，风池直上
}

颈后区——风池——枕骨之下，胸锁乳突肌上端与斜方肌上端之间的凹陷中

肩胛区——肩井——第七颈椎棘突下与肩峰最外侧点连线的中点

胸外侧区 { 渊腋 } 第四肋间隙中 { 腋中线上
　　　　　 辄筋　　　　　　　　　腋中线前 1 寸

胸部——日月——第七肋间隙中，前正中线旁开 4 寸

上腹部——京门——第十二肋端之下际

侧腹部——带脉——第十一肋游离端垂线与脐水平线的交点上

下腹部 { 五枢——横平脐下 3 寸，髂前上棘内侧
　　　　 维道——髂前上棘内下 0.5 寸

臀区 { 居髎——髂前上棘与股骨大转子最凸点连线的中点处
　　　 环跳——股骨大转子最凸点与骶管裂孔连线的外 1/3 与内 2/3 交点处

股部 { 风市——直立垂手，掌心贴于大腿时，中指尖所指凹陷中 } 髂胫束后缘
　　　 中渎——腘横纹上 5 寸

膝部——膝阳关——股骨外上髁后上缘，股二头肌腱与髂胫束之间的凹陷中

小腿外侧部 {
阳陵泉——腓骨头前下方凹陷中
阳交 \
外丘 / 外踝尖上 7 寸，腓骨 { 后缘 \ 前缘 }
光明 \
阳辅 / 外踝尖上 { 5寸 \ 4寸 \ 3寸 } 腓骨前缘
悬钟
}

踝区——丘墟——外踝前下方，趾长伸肌腱外侧凹陷中

足背 {
足临泣——第四、五跖骨底结合部的前方，第五趾长伸肌腱外侧凹陷中
地五会——第四、五跖骨间，第四跖趾关节近端凹陷中
侠溪——第四、五趾间，趾蹼缘后方赤白肉际处
}

足趾——足窍阴——第四趾末节外侧，趾甲根角侧后方 0.1 寸（指寸）

二、基本技能

（一）常用体表解剖标志和骨度分寸

1. 体表解剖标志

（1）头面部 目外眦、屏间切迹、下颌骨髁状突、颧弓、鬓角发际后缘、耳尖、耳根后缘、乳突、枕外隆凸等。

（2）颈项肩部 胸锁乳突肌、斜方肌、第七颈椎棘突、肩峰等。

（3）胸腹部 腋中线，第四、七肋间隙，第十一、十二肋游离端，脐等。

（4）髋臀部 髂前上棘、股骨大转子、骶管裂孔等。

（5）股膝部 股骨外上髁、腘横纹等。

（6）小腿部 腓骨头，腓骨前、后缘等。

（7）足踝部 外踝尖（外踝最突起处），趾长伸肌腱，第四、五跖骨结合部，第四、五跖趾关节，第五趾长伸肌腱，趾蹼缘，趾甲根角等。

【注释】

[1] 屏间切迹：耳屏与对耳屏之间的切迹。

[2] 耳尖：将耳郭向前折时耳郭的最高点。

[3] 乳突：耳郭后方的骨性突起。

[4] 枕外隆凸：头后正中线处（枕部）的骨性隆起。

[5] 第四肋间隙：男性乳头位于第四肋间隙中。

[6] 骶管裂孔：取尾骨上方左右的骶角，与两骶角平齐的后正中线上。

2. 体表骨度分寸（图 2 - 1）

股骨大转子至腘横纹为 19 寸；臀横纹（臀沟）至腘横纹为 14 寸；腘横纹水平至外踝尖为 16 寸。

（二）腧穴定取实训方法

1. 常规取穴方法

实训对象取侧卧或侧坐位。在目外眦外侧，眶骨外侧缘凹陷中取**瞳子髎**（图 13 - 5）；

屏间切迹前可触及一骨头即为下颌骨髁状突,当屏间切迹与下颌骨髁突之间凹陷中取**听会**,张口时此凹陷明显(图 13 – 6)。

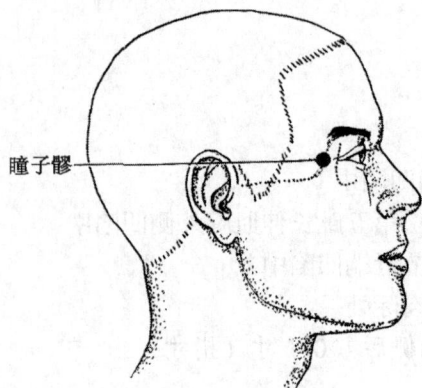

图 13 – 5 　足少阳胆经穴(一)

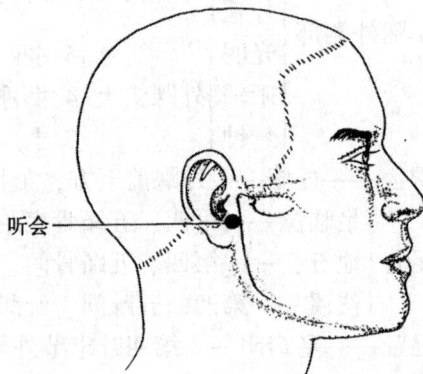

图 13 – 6 　足少阳胆经穴(二)

颧骨与耳屏之间可触及颧弓,在下关穴(足阳明经)直上颧弓上缘中央的凹陷中取**上关**(图 13 – 7)。

在耳尖处向前做一水平线,该线与耳前鬓角发际后缘垂线的交点处取**曲鬓**(图 13 – 8);再于额角发际直上 0.5 寸处取头维(足阳明经),从头维至曲鬓做一弧形连线,其弧度与头侧面的鬓发弧度相应,将此弧线分为 4 等份,由上至下,于上 1/4 与下 3/4 交点处取**颔厌**(图 13 – 8),中点处取**悬颅**(图 13 – 8),上 3/4 与下 1/4 交点处取**悬厘**(图 13 – 8)。

在耳尖直上,入发际 1.5 寸处角孙(手少阳经)直上方取**率谷**,咀嚼时以手按之有肌肉鼓动(图 13 – 9)。

沿耳郭根后缘直上,自发际向上 2 寸处取**天冲**(图 13 – 10);耳后一骨性突起为乳突,在乳突的后下方凹陷中取**完骨**(图 13 – 10);从天冲至完骨做一弧形连线,其弧度与耳郭弧度相应,将此弧线分为 3 等份,在上 1/3 与下 2/3 交点处取**浮白**(图 13 – 10),上 2/3 与下 1/3 交点处取**头窍阴**(图 13 – 10)。

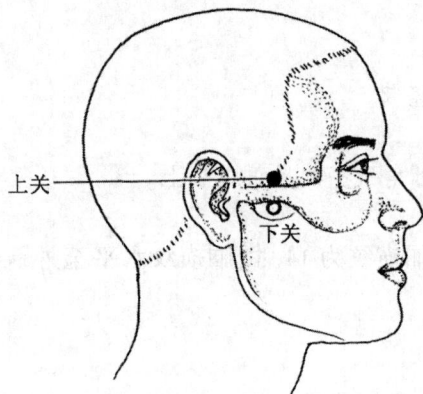

图 13 – 7 　足少阳胆经穴(三)

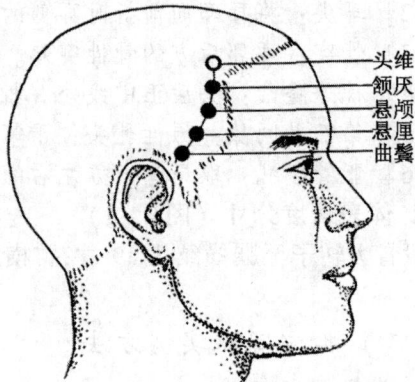

图 13 – 8 　足少阳胆经穴(四)

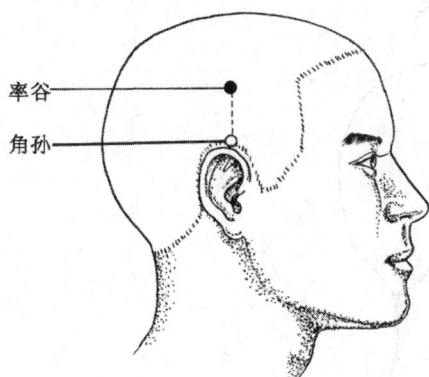

图 13 – 9　足少阳胆经穴（五）

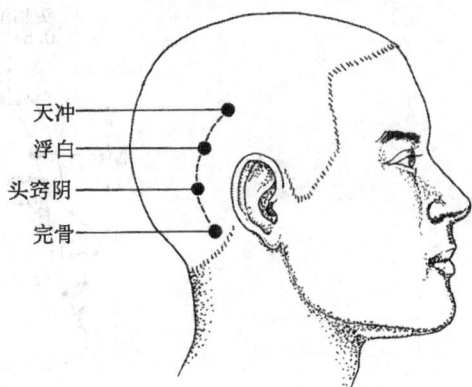

图 13 – 10　足少阳胆经穴（六）

实训对象取仰卧或正坐位。先定前发际正中直上 0.5 寸（神庭，督脉）与额角发际直上 0.5 寸处（头维，足阳明胃经），将两点之间做一弧形连线（其弧度与前发际弧度相应），在此弧线的内 2/3 与外 1/3 交点处（头正中线旁开 3 寸）取**本神**（图 13 – 11）。

两目平视，直对瞳孔，由前向后在头部做一平行于正中线的直线，即为正中线旁开 2.25 寸的胆经侧线，以下 5 穴均在此侧线上。在瞳孔直上方，眉毛上 1 寸处取**阳白**（前发际至眉间作 3 寸折量）（图 13 – 12）；阳白直上，自前发际向上量取 0.5 寸，当神庭至头维弧形连线的中点取**头临泣**（图 13 – 13）；头临泣直上 1 寸处取**目窗**（图 13 – 13）；目窗直上 1 寸处取**正营**（前发际上 2.5 寸）（图 13 – 13）；正营直上 1.5 寸处取**承灵**（前发际上 4 寸）（图 13 – 13）。

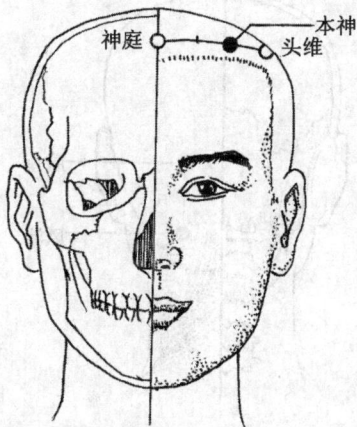

图 13 – 11　足少阳胆经穴（七）

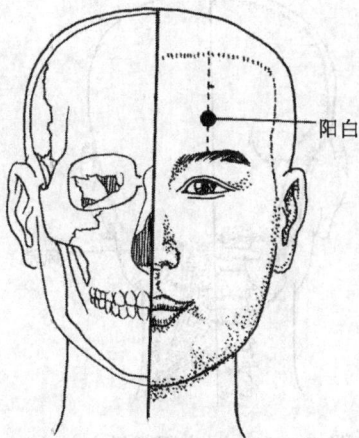

图 13 – 12　足少阳胆经穴（八）

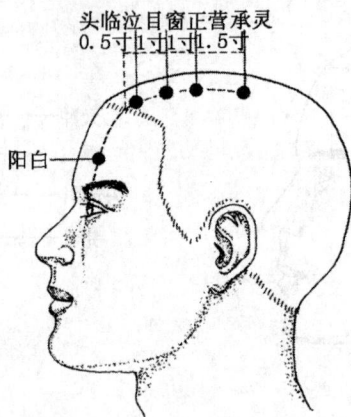

头临泣 目窗 正营 承灵
0.5寸 1寸 1寸 1.5寸

阳白

图 13 - 13　足少阳胆经穴（九）

实训对象取俯卧或俯伏位。在后项部，胸锁乳突肌与斜方肌之间形成一凹沟，在此凹沟的上端，或沿项后斜方肌外缘向上推至推不动处，与风府（督脉）相平处取**风池**（图 13 - 14）；风池穴直上，与枕外隆凸的上缘相平处取**脑空**（图 13 - 15）。

实训对象正坐低头，先定第七颈椎棘突下大椎（督脉），再定肩峰最外侧点，两点连线的中点取**肩井**（图 13 - 16）。

实训对象取侧卧或仰卧位。展臂，沿乳头所在第四肋间隙向腋下寻摸，与腋中线的相交点取**渊腋**（图 13 - 17）；渊腋穴前量 1 寸，第四肋间隙中取**辄筋**（图 13 - 17）；在乳头直下，向下寻摸 3 个肋间，即为第七肋间，此处取**日月**（图 13 - 18），女性在锁骨中线与第七肋间隙交点处。

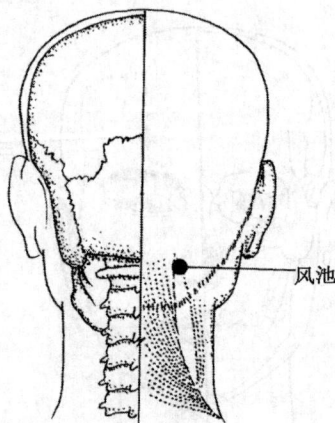

风池

图 13 - 14　足少阳胆经穴（十）

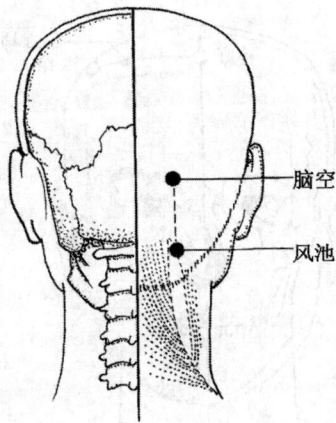

脑空

风池

图 13 - 15　足少阳胆经穴（十一）

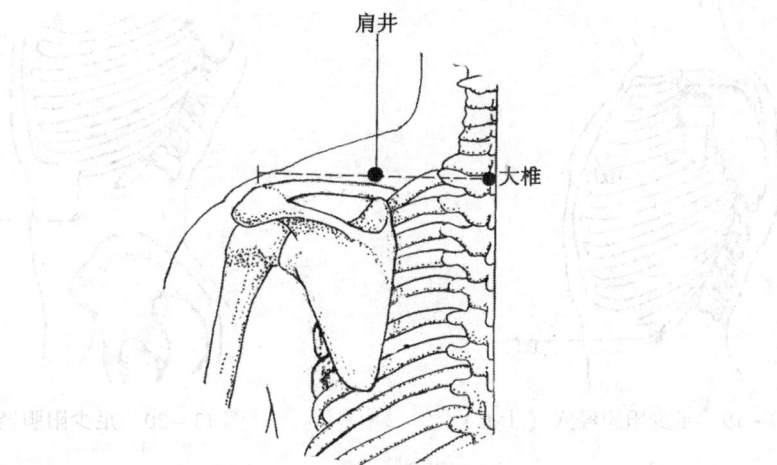

图 13 – 16 足少阳胆经穴（十二）

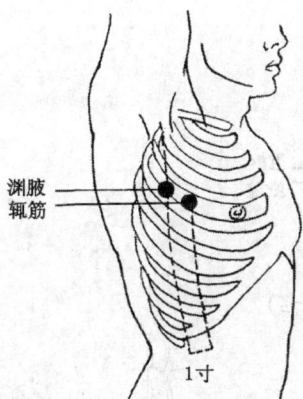

图 13 – 17 足少阳胆经穴（十三）

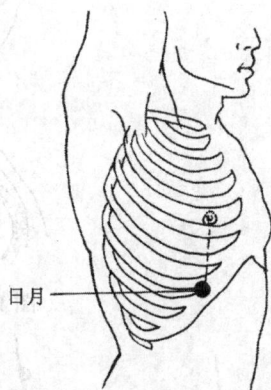

图 13 – 18 足少阳胆经穴（十四）

实训对象侧卧，从腋后线的肋弓软骨缘下方，向后触及第十二肋骨游离端，在其下方取**京门**（图 13 – 19）；尽量收腹，显露肋弓软骨缘，沿边缘推至侧腹部近腋中线处可触及第十一肋骨游离端，在第十一肋骨游离端垂线与脐水平线的交点处取**带脉**（图 13 – 20）；髂前上棘内侧，与脐下 3 寸（关元，任脉）横平处取**五枢**（图 13 – 21）；五枢穴内下 0.5 寸处取**维道**（图 13 – 21）。

实训对象侧卧，伸下腿，上腿屈髋屈膝，可凸显股骨大转子，在髂前上棘与股骨大转子最高点连线之中点取**居髎**（图 13 – 22）；在骶管裂孔与股骨大转子最高点连线的内 2/3 与外 1/3 交点处取**环跳**（图 13 – 23）。伸髋，身体保持一直线，垂手，掌心贴于大腿外侧中线上，中指尖所至之处，在髂胫束后缘取**风市**，即臀横纹至腘横纹的中点处（图 13 – 24）；风市下 2 寸髂胫束后缘处取**中渎**（腘横纹上 5 寸）（图 13 – 24）。伸膝，股骨外上髁上方凹陷中取**膝阳关**，即阳陵泉穴直上，约平膝盖上缘处，若屈膝，该穴在股骨外上髁上缘与股二头肌腱之间的凹陷中（图 13 – 25）。

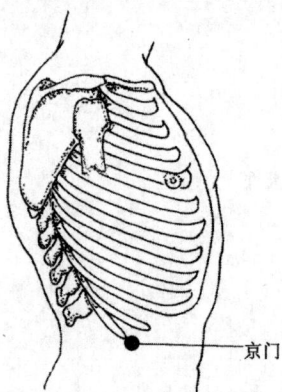

图 13 -19 足少阳胆经穴（十五）

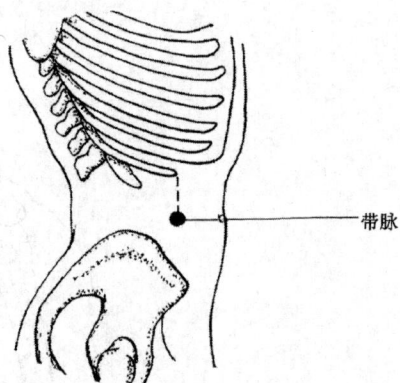

图 13 -20 足少阳胆经穴（十六）

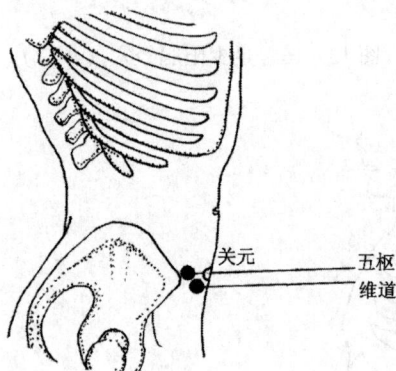

图 13 -21 足少阳胆经穴（十七）

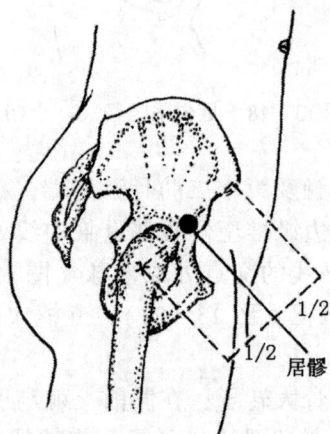

图 13 -22 足少阳胆经穴（十八）

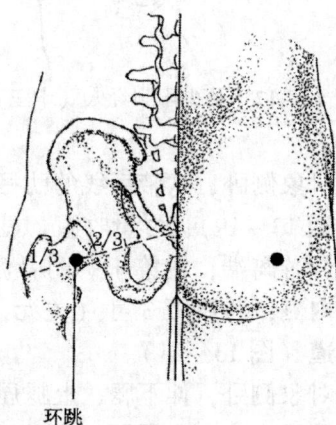

图 13 -23 足少阳胆经穴（十九）

在小腿外侧近膝部，腓骨头前下方凹陷中取**阳陵泉**（图 13 -26）；外踝尖至腘横纹连线的中点下 1 寸（外踝尖上 7 寸），分别在腓骨后缘取**阳交**（图 13 -27），前缘取**外丘**（图 13 -27）；在外踝尖至腘横纹连线的上 3/4 与下 1/4 的交点（外踝尖上 4 寸），腓骨前缘取**阳辅**（图 13 -27）；阳辅上 1 寸，腓骨前缘取**光明**（外踝尖上 5 寸）（图 13 -27）；外踝尖上3寸（可用横指同身寸取穴法）腓骨前缘取**悬钟**（图13－27）。外丘、光明、阳辅、悬钟均位于腓骨前缘。

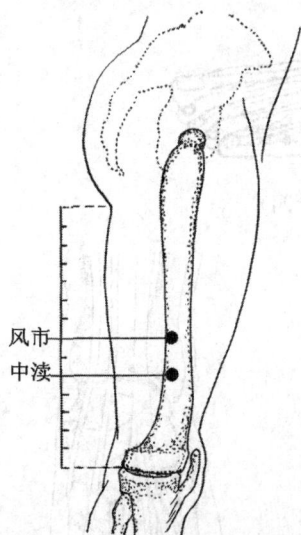

图13－24 足少阳胆经穴（二十）

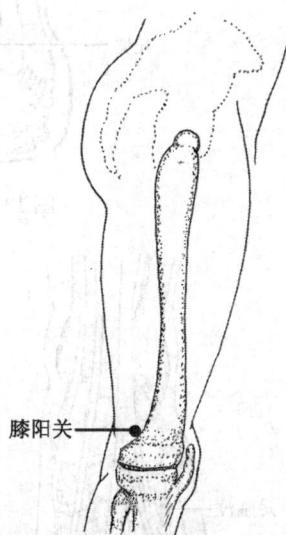

图13－25 足少阳胆经穴（二十一）

实训对象取仰卧位，在外踝前下方，足用力背伸时，可显现趾长伸肌腱，在此肌腱的外侧凹陷中取**丘墟**（图13－28）；用手指沿足背第四、五跖骨之间向上（踝部）推，至第四、五跖骨底结合部的前方，在第五趾长伸肌腱（小趾背伸时显现）的外侧凹陷处取**足临泣**（图13－29）；在第四、五跖骨间，第五趾长伸肌腱的内侧，第四跖趾关节的近端凹陷处取**地五会**（图13－29）；足趾分开，第四、五足趾间趾蹼缘后方赤白肉际处取**侠溪**（图13－29）；在第四趾外侧趾甲根角侧后方（沿角平分线）0.1寸处取**足窍阴**（图13－30）。

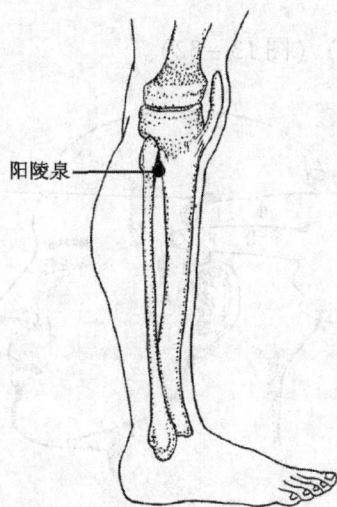

图13－26 足少阳胆经穴（二十二）

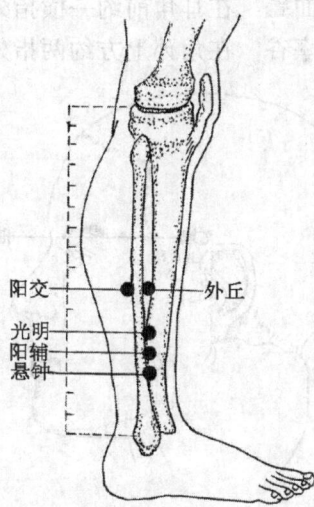

图13－27 足少阳胆经穴（二十三）

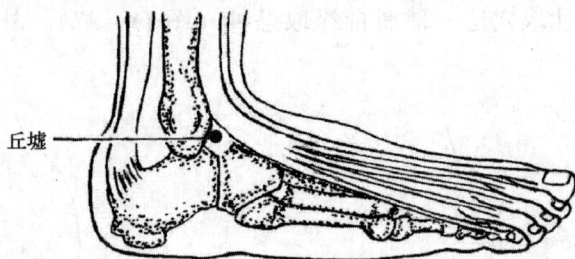

图 13 - 28   足少阳胆经穴（二十四）

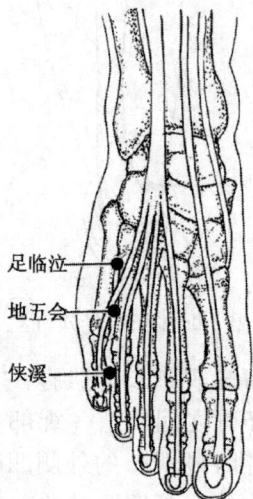

图 13 - 29   足少阳胆经穴（二十五）

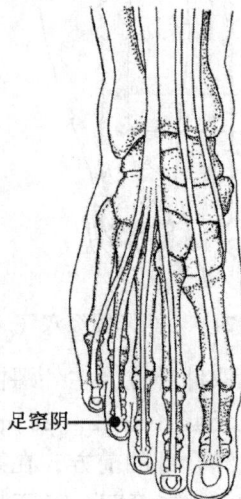

图 13 - 30   足少阳胆经穴（二十六）

2. 特殊取穴方法

（1） 曲鬓   在耳角前约一横指处（图 13 - 31）。

（2） 率谷   在角孙上方约两指处（食指与中指并拢）（图 13 - 32）。

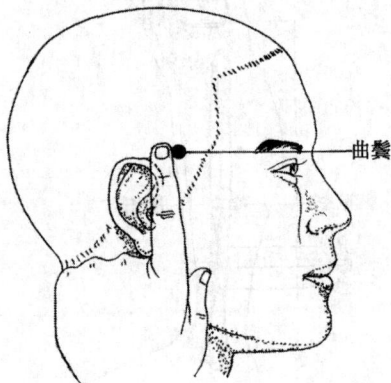

图 13 - 31   曲鬓的特殊取穴

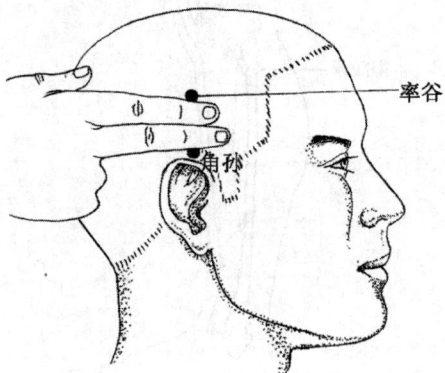

图 13 - 32   率谷的特殊取穴

（3）正营 先定百会（督脉），再将百会至前发际正中做一连线，取中点移行至胆经侧线上（直对瞳孔）是穴（图13-33）。

（4）承灵 先取百会，从百会前1寸处移行至胆经侧线上是穴（图13-34）。

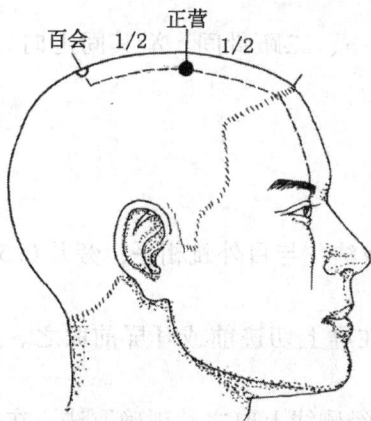

图13-33 正营的特殊取穴　　　　图13-34 承灵的特殊取穴

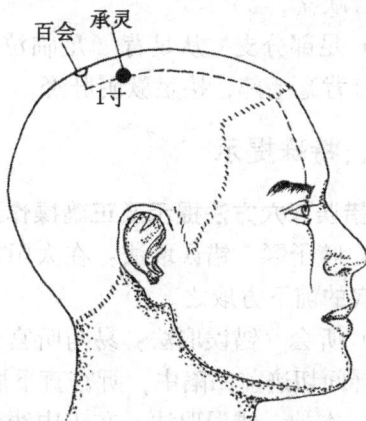

（二）经络画线实训方法

实训对象体位和姿势：侧卧位，露出胸腹、臀及下肢。

1. 内行线

从缺盆（锁骨上窝），下入胸中，通过膈肌，络于肝，属于胆，沿着胁里，出于少腹两侧腹股沟动脉部，经过外阴部毛际，横向进入髋关节部。

2. 外行线

实训者先按于目外眦眶骨外侧缘凹陷中（瞳子髎），此处为足少阳经外行线的起始点。然后斜向后下至耳屏间切迹前（听会），折转向上，经颧弓上缘中央（上关）至头维（足阳明经），依头侧面的鬓发弧度做一弧形连线（颔厌、悬颅、悬厘、曲鬓），再向后上至耳尖直上方（率谷），从耳上走向耳后，做一与耳郭弧度相应的弧形连线（天冲、浮白、头窍阴、完骨），再由乳突后下方（完骨）曲转向上到头前（本神），下至额前（阳白），直对瞳孔，自阳白穴折转向后（头临泣、目窗、正营、承灵），做平行于正中线的头部连线（旁开2.25寸的胆经侧线），直至后项部（脑空、风池），从风池沿颈部侧面下行，至肩上（肩井），然后走向前下到缺盆。

侧卧举臂，本经躯干部直行经脉从缺盆过前胸外侧，下腋下第四肋间（渊腋），沿此肋间向前（辄筋），下至乳头下第七肋间（日月），再折向后下过季胁（京门），回转前下至侧腰部（带脉），继续向前下方经髂前上棘内侧（五枢、维道），后下过髋关节处（居髎），至臀部（环跳）。

本经下肢直行经脉，从环跳向下至大腿外侧（风市、中渎），向下经过膝外侧（膝阳关）至腓骨头前下方（阳陵泉），沿小腿外侧（阳交、外丘、光明、阳辅、悬钟）直下至外踝前下方（丘墟），沿足背第四、五跖骨间（足临泣、地五会、侠溪），第四趾外侧缘，至第四足趾外侧趾甲根旁（足窍阴），此处为足少阳经外行线的终止点。

3. 支脉

（1）耳部分支　从耳后别出，入耳中，出耳前（听会），至目外眦后。

（2）眼部分支　从目外眦别出，下向大迎穴，一条弯曲向上，至眼下；另一条经颊车下颈，合缺盆。

（3）足部分支　从足背（足临泣）分出，进入第一、二跖骨间，沿其间走向大趾端，回转出趾背毫毛部，接足厥阴肝经。

三、特殊提示

1. 错误取穴方法提示及正确操作要点

（1）瞳子髎　错误取法：在太阳穴处取之。正确取法：与目外眦相平，旁开 0.5 寸处，在太阳穴的前下方取之。

（2）听会　错误取法：易与听宫、耳门相混淆，在屏上切迹前或耳屏前取之。正确取法：在屏间切迹前凹陷中，听宫直下取之。

（3）本神　错误取法：在正中线旁开 2.25 寸的胆经侧线上取之。正确取法：在中线旁开 3 寸，入前发际 0.5 寸，头临泣外侧处取之。

（4）风池　错误取法：在斜方肌外侧平发际天柱穴（足太阳经）处取之。正确取法：在天柱穴的外上方，即天柱上 1 寸，斜方肌外侧凹陷的顶端取之。

（5）环跳　错误取法：不注意取穴的体位，而致取穴不准。正确取法：侧卧位，下腿伸直，上腿屈髋屈膝，在骶管裂孔与股骨大转子最高点连线的内 2/3 与外 1/3 交点处取之。

（6）足临泣　错误取法：易与地五会的部位相混淆，在第五趾长伸肌腱的内侧取之。正确取法：足临泣、地五会均位于第四、五跖骨之间，二者之间的位置关系是，一后（底部近结合部）一前（前端近跖趾关节处），一外（第五趾长伸肌腱的外侧）一内（第五趾长伸肌腱的内侧）。

2. 针刺安全操作提示

（1）风池　必须严格掌握针刺角度、方向、深度，不可向内上方或对侧眼睛方向深刺，以免刺入枕骨大孔，损伤延髓。正确操作方法：向鼻尖方向斜刺 0.8 ~ 1.2 寸，或平刺透风府穴。

（2）肩井　内为肺尖，慎不可深刺。正确操作方法：直刺 0.5 ~ 0.8 寸；孕妇禁针。

（3）渊腋、辄筋、日月　不可向内直刺、深刺，以免误入胸腔，伤及肺脏，造成气胸。正确操作方法：向外斜刺或平刺 0.5 ~ 0.8 寸。

【附】

一、空白图填空

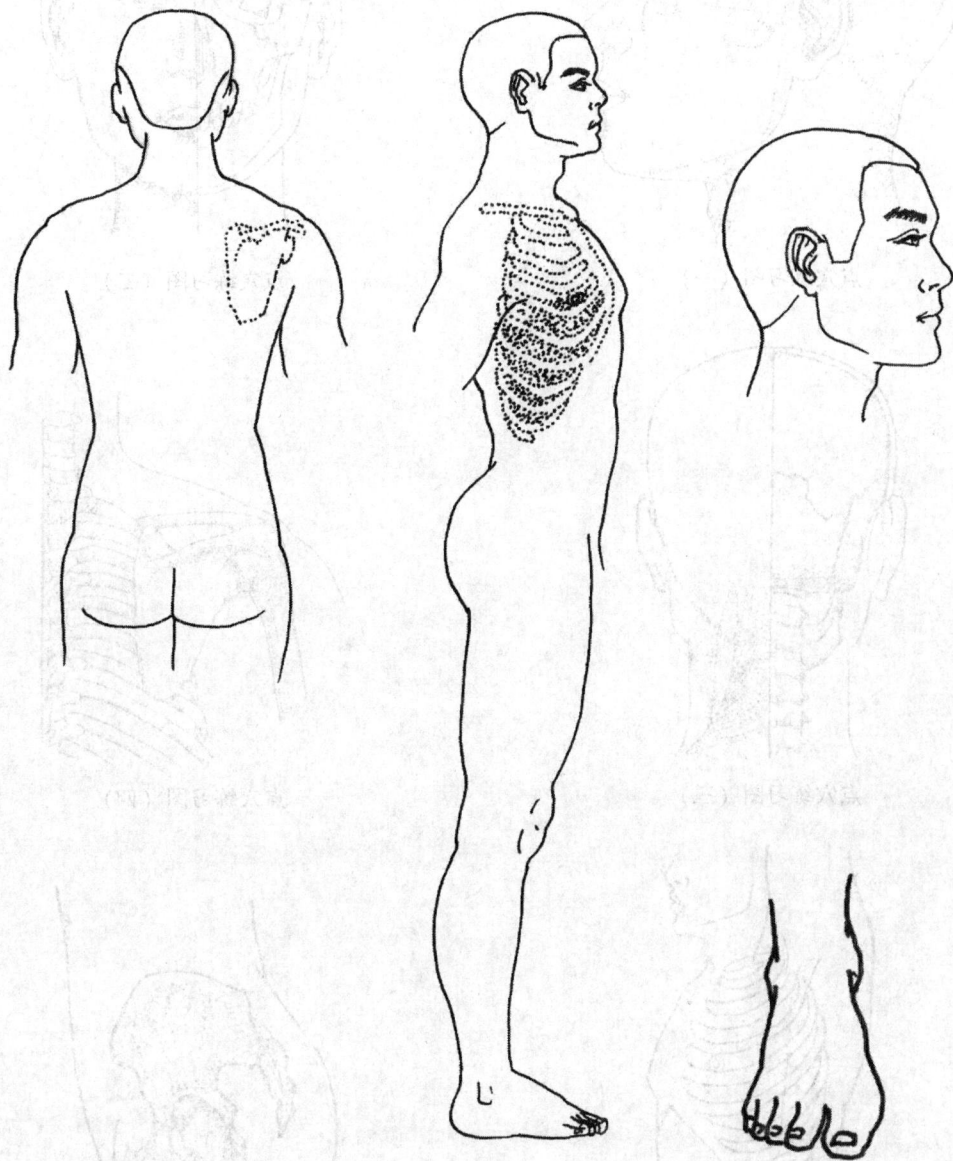

画经练习图

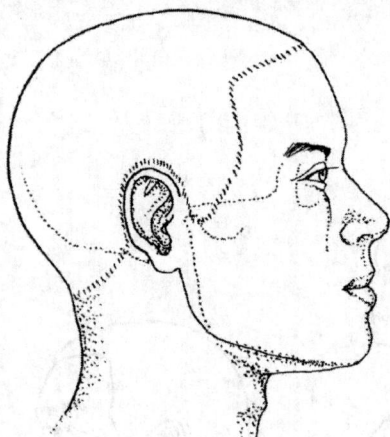

点穴练习图（一）

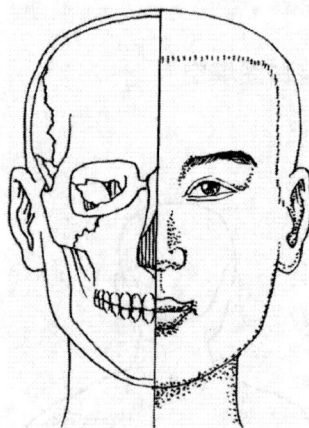

点穴练习图（二）

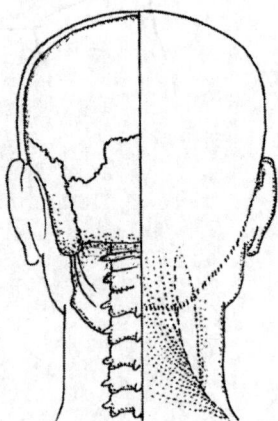

点穴练习图（三）

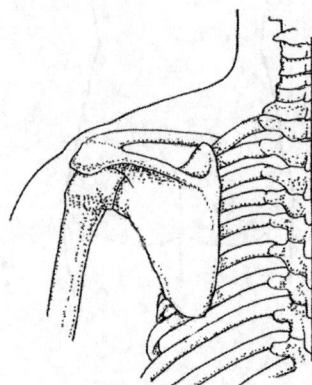

点穴练习图（四）

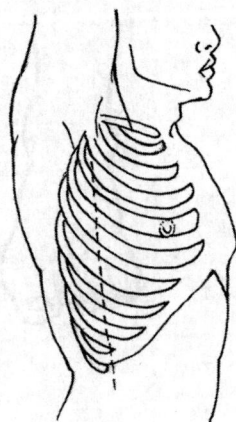

点穴练习图（五）

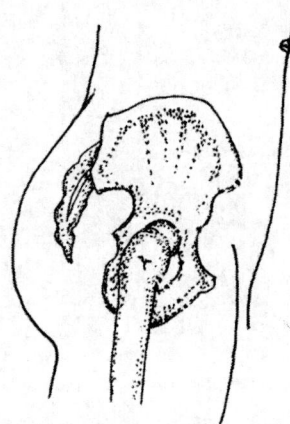

点穴练习图（六）

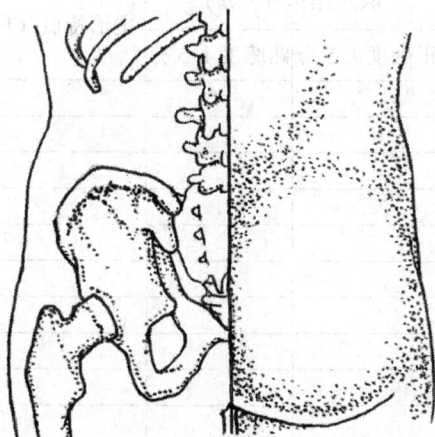

点穴练习图（七）

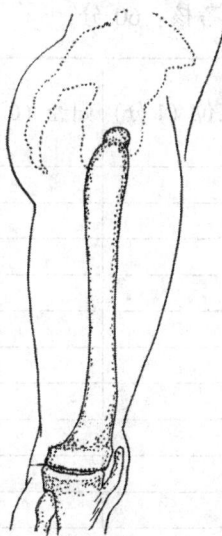

点穴练习图（八）

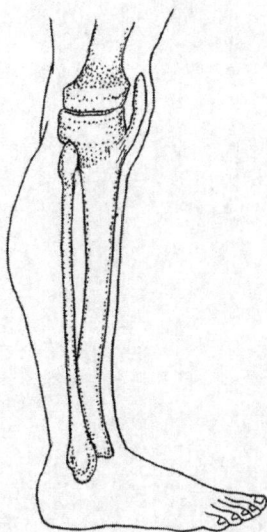

点穴练习图（九）

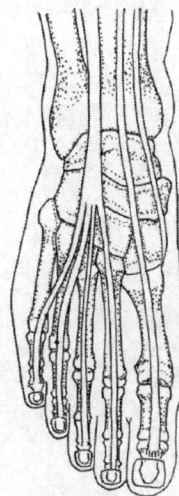

点穴练习图（十）

二、技术操作考核题签及评分标准（100 分）

经络实训考核：40 分

经脉名称	经脉原文背诵（15 分）	画出循行路线（20 分）	经脉所联系的 脏腑、器官（5 分）
足少阳胆经			
总 分		考核人	

腧穴实训考核：60 分

穴位名称	定位（1分）	归经（0.5分）	特定穴类属（0.5分）	取穴操作（3分）		主治特点（1分）
				正确度 1.5 分	熟练度 1.5 分	
听会						
率谷						
头临泣						
风池						
日月						
环跳						
阳陵泉						
光明						
悬钟						
足临泣						
总　分			考核人			

第十四章

足厥阴肝经及腧穴

一、基本知识

（一）足厥阴经脉循行概要（图14-1）

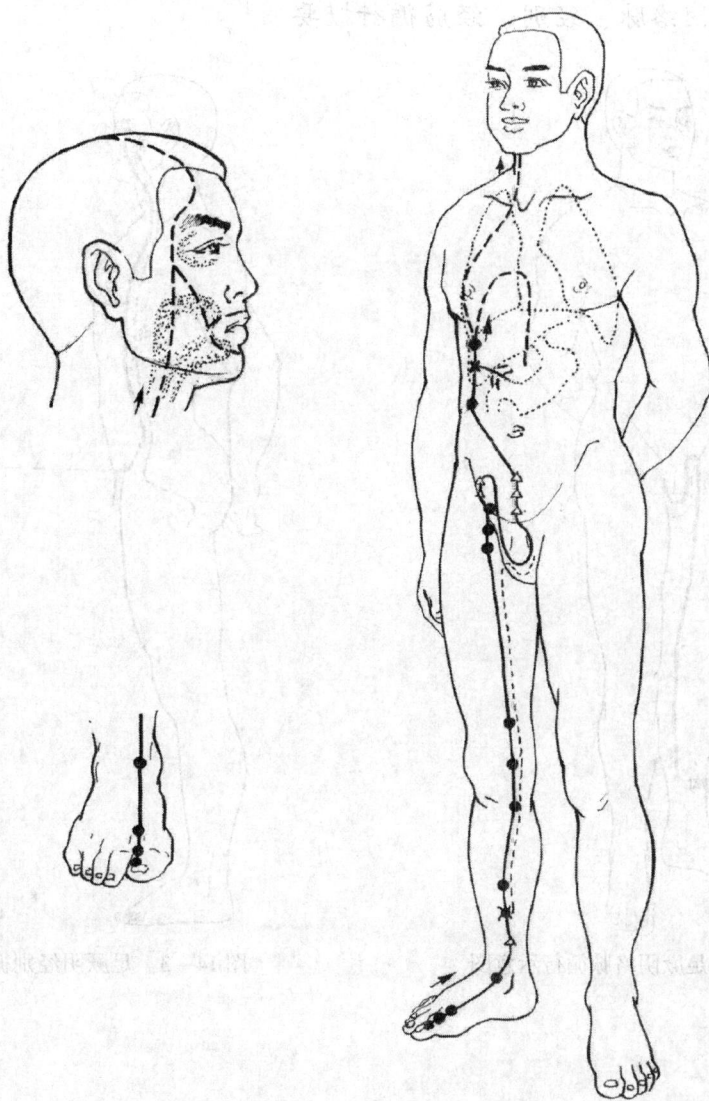

图14-1 足厥阴经脉循行示意图

◇ 足厥阴经脉由 1 条主脉和 2 条支脉构成。

◇ 主脉：起于足大趾趾甲后方的毫毛处→足背→内踝前 1 寸→踝上 8 寸处交足太阴脾经之后→腘内侧→大腿内侧的中间→阴毛中→环绕阴器→小腹→夹胃旁→属肝→络胆→膈→胁肋→喉咙之后→鼻咽部→目系→额→颠。

◇ 支脉 1：从目系→下颊里→环唇内。

◇ 支脉 2：从肝别出→膈→上注肺→接手太阴肺经。

◆ 体表循行线：起于足大趾背毫毛部→足背→经内踝前 1 寸→沿胫骨内侧面中央→腘内侧→经大腿内侧的中间→前阴部→小腹→止于胁肋部。

◆ 联系的脏腑组织器官：肝、胆、胃、肺；前阴、膈、喉咙、目系。

（二）足厥阴络脉、经别、经筋循行概要

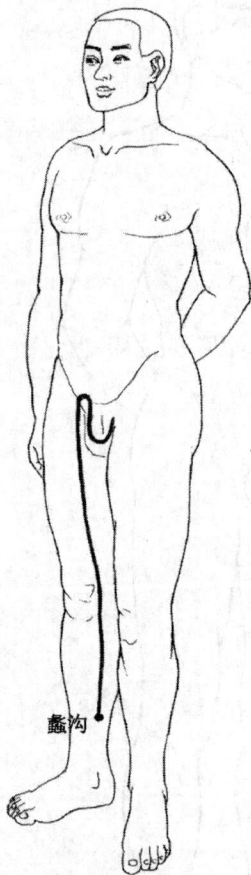

图 14 - 2　足厥阴络脉循行示意图　　　　　图 14 - 3　足厥阴经别循行示意图

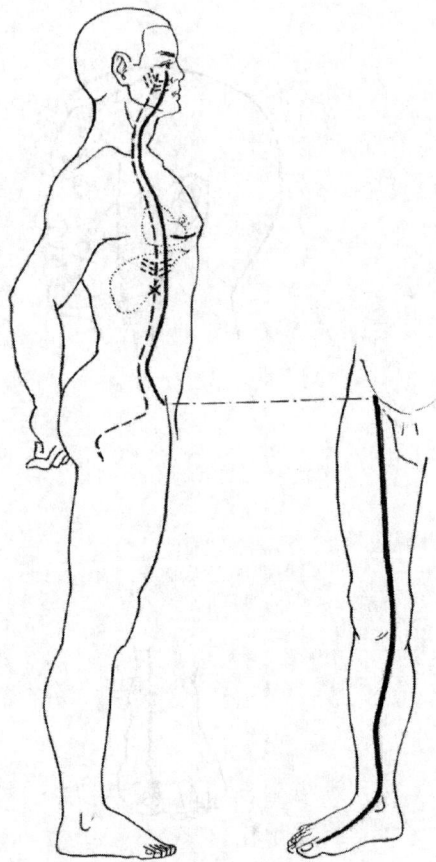

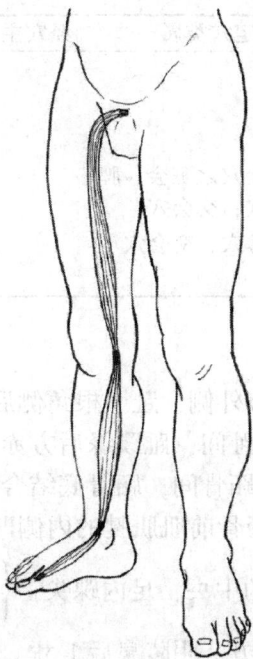

图 14 - 4 足厥阴经筋分布示意图

◇ 足厥阴络脉（蠡沟）：起于内踝上方 5 寸处，走向足少阳经脉；其分支经胫骨部上行至睾丸，结于阴茎处（图 14 - 2）。

◇ 足厥阴经别：在足背从本经别出，向上至外阴部的毛际，与足少阳经别会合并行（图 14 - 3）。

◇ 足厥阴经筋：起于大趾之上，结于内踝之前，上循胫，结于胫骨内侧髁下，上沿大腿内侧，结于阴器（络诸筋）（图 14 - 4）。

（三）腧穴概要

代码	穴名	拼音	特定穴类属	经穴主治共性	各穴主治特点
LR 1	大敦※	Dàdūn	井穴	肝胆病，情志病，妇科病，前阴病，胸胁胀满疼痛，下肢内侧疼痛、麻木	疝气，崩漏
LR 2	行间※	Xíngjiān	荥穴		头痛，急躁易怒等肝火上炎之病证
LR 3	太冲※	Tàichōng	输穴；原穴		中风，惊风，肝气郁结、肝风内动、肝阳上亢之病证
LR 4	中封	Zhōngfēng	经穴		疝气，遗精
LR 5	蠡沟	Lígōu	络穴		生殖系统疾病
LR 6	中都	Zhōngdū	郄穴		
LR 7	膝关	Xīguān			
LR 8	曲泉	Qūquán	合穴		
LR 9	阴包	Yīnbāo			

续表

代码	穴名	拼音	特定穴类属	经穴主治共性	各穴主治特点
LR 10	足五里	Zúwǔlǐ			
LR 11	阴廉	Yīnlián			
LR 12	急脉	Jímài			
LR 13	章门*	Zhāngmén	八会穴之脏会；脾募穴；交会穴		腹胀，泄泻，痞块
LR 14	期门*	Qīmén	肝募穴；交会穴		胸胁胀痛，呃逆，吐酸，乳痈

（四）腧穴定位

足趾部——大敦——足大趾末节外侧，趾甲根角侧后方0.1寸

足背部 { 行间——足背第一、二趾间，趾蹼缘后方赤白肉际处
太冲——足背第一、二跖骨间，跖骨底结合部前方凹陷中，或触及动脉搏动处

踝区——中封——足内踝前，胫骨前肌肌腱的内侧凹陷中，商丘与解溪连线之中点

小腿内侧部 { 蠡沟 中都 } 胫骨内侧面的中央，足内踝尖上 { 5寸 7寸 }

膝部 { 膝关——胫骨内侧髁的下方，阴陵泉后1寸
曲泉——腘横纹内侧端，半腱肌肌腱内缘凹陷中
阴包——髌底上4寸，股薄肌与缝匠肌之间 }

股前区 { 足五里 阴廉 } 气冲穴直下 { 3寸动脉搏动处 2寸 }

腹股沟区——急脉——横平耻骨联合上缘，前正中线旁开2.5寸

侧腹部——章门——第十一肋游离端的下际

胸部——期门——第六肋间隙，前正中线旁开4寸

二、基本技能

（一）常用体表解剖标志和骨度分寸

1. 体表解剖标志

（1）足踝部　趾甲根角，第一、二趾间趾蹼缘后方赤白肉际，第一、二跖骨间，胫骨前肌腱等。

（2）小腿部　胫骨前肌腱、胫骨内侧面、胫骨内侧髁等。

（3）膝部　股骨内侧髁、半腱肌、半膜肌等。

（4）大腿、腹股沟部　股内肌、缝匠肌、腹股沟股动脉等。

（5）胸腹部　第十一肋游离端、第六肋间隙等。

【注释】

［1］胫骨前肌腱：起自胫骨体和小腿骨间膜，止于内侧楔骨和第一跖骨底。

［2］股骨内侧髁：位于大腿部，上端有球形的股骨头，股骨下端有两个膨大，在内侧

的是股骨内侧髁。

[3] 半腱肌：位于股二头肌的内侧，肌腱起自坐骨结节，止于胫骨上端的内侧。

[4] 半膜肌：位于半腱肌的深部，起自坐骨结节，止于胫骨内侧髁的后面。

[5] 缝匠肌：起自髂前上棘，经大腿前面，转向内下端，止于胫骨上端的内侧面。

2. 体表骨度分寸（图 2-1）

内踝尖至胫骨内侧髁下缘为 13 寸；股骨内侧髁上缘至耻骨联合上缘为 18 寸。

（二）腧穴定取实训方法

1. 常规取穴方法

实训对象取仰卧位，于足大趾外侧趾甲根角侧后方（沿角平分线）0.1 寸处取**大敦**（图 14-5）；足背第一、二趾间趾蹼缘后方赤白肉际处取**行间**（图 14-6）；足背第一、二跖骨间的后方，靠近该两骨交接点的凹陷处取**太冲**（图 14-6）；足内踝前 1 寸，商丘（足太阴经）与解溪（足阳明经）连线之间，胫骨前肌腱的内侧凹陷处取**中封**（图 14-7）。

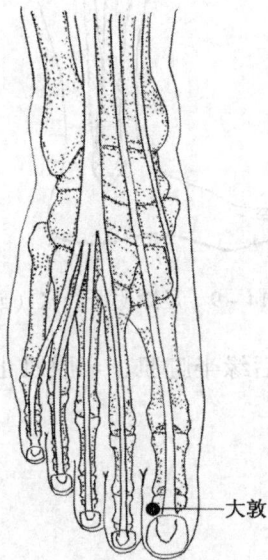

图 14-5 足厥阴肝经穴（一）

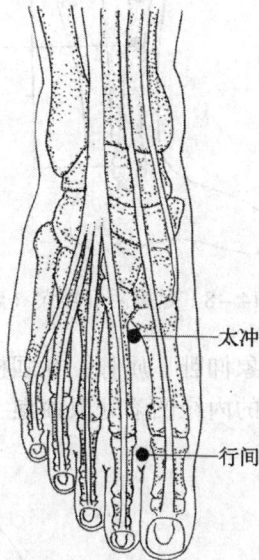

图 14-6 足厥阴肝经穴（二）

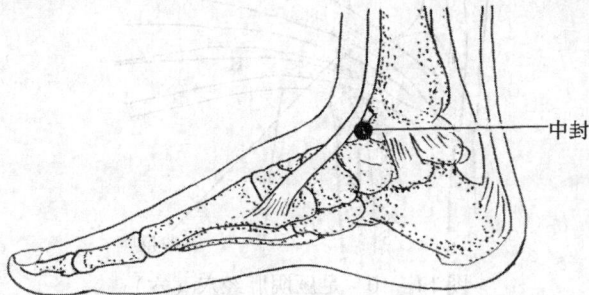

图 14-7 足厥阴肝经穴（三）

在胫骨内侧面的中央，内踝尖至胫骨内侧髁下缘连线的上 2/3 与下 1/3 交点再向下 0.7
寸处（内踝尖上 5 寸）取**蠡沟**（图 14-8）；内踝尖至胫骨内侧髁下缘连线的中点上 0.5 寸
处（内踝尖上 7 寸）取**中都**（图 14-8）；将拇指从胫骨内侧面后缘上半部开始往上滑动，
当滑至胫骨内侧髁时指下有突起感，该突出的后下方为阴陵泉（足太阴经），阴陵泉后 1 寸
取**膝关**（图 14-9）。

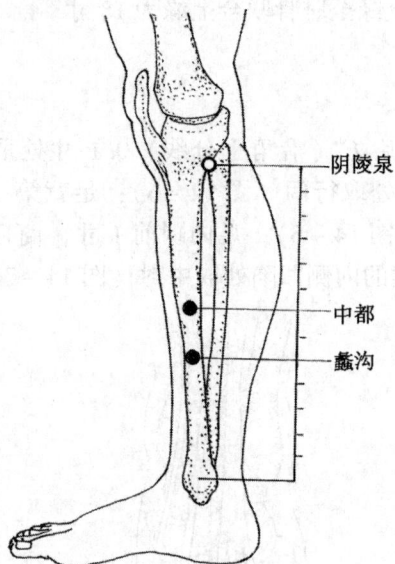

图 14-8　足厥阴肝经穴（四）

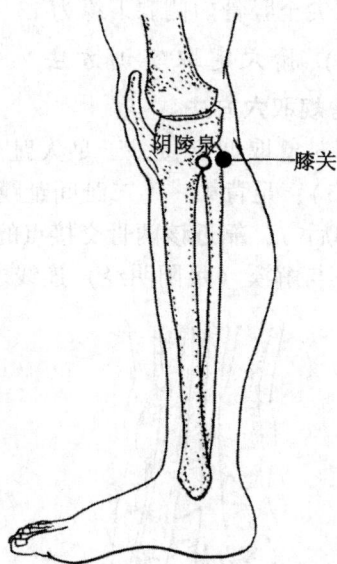

图 14-9　足厥阴肝经穴（五）

实训对象仰卧、屈膝，在腘横纹内侧端，股骨内侧髁后缘半腱肌、半膜肌止端的前缘，
半腱肌肌腱的内缘凹陷处取**曲泉**（图 14-10）。

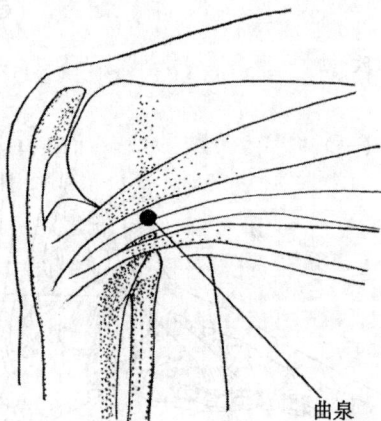

图 14-10　足厥阴肝经穴（六）

实训对象取仰卧位，在大腿内侧，股骨内侧髁上 4 寸，股薄肌与缝匠肌之间取**阴包**（图 14-
11）。先定腹部正中线旁开 2 寸平耻骨联合上缘的气冲穴（足阳明经），将气冲穴至股骨内侧髁

上缘的连线等分为 3 等份,再将上 1/3 的连线等分为 2 份,其中点处取**足五里**(气冲穴下 3 寸)(图 14 - 12);将气冲与足五里连线分为 3 等份,上 2/3 与下 1/3 交点处取**阴廉**(气冲穴直下 2 寸)(图 14 - 12);气冲外下方腹股沟股动脉搏动处取**急脉**(图 14 - 12)。

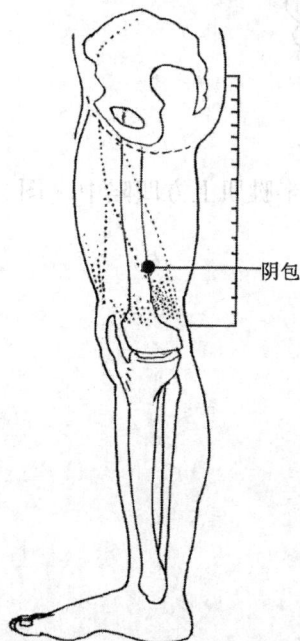

图 14 - 11　足厥阴肝经穴（七）

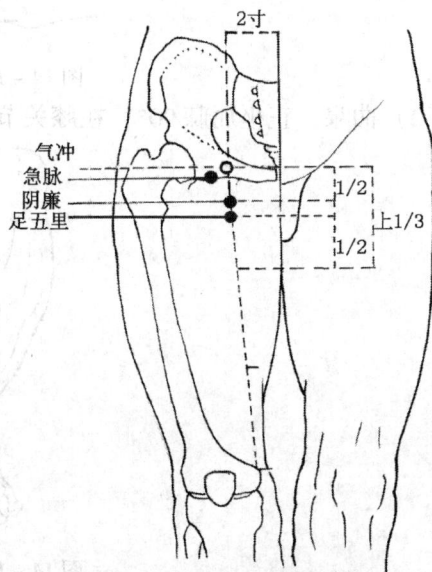

图 14 - 12　足厥阴肝经穴（八）

　　实训对象取仰卧位,沿肋弓向外侧推,于侧腹部肋弓下缘、乳中线与腋中线之间触到第十一肋游离端,该游离端的下方取**章门**（图 14 - 13）;于乳头直下（锁骨中线上）第六肋间隙取**期门**（图 14 - 14）。

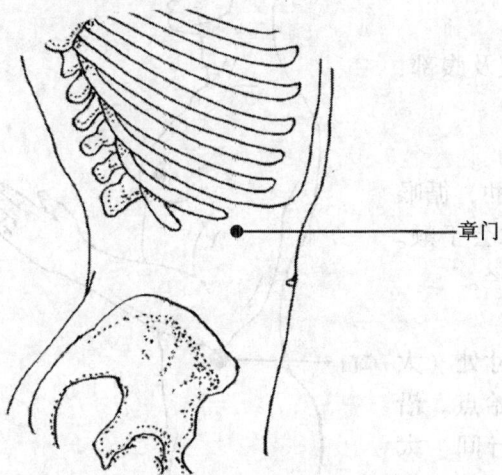

图 14 - 13　足厥阴肝经穴（九）

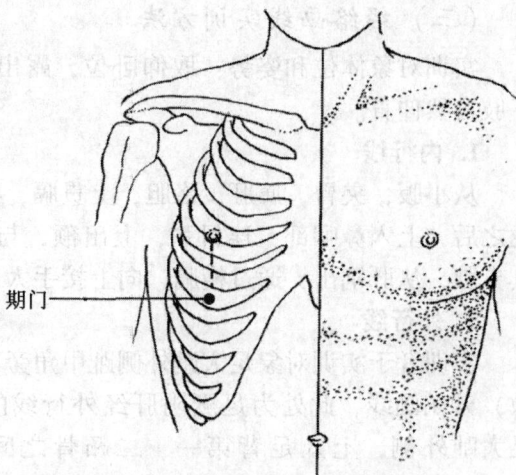

图 14 - 14　足厥阴肝经穴（十）

2. 特殊取穴方法

（1）行间　足趾并拢时，足背第一、二趾间缝纹头处（图14－15）。

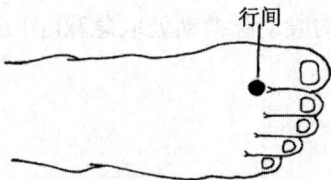

图14－15　行间的特殊取穴

（2）曲泉　正坐屈膝90°，在膝关节内侧纹头直上，半腱肌上方凹陷中（图14－16）。

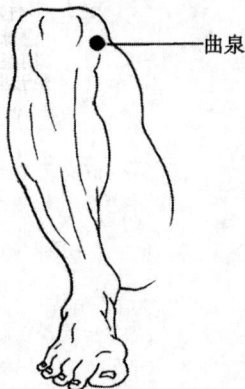

图14－16　曲泉的特殊取穴

（3）章门　①双手拇指与食指尽量分开，拇指向前、虎口向下放于腋中线上，拇指置于肋弓下缘，拇指指腹下可触及第十一肋游离端，在其下缘取穴；②垂肩屈肘，肘尖所触及的部位约为穴处，但一定要取在第十一肋游离端下缘（图14－17）。

（三）经络画线实训方法

实训对象体位和姿势：取仰卧位，露出下肢及腹部，下肢自然伸直。

1. 内行线

从小腹，夹胃，属肝，络胆，上贯膈，布胁肋，循喉咙之后，上入鼻咽部，连目系，上出额，与督脉会于颠。其支脉，从肝别出，通过横膈，向上接手太阴肺经。

2. 外行线

实训者于实训对象足大趾外侧趾甲角旁0.1寸处（大敦）开始画线，此处为足厥阴肝经外行线的起始点。沿足大趾外侧，上入足背第一、二跖骨之间（行间、太冲），至内踝前1寸（中封），上循小腿内侧，沿胫骨内侧面中央（蠡沟、中都），在内踝上8寸处交足太阴经之

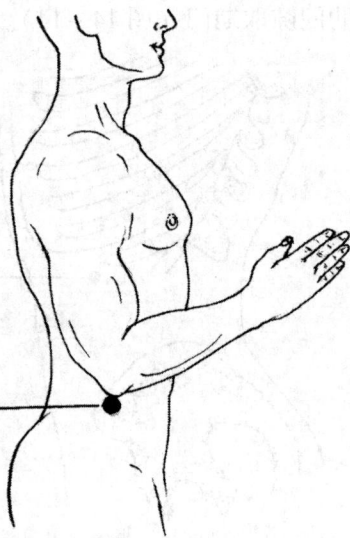

图14－17　章门的特殊取穴

后，向上经腘内侧（膝关、曲泉）、大腿内侧的中间（阴包），至大腿根部（足五里、阴廉）、腹股沟股动脉搏动处（急脉），经小腹（曲骨、中极、关元，任脉），上至胁肋部第十一肋端（章门），终止于胸部乳头下第六肋间隙（期门）。

3. 支脉

从目系下至颊里，环绕唇内。

三、特别提示

1. 错误取穴方法提示及正确操作要点

（1）太冲　错误取法：足背第一、二跖骨间隙的中央取之。正确取法：在足背第一、二跖骨间隙的后方靠近该两骨交接点的凹陷处取之。也可从行间穴向上推，推不动处前缘即是太冲。

（2）中封　错误取法：由于找不准胫骨前肌腱，将穴位取在拇长伸肌腱的内侧。正确取法：在足内踝前，商丘与解溪连线之间，胫骨前肌腱的内侧凹陷处取中封。

（3）曲泉　错误取法：直接在腘横纹内侧端处取之。正确取法：实训对象正坐屈膝，将手指从股骨内侧近膝部开始往膝关节滑动，至股骨内侧髁时指下有突起感，在该突起的上缘画横线，在半腱肌、半膜肌接近止端的上缘画竖线，该横线与竖线相交的凹陷处取曲泉。

2. 针刺安全操作提示

（1）急脉　避开腹股沟动脉针刺，以免伤及动脉。正确操作方法：针刺时押手拇指向一侧切压腹股沟动脉，刺手持针沿拇指指甲面刺入。

（2）期门　不可向内深刺，以免误入胸腔，伤及肺脏，造成气胸。正确操作方法：向外斜刺或平刺 0.5～0.8 寸。

【附】

一、空白图填空

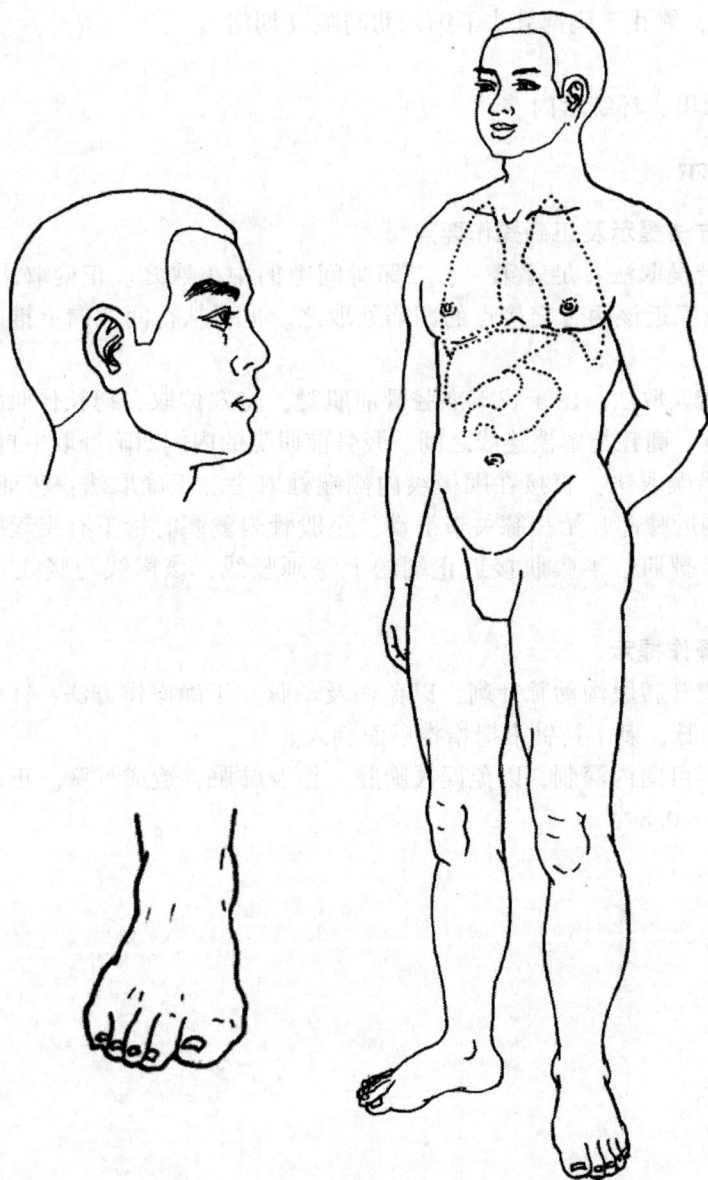

画经练习图

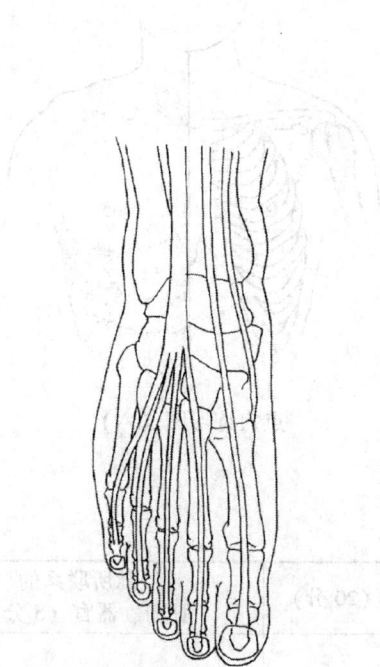

点穴练习图（一）

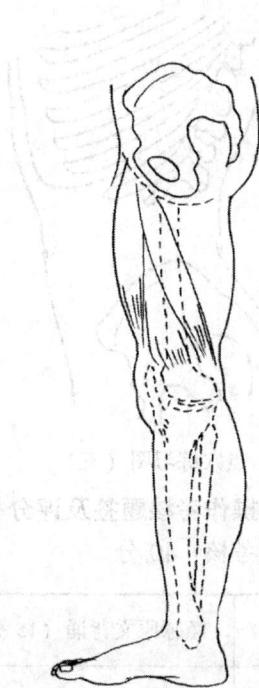

点穴练习图（二）

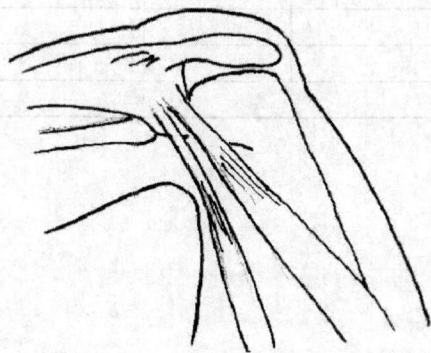

点穴练习图（三）

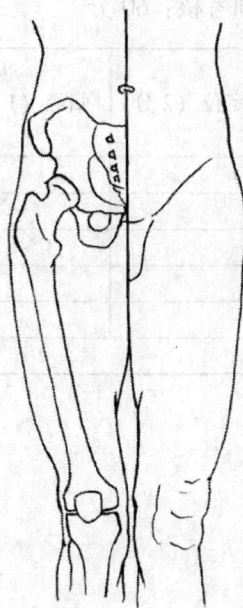

点穴练习图（四）

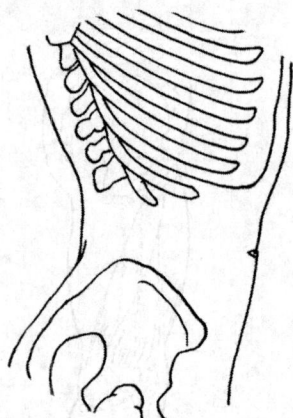

点穴练习图（五）

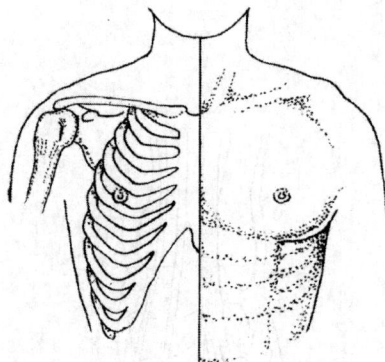

点穴练习图（六）

二、技术操作考核题签及评分标准（100分）

经络实训考核：40分

经脉名称	经脉原文背诵（15分）	画出循行路线（20分）	经脉所联系的 脏腑、器官（5分）
足厥阴肝经			
总　分		考核人	

腧穴实训考核：60分

穴位名称	定位（2分）	归经（1分）	特定穴类属 （1分）	取穴操作（6分）		主治特点（2分）
				正确度3分	熟练度3分	
大敦						
行间						
太冲						
章门						
期门						
总　分			考核人			

第十五章

奇经八脉及腧穴

一、督脉

（一）基本知识

1. 督脉循行概要（图 15 - 1）

◇ 督脉主要由 1 条主脉构成。

◇ 主脉：起于少腹→出会阴→经尾骨尖下→后背脊柱中→至风府→入属于脑→上颠→额→下至鼻柱→止于上唇内。

◆ 体表循行线：起于肛门与尾骨尖之间（长强）→行于腰、背、项、头正中线→经额正中→下鼻→至上唇内（龈交）。

◆ 联系的脏腑组织器官：胞宫、脑、鼻。

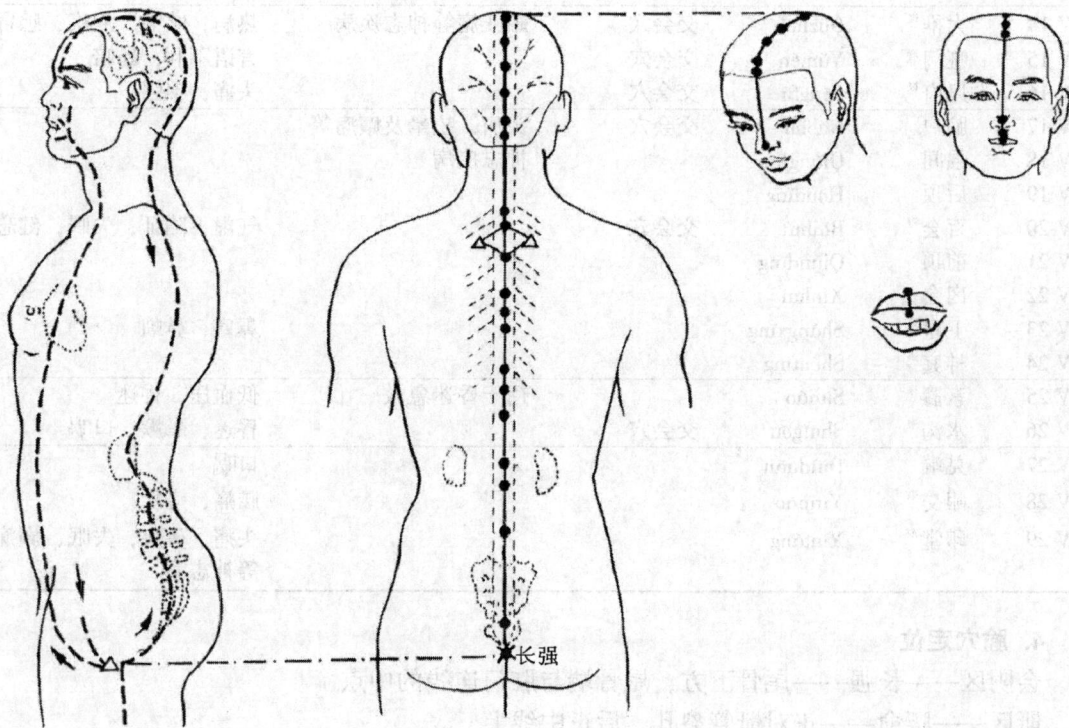

图 15 - 1 督脉循行示意图

2. 督脉络脉循行概要

◇ 督脉络脉（长强）：从长强分出夹脊旁上行至项部，散布于头上，肩胛部络脉向两侧走向足太阳膀胱经，与足太阳膀胱经相通，贯穿脊柱两旁肌肉。

3. 腧穴概要

代码	穴名	拼音	特定穴类属	经穴主治共性	各穴主治特点
GV 1	长强※	Chángqiáng	络穴；交会穴	痔疾，便秘，泄泻，脱肛，癫痫等神志病	肛肠病
GV 2	腰俞	Yāoshū			腰骶痛
GV 3	腰阳关※	Yāoyángguān		腰痛，下肢痿痹	
GV 4	命门※	Mìngmén			肾阳虚命门火衰疾病
GV 5	悬枢	Xuánshū			
GV 6	脊中	Jǐzhōng		胃痛，脊背强痛	
GV 7	中枢	Zhōngshū			
GV 8	筋缩	Jīnsuō			
GV 9	至阳※	Zhìyáng			黄疸
GV 10	灵台	Língtái			疔疮
GV 11	神道	Shéndào			咳嗽，气喘，心悸
GV 12	身柱	Shēnzhù			咳嗽，气喘，疔疮
GV 13	陶道	Táodào	交会穴		热病，疟疾
GV 14	大椎※	Dàzhuī	交会穴	癫狂痫等神志疾病	热病，咳喘，疟疾，感冒
GV 15	哑门※	Yǎmén	交会穴		言语不利，暴喑
GV 16	风府※	Fēngfǔ	交会穴		头痛，项强
GV 17	脑户	Nǎohù	交会穴	头痛、眩晕及癫痫等神志疾病	
GV 18	强间	Qiángjiān			
GV 19	后顶	Hòudǐng			
GV 20	百会※	Bǎihuì	交会穴		气虚下陷证，失眠，健忘
GV 21	前顶	Qiándǐng			
GV 22	囟会	Xìnhuì			
GV 23	上星※	Shàngxīng			鼻塞，鼻衄
GV 24	神庭※	Shéntíng			
GV 25	素髎※	Sùliáo		用于昏迷急救	低血压，昏迷
GV 26	水沟※	Shuǐgōu	交会穴		昏迷，晕厥，口喎
GV 27	兑端	Duìduān			口喎
GV 28	龈交※	Yínjiāo			腰痛，痔疾
GV 29	印堂※	Yìntáng			头痛，鼻疾，失眠，癫痫等神志病

4. 腧穴定位

会阴区——长强——尾骨下方，尾骨端与肛门连线的中点

骶区——腰俞——正对骶管裂孔，后正中线上

脊柱区　{腰阳关　命门　悬枢}　后正中线上　{第四　第二　第一}　腰椎棘突下凹陷中

脊柱区 { 脊中、中枢、筋缩、至阳、灵台、神道、身柱、陶道 } 后正中线上 { 第十一、第十、第九、第七、第六、第五、第三、第一 } 胸椎棘突下凹陷中

项后区 { 大椎、哑门 } 后正中线上 { 第七、第二 } 颈椎棘突下凹陷中

风府——枕外隆凸直下，两斜方肌之间凹陷中

头部 {
脑户——枕外隆凸的上缘凹陷中
强间、后顶 } 后发际正中直上 { 4 寸、5.5 寸 }
百会、前顶、囟会、上星、神庭 } 前发际正中直上 { 5 寸、3.5 寸、2 寸、1 寸、0.5 寸 }
印堂——两眉毛内侧端中间凹陷中

面部 {
素髎——鼻尖的正中央
水沟——人中沟的上 1/3 与中 1/3 交点处
兑端——上唇结节的中点

上唇内——龈交——上唇系带与上齿龈的相接处

（二）基本技能

1. 常用体表解剖标志和骨度分寸

（1）体表解剖标志

①腰背骶部：尾骨尖、骶管裂孔、髂嵴、各椎棘突、肩胛骨下角、肩胛冈等。

②头项部：枕外隆凸、后发际、前发际、斜方肌等。

③面部：人中沟、上唇系带等。

【注释】

①髂嵴：髂骨翼的上缘肥厚且呈弓形向上凸弯，叫髂嵴。两侧髂嵴最高点的连线约平齐第四腰椎棘突，是计数椎骨的标志。

②肩胛骨下角：肩胛骨的下端，为背部重要骨性标志之一。在两手自然下垂时，肩胛骨下角平第七胸椎棘突，可作为背部计数肋骨和棘突的标志。

（2）体表骨度分寸（图 2－2~2－3）　大椎以下至尾骶共 21 椎，其中两肩胛冈内侧

缘连线平第三胸椎，两肩胛骨下角连线平第七胸椎，两髂嵴连线平第四腰椎；前发际正中至后发际正中为 12 寸。

2. 腧穴定取实训方法

（1）常规取穴方法　实训对象跪伏，膝胸位，肛门与尾骨端连线中点取**长强**（图 15 - 2）。

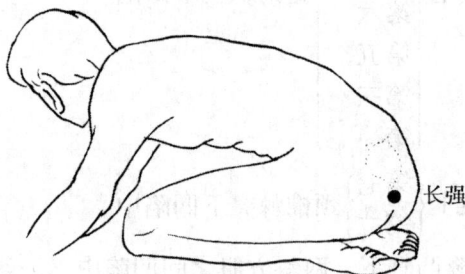

图 15 - 2　督脉经穴（一）

实训对象俯卧或正坐，低头，于颈部正中下方隆起最高处（与肩峰相平）定取第七颈椎棘突（若棘突突起不明显，可左右旋转头部以活动颈椎，颈椎之下不动的骨节为第一胸椎），第七颈椎棘突下凹陷处取**大椎**（图 15 - 3）；向下依次定取腰背部腧穴。第一胸椎棘突下凹陷处取**陶道**；第三胸椎棘突下凹陷处取**身柱**；第五胸椎棘突下凹陷处取**神道**；第六胸椎棘突下凹陷处取**灵台**；上肢自然下垂，肩胛骨下角连线约平第七胸椎棘突，下缘凹陷取**至阳**；再向下两个棘突即第九胸椎棘突下凹陷处取**筋缩**；依次向下于第十胸椎棘突下凹陷处取**中枢**；第十一胸椎棘突下凹陷处取**脊中**；第一腰椎棘突下凹陷处取**悬枢**；第二腰椎棘突下凹陷处取**命门**；两髂嵴最高点连线与脊柱交点约为第四腰椎棘突，下缘凹陷处取**腰阳关**；骶裂正上方的小凹陷即骶管裂孔处取**腰俞**（图 15 - 3）。提示：穴位的排列顺序应是从下向上。

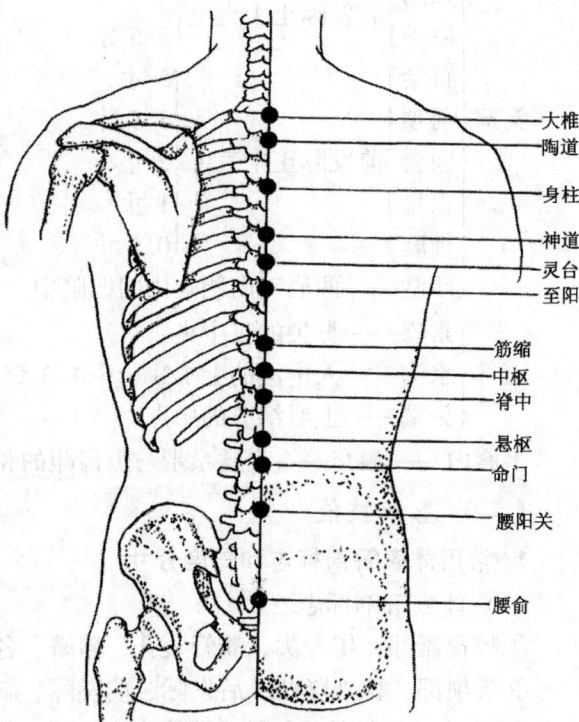

图 15 - 3　督脉经穴（二）

实训对象正坐，头稍仰，使项部斜方肌松弛，先从项后发际正中上推至枕骨而止，即枕外隆凸直下，两侧斜方肌之间凹陷处取**风府**；风府下 0.5 寸即后发际正中直上 0.5 寸取**哑门**；枕外隆凸上缘后正中线凹陷处取**脑户**；将前发际正中至后发际正中连线分为 3 等分，前 2/3 与后 1/3 交点处即后发际正中直上 4 寸取**强间**；前发际正中至后发际正中连线中点前 1 寸即前发际正中直上 5 寸取**百会**；百会与强间中点即后发际正中直上 5.5 寸取**后顶**（图 15 - 4）。将前发际正中与后发际正中连线的前 1/3 再分为 2 等分，在其中点即前发际正中直上 2 寸取**囟会**；百会与囟会的中点即前发际正中直上 3.5 寸取**前顶**；前发际正中直上 1 寸取**上星**；上星前 0.5 寸即前发际正中直上 0.5 寸取**神庭**（图 15 - 5）。

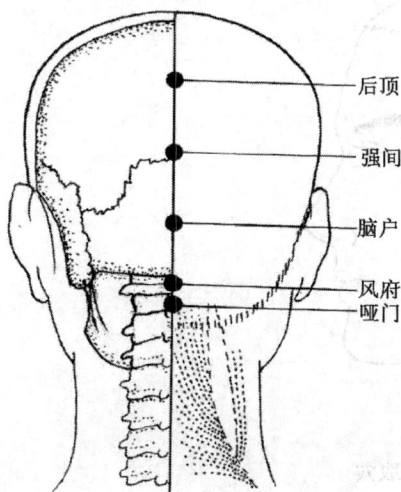

图 15 - 4　督脉经穴（三）

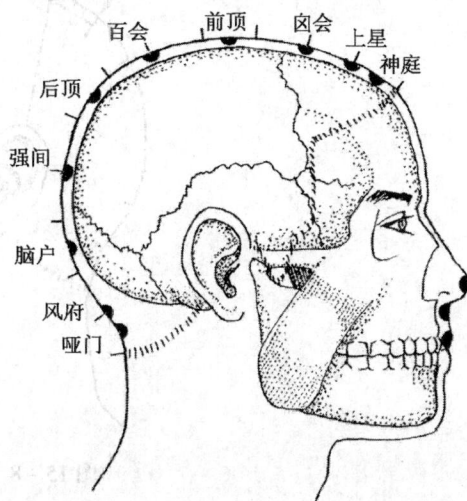

图 15 - 5　督脉经穴（四）

实训对象正坐，两眉毛内侧端中间凹陷即左右攒竹（足太阳经）连线中点取**印堂**（图 15 - 6）；鼻尖正中取**素髎**（图 15 - 6）；人中沟的上 1/3 与下 2/3 交点处取**水沟**（图 15 - 6）；人中沟下端的皮肤与上唇的移行部取**兑端**（图 15 - 6）；上唇系带与齿龈的相接处取**龈交**（图 15 - 7）。

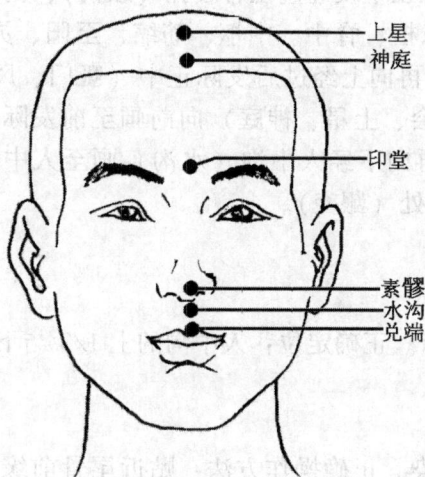

图 15 - 6　督脉经穴（五）

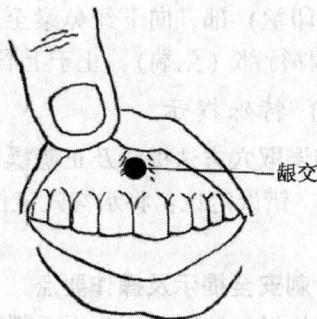

图 15 - 7　督脉经穴（六）

（2）特殊取穴方法

百会　取正坐位，微低头，折耳向前，两耳尖连线与头正中线交点处取百会（图15 - 8）。

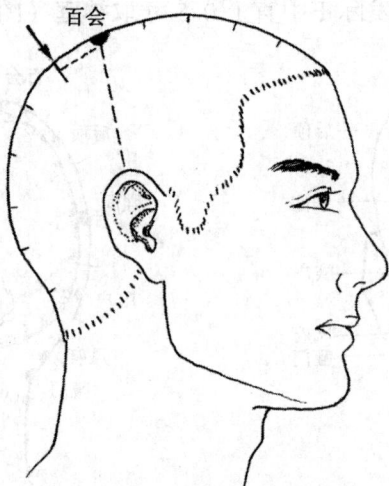

图15 - 8　百会的特殊取穴

3. 经络画线实训方法

实训对象体位和姿势：取正坐位，脱去上衣，露出腰骶部、背部、头项部。

（1）内行线　脉起于胞中，下出会阴。

（2）外行线

①实训对象取跪伏位，定取肛门与尾骨端中点（长强），此处为督脉外行线的起始点。

②实训对象取正坐位，从长强向上画线，沿尾骶正中线经过骶管裂孔（腰俞），向上经过第四腰椎棘突下（腰阳关），一直向上（命门、悬枢、脊中、中枢、筋缩、至阳、灵台、神道、身柱、陶道）画至第七颈椎棘突下（大椎），再向上经过后发际正中（哑门、风府）沿头正中线（脑户、强间、后顶、百会、前顶、囟会、上星、神庭）向前画至前发际正中到前额（印堂）部，向下经鼻梁至鼻尖（素髎），再向下经人中沟（水沟）画至人中沟下端与上唇移行部（兑端），止于上唇系带与齿龈交点处（龈交）。

（三）特殊提示

1. 错误取穴方法提示及正确操作要点

水沟　错误定位：将水沟穴定位在人中沟的中点。正确定位：人中沟的上1/3与下2/3交点处。

2. 针刺安全提示及操作要点

（1）长强　针刺时注意不要刺穿直肠，以防感染。正确操作方法：贴近尾骨前缘，沿尾骨与直肠之间缓慢刺入0.5～1寸。

（2）哑门　进针勿向上深刺，进针过程中如病人有触电感，应立即退针，切勿提插。正确操作方法：头前倾直刺或针尖向下斜刺0.5～1寸。

（3）风府　针刺风府穴不宜向前上方深刺，如果针尖向前上方深入，则可穿破寰枕后膜、硬脊膜和蛛网膜进入枕骨大孔及小脑延髓池，损伤延髓，致生命危险。正确操作方法：正坐伏案，头微前倾，使颈部肌肉放松，针尖向下颌方向缓慢刺入0.5～1寸。

（4）水沟　如果用于醒脑开窍，正确操作方法：针刺时，针尖约呈30°角向上刺入0.5～1cm，用高频率、大幅度捻转泻法。

【附】

一、空白图填空

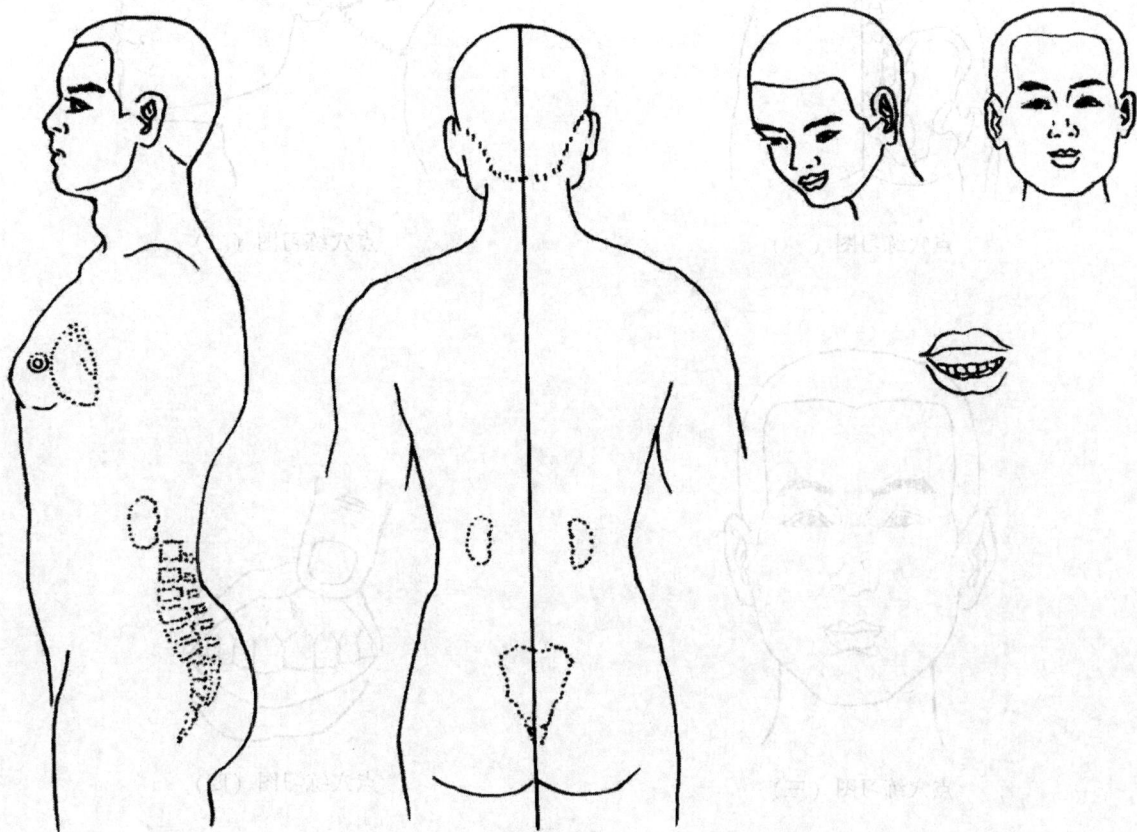

画经练习图

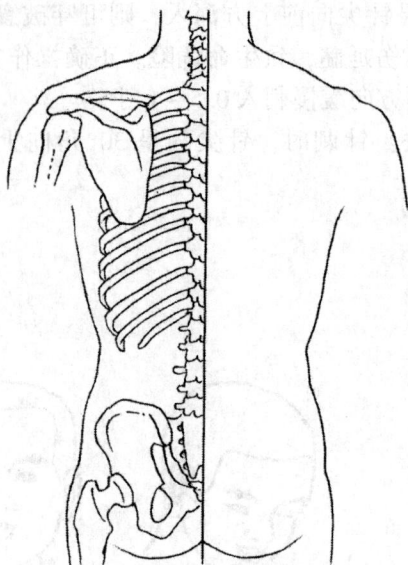

点穴练习图（一）

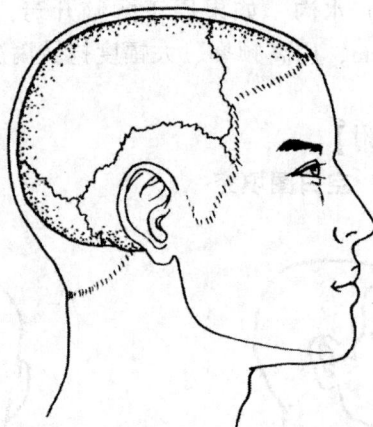

点穴练习图（二）

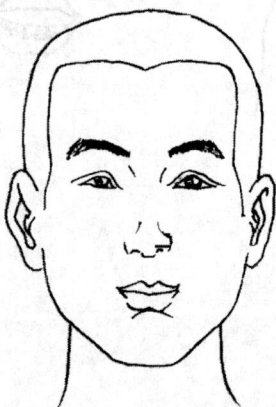

点穴练习图（三）

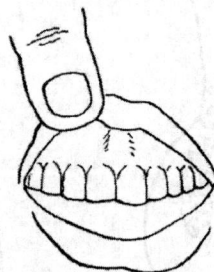

点穴练习图（四）

二、技术操作考核题签及评分标准（100 分）

经络实训考核：40 分

经脉名称	经脉原文背诵（15 分）	画出循行路线（20 分）	经脉所联系的脏腑、器官（5 分）
督　脉			
总　分		考核人	

腧穴实训考核：60 分

穴位名称	定位（2分）	归经（1分）	特定穴类属（1分）	取穴操作（6分）		主治特点（2分）
				正确度 3 分	熟练度 3 分	
腰阳关						
大椎						
风府						
百会						
水沟						
总 分			考核人			

二、任脉

（一）基本知识

1.任脉循行概要（图 15－9）

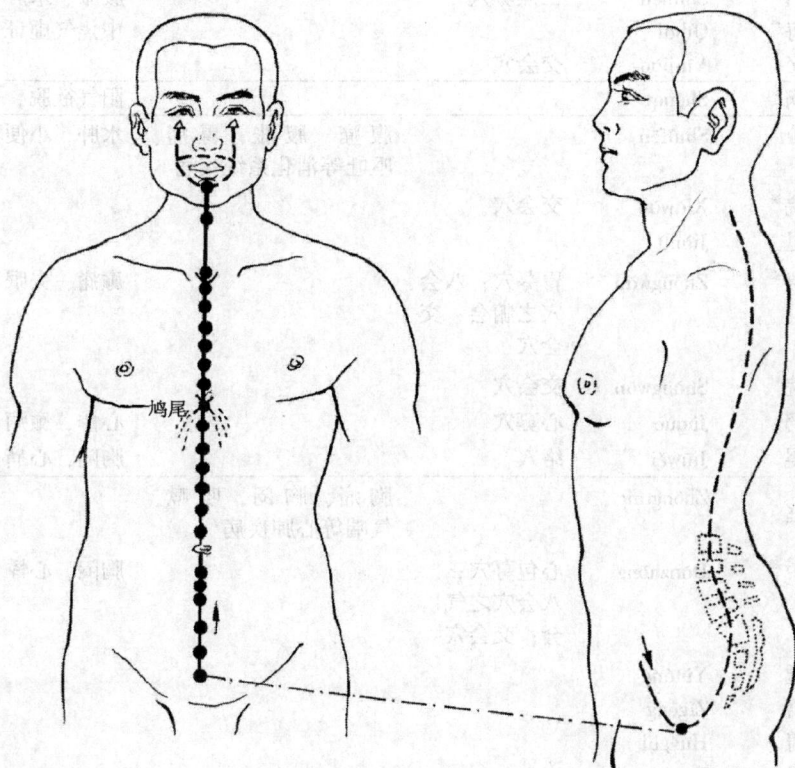

图 15－9　任脉循行示意图

◇ 任脉主要由 1 条主脉构成。

◇ 主脉：起于胞中→出会阴→上毛际→入少腹→经关元→至咽喉→上面→入目。

◆ 体表循行线：起于前后二阴之间（会阴）→向前经胸腹部正中线→胸骨上窝→颈正中线→止于颏唇沟正中（承浆）。

◆ 联系的脏腑组织器官：胞宫、咽喉、目。

2. 任脉络脉循行概要

◇ 任脉络脉（鸠尾）：从鸠尾分出，散于腹部。

3. 腧穴概要

代码	穴名	拼音	特定穴类属	经穴主治共性	各穴主治特点
CV 1	会阴※	Huìyīn	交会穴		
CV 2	曲骨	Qūgǔ	交会穴	月经不调、痛经、闭经、带下等妇科病和男性生殖系统疾病	癃闭、遗尿等泌尿系统疾病虚劳证、脱证、泄泻等
CV 3	中极※	Zhōngjí	膀胱募穴；交会穴		
CV 4	关元※	Guānyuán	小肠募穴；交会穴		
CV 5	石门	Shímén	三焦募穴		腹胀、水肿
CV 6	气海※	Qìhǎi			中焦气虚证
CV 7	阴交	Yīnjiāo	交会穴		
CV 8	神阙※	Shénquè			阳气欲脱，中焦虚寒证
CV 9	水分	Shuǐfēn		腹痛、腹胀、胃痛、呕吐等消化系统疾病	水肿，小便不利
CV 10	下脘※	Xiàwǎn	交会穴		
CV 11	建里	Jiànlǐ			
CV 12	中脘※	Zhōngwǎn	胃募穴；八会穴之腑会；交会穴		癫痫，失眠，痰多，胃病
CV 13	上脘	Shàngwǎn	交会穴		
CV 14	巨阙	Jùquè	心募穴		心悸，癫痫
CV 15	鸠尾	Jiūwěi	络穴		胸闷，心痛，癫痫
CV 16	中庭	Zhōngtíng		胸痛、胸闷、咳嗽、气喘等心肺疾病	
CV 17	膻中※	Dànzhōng	心包募穴；八会穴之气会；交会穴		胸闷，心悸，缺乳，乳癖
CV 18	玉堂	Yùtáng			
CV 19	紫宫	Zǐgōng			
CV 20	华盖	Huágài			
CV 21	璇玑	Xuánjī			
CV 22	天突※	Tiāntū	交会穴	咽喉肿痛、暴喑	咳嗽，哮喘，梅核气
CV 23	廉泉※	Liánquán	交会穴		舌强不语，舌纵涎出
CV 24	承浆※	Chéngjiāng	交会穴		口喎，流涎

4. 腧穴定位

会阴区——会阴——男性在阴囊根部与肛门连线的中点，女性在大阴唇后联合与肛门连线的中点

下腹部 {
曲骨——耻骨联合上缘，前正中线上
中极 —— 4寸
关元 —— 3寸
石门 —— 前正中线上，脐中下 2寸
气海 —— 1.5寸
阴交 —— 1寸
}

脐区——神阙——肚脐中央

上腹部 {
水分 —— 1寸
上脘 —— 2寸
建里 —— 3寸
中脘 —— 前正中线上，脐中上 4寸
下脘 —— 5寸
巨阙 —— 6寸
鸠尾 —— 7寸
}

胸部 {
中庭——胸剑结合中点处，前正中线上平第五肋间
膻中 —— 第四肋间
玉堂 —— 第三肋间
紫宫 —— 前正中线上，横平 第二肋间
华盖 —— 第一肋间
璇玑——胸骨上窝下1寸，前正中线上
}

颈前区 {
天突——胸骨上窝中央，前正中线上
廉泉——喉结上方，舌骨上缘凹陷中，前正中线上
}

面部——承浆——颏唇沟的正中凹陷处

（二）基本技能

1. 常用体表解剖标志和骨度分寸

（1）体表解剖标志

①腹部：耻骨联合、脐等。

②胸部：胸剑联合、胸骨角、胸骨柄、胸骨上窝、第一至第五肋间隙、乳头等。

③颈部：喉结、舌骨体等。

④面部：颏唇沟。

【注释】

①胸骨角：胸骨柄与胸骨体的结合处，所形成的微向前方凸出的角。

②胸骨上窝：为胸骨柄上方的凹陷部，正常气管位于其后。

③颏唇沟：是指下唇和下颏之间的凹陷。

（2）体表骨度分寸（图2-1）　天突至歧骨（胸剑联合）为9寸；歧骨至脐中为8寸；脐中至耻骨联合上缘为5寸；两乳头平第四肋间隙（男性和未哺乳过女性）。

2. 腧穴定取实训方法

（1）常规取穴方法　实训对象取仰卧位，露出阴毛边际，于耻骨联合上缘中点（约平阴毛边际）取**曲骨**；肚脐中央取**神阙**；以一手无名指按于神阙穴，另一手无名指按于曲骨穴，两手的食指、中指、无名指自然等距将神阙至曲骨分为5等份，每一等份为1寸，脐中下4寸取**中极**，下3寸取**关元**，下2寸取**石门**，下1寸取**阴交**，神阙与关元中点取**气海**（图15-10）。

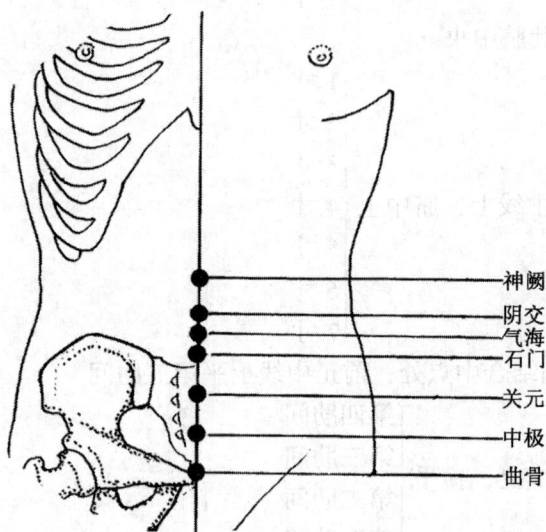

图15-10　任脉经穴（一）

实训对象取仰卧位，于胸剑结合部（胸肋角）取**中庭**；将中庭至神阙分为2等份，中点即中脘，再按照等分的方法将中脘上下各分为4等份，每一个等分点上定一个穴，自神阙向上依次为**水分**、**下脘**、**建里**、**中脘**、**上脘**、**巨阙**、**鸠尾**、**中庭**（图15-11）。

实训对象取仰卧位，两乳头连线与前正中线交点处（平第四肋间隙）取**膻中**；第三肋间隙与前正中线交点处取**玉堂**；第二肋间隙与前正中线交点处取**紫宫**；再向上第二肋骨上缘凹陷处取第一肋间隙，与前正中线交点处取**华盖**；天突下1寸取**璇玑**（图15-12）。

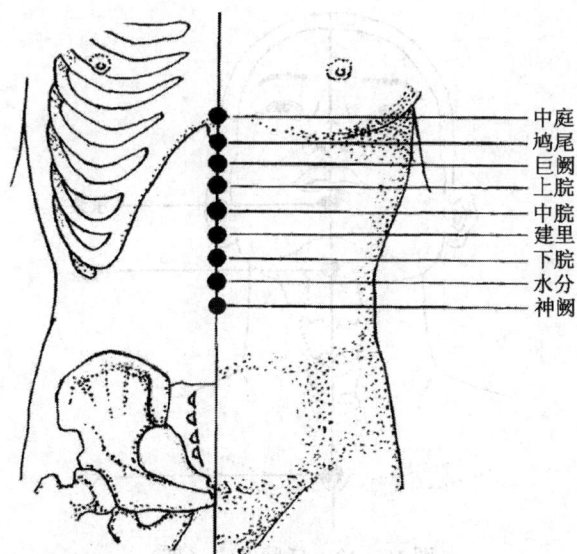

图 15 - 11 任脉经穴 (二)

中庭
鸠尾
巨阙
上脘
中脘
建里
下脘
水分
神阙

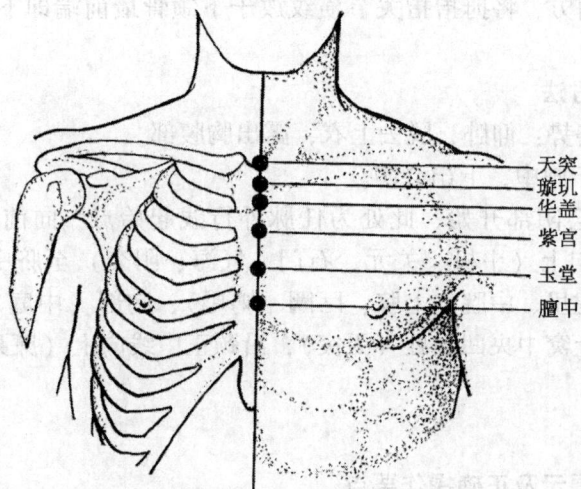

图 15 - 12 任脉经穴 (三)

天突
璇玑
华盖
紫宫
玉堂
膻中

实训对象取仰卧位，于两锁骨中间、胸骨上窝中央凹陷处取**天突**；颈部上方取喉结，喉结之上舌骨上缘凹陷处取**廉泉**；面部颏唇沟中央凹陷处取**承浆**（图 15 - 13）。

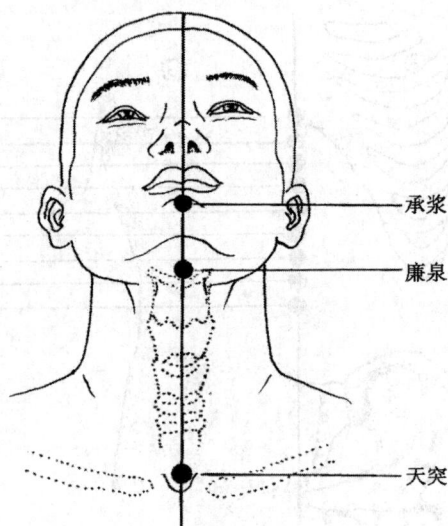

图 15－13 任脉经穴（四）

（2）特殊取穴方法

廉泉 两眼平视前方，将拇指指关节横纹放于下颌骨最前端即下巴颏正中，拇指下压指尖处是穴。

3. 经络画线实训方法

实训对象体位和姿势：仰卧，脱去上衣，露出胸腹部。

（1）内行线 起于胞中，下出会阴。

（2）外行线 从会阴部开始，此处为任脉外行线起始点，向前经耻骨联合上缘中点（曲骨），沿前正中线向上（中极、关元、石门、气海、阴交）至脐中（神阙），再向上经腹部（水分、下脘、建里、中脘、上脘、巨阙、鸠尾）、胸部（中庭、膻中、玉堂、紫宫、华盖、璇玑）至胸骨上窝中央凹陷处（天突），沿颈正中线向上（廉泉），止于颏唇沟中央凹陷（承浆）。

（三）特殊提示

1. 错误取穴方法提示及正确操作要点

廉泉 错误定位：因舌骨不很明显，容易紧靠喉结上缘凹陷取穴。正确定位：喉结上方，舌骨上缘凹陷处取穴。

2. 针刺安全操作提示

（1）关元、中极 针刺前应排空小便，直刺一般不得超过 1.2 寸，尿潴留、膀胱高度胀满的患者应斜刺，并宜注意控制进针深度，防止刺破膀胱。正确操作方法：向前阴方向斜刺 1～1.2 寸；孕妇禁针。

（2）鸠尾 鸠尾正对腹腔内的肝脏，上方穿过膈肌对胸腔内的心脏，针刺时除不宜深刺，以防刺伤肝脏外，也不可向上斜刺，否则易刺入胸腔，损伤心脏。正确操作方法：向下斜刺 0.5～1 寸。

（3）天突 天突禁止直刺深刺，以防刺破气管壁，也不可向左右方向斜刺深刺，以免误伤肺尖。正确操作方法：先直刺进针0.2~0.3寸，然后沿胸骨柄后缘、气管前缘缓慢刺入0.5~1寸，一般不留针。

（4）廉泉 不宜留针，以防因吞咽动作而折针。正确操作方法：直刺0.5~1寸，不留针。

【附】
一、空白图填空

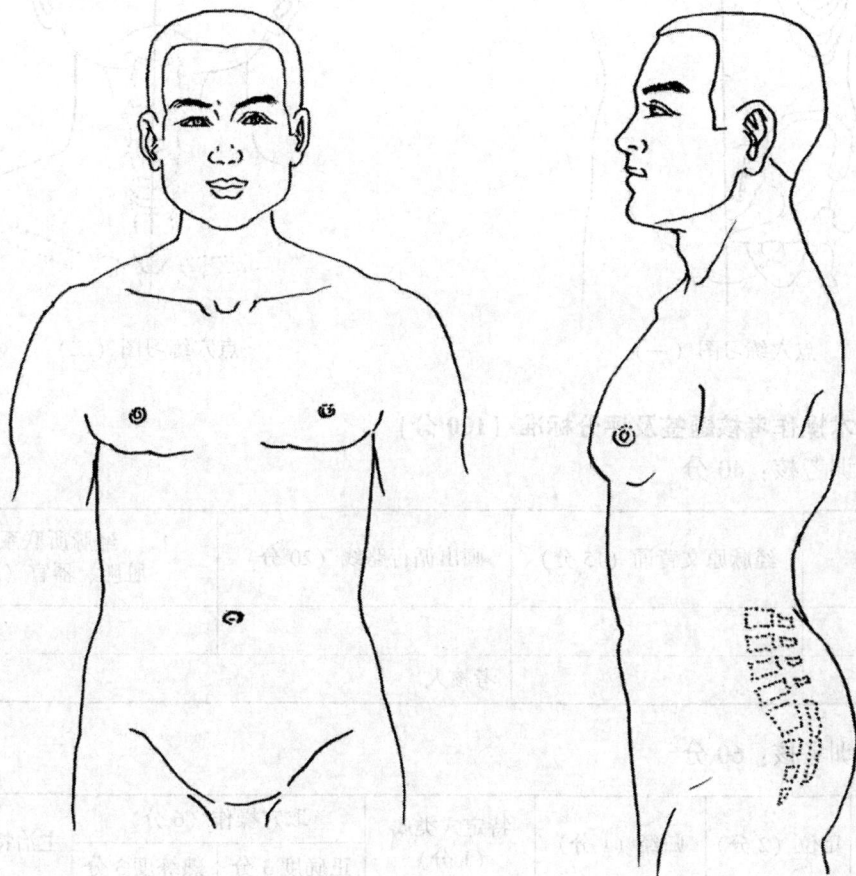

画经练习图

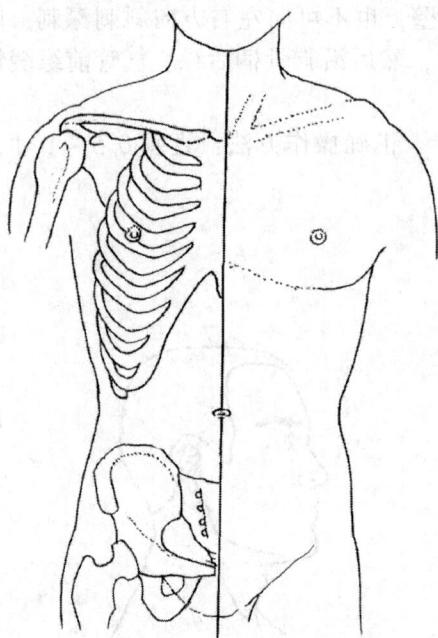

点穴练习图（一）   点穴练习图（二）

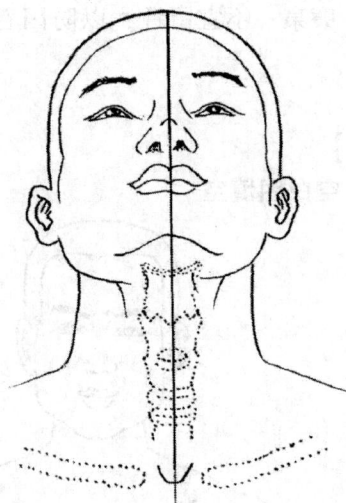

二、技术操作考核题签及评分标准（100分）

经络实训考核：40分

经脉名称	经脉原文背诵（15分）	画出循行路线（20分）	经脉所联系的脏腑、器官（5分）
任　脉			
总　分		考核人	

腧穴实训考核：60分

穴位名称	定位（2分）	归经（1分）	特定穴类属（1分）	取穴操作（6分）		主治特点（2分）
				正确度3分	熟练度3分	
中极						
气海						
中脘						
膻中						
廉泉						
总　分			考核人			

三、冲脉

（一）基本知识

1. 冲脉循行概要（图 15 - 14）

◇ 冲脉主要由 1 条主脉和 4 条支脉构成。

◇ 支脉：从胸中上行→达咽喉→至面→环绕口唇。

◇ 支脉：从气冲下行→并足少阴肾经→沿大腿内侧→腘→沿小腿内侧→内踝后，入足下。

◇ 支脉：从内踝后→足背→大趾内侧。

◇ 支脉：从胞中向后，行于脊内。

◆ 联系的脏腑组织器官：胞中、咽喉、口唇。

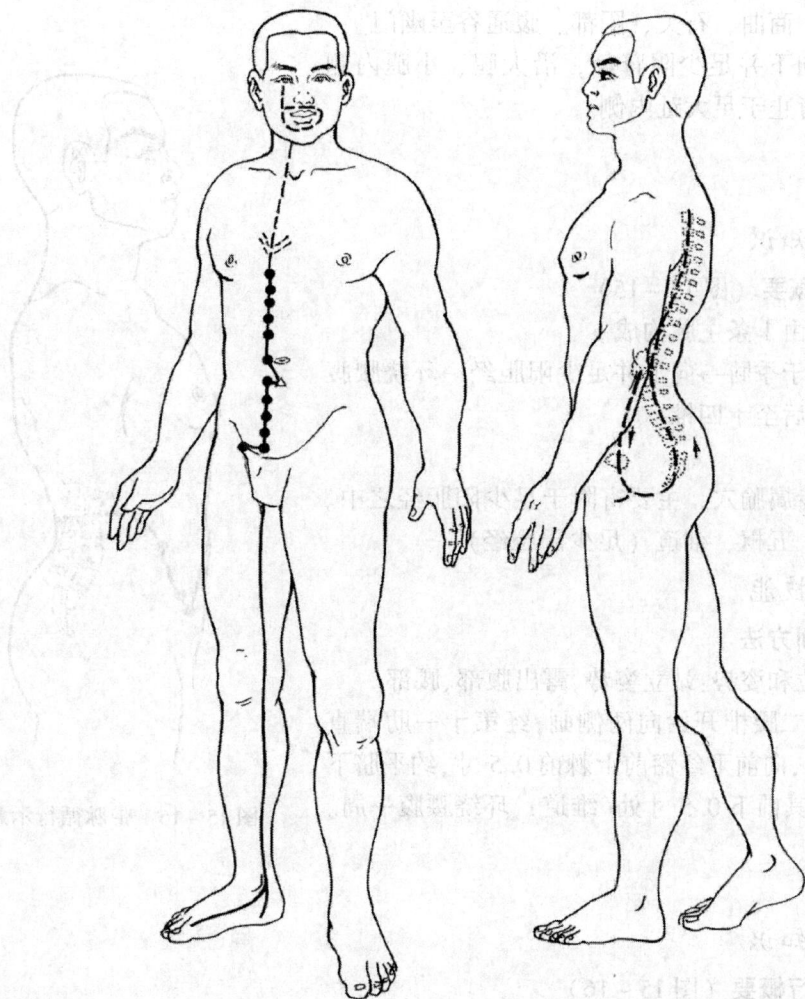

图 15 - 14　冲脉循行示意图

2. 腧穴概要

本经自身无专属腧穴，主要寄附于足阳明胃经、足少阴肾经与任脉之中。具体穴位：会阴（任脉），气冲（足阳明胃经），横骨、大赫、气穴、四满、中注（足少阴肾经），阴交（任脉），肓俞、商曲、石关、阴都、腹通谷、幽门（足少阴肾经）。

（二）基本技能

经络画线实训方法

实训对象体位和姿势：仰卧位，先后露出胸腹部、下肢部。

（1）内行线　脉起于胞中，下出会阴；从胸中上行到达咽喉，向上到面部环绕口唇；从胞中向后行脊内。

（2）外行线

①于曲骨穴旁开2寸定取气冲穴，从气冲向内侧经横骨向上经大赫、气穴、四满、中注、阴交、肓俞、商曲、石关、阴都、腹通谷至幽门。

②从气冲穴向下并足少阴肾经，沿大腿、小腿内侧至内踝后，经足背止于足大趾内侧。

四、带脉

（一）基本知识

1. 带脉循行概要（图15-15）

◇ 带脉主要由1条主脉构成。

◇ 主脉：起于季胁→向下并足少阳胆经→环绕腰腹部一周向后至十四椎。

2. 腧穴概要

本经自身无专属腧穴，主要寄附于足少阳胆经之中。具体穴位：带脉、五枢、维道（足少阳胆经）。

（二）基本技能

经络画线实训方法

实训对象体位和姿势：站立姿势，露出腹部、腰部。

外行线：从第二腰椎开始向两侧画，经第十一肋端直下，平脐处（带脉），向前下经髂前上棘前0.5寸，约平脐下3寸处（五枢），及其前下0.5寸处（维道），环绕腰腹一周。

五、阳跷脉

（一）基本知识

1. 阳跷脉循行概要（图15-16）

◇ 阳跷脉主要由1条主脉构成。

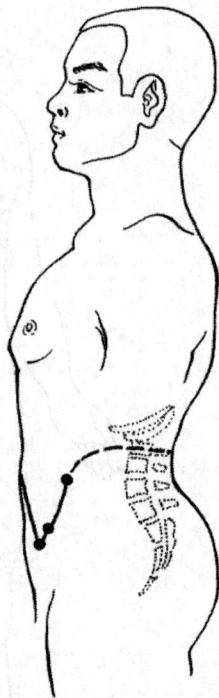

图15-15　带脉循行示意图

◇ 主脉：起于足跟外侧→出外踝尖下→经腓骨后
缘并足少阳胆经上行→过髋关节→经胁肋后
侧→腋后纹头直上肩胛冈下缘→上肩→到面
部→夹口角上行→进入目内眦→沿足太阳膀胱
经上额→入脑→耳后→与足少阳胆经合于风池。

◆ 联系的脏腑组织器官：目、脑、耳。

2. 腧穴概要

本经自身无专属腧穴，主要寄附于足太阳膀胱经、
足少阳胆经、手太阳小肠经、手阳明大肠经、足阳明胃
经之中。具体穴位：仆参、申脉、跗阳（足太阳膀胱
经），居髎（足少阳胆经），臑俞（手太阳小肠经），巨
骨、肩髃（手阳明大肠经），地仓、巨髎、承泣（足阳
明胃经），睛明（足太阳膀胱经），风池（足少阳胆
经）。

（二）基本技能

经络画线实训方法

实训对象体位和姿势：侧卧位，先后露出下肢部、
髋部、肩背及胁肋部。

外行线：先于外踝后下方，昆仑直下，赤白肉际处
（仆参）开始，到外踝下缘凹陷（申脉），向后经昆仑
直上 3 寸（跗阳）向上，过小腿外侧腓骨后缘，直上
沿大腿外侧足少阳胆经向上，经过股骨大转子与髂前上

图 15 - 16　阳跷脉循行示意图

棘连线中点（居髎），经胁肋后侧，从腋后上肩（臑俞、巨骨、肩髃），向上循颈，至口角
旁（地仓），向上沿胃经（巨髎、承泣），交于足太阳膀胱经睛明。

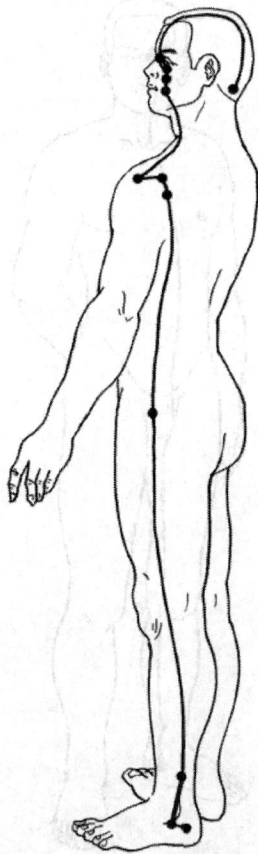

六、阴跷脉

（一）基本知识

1. 阴跷脉循行概要（图 15 - 17）

◇ 阴跷脉主要由 1 条主脉构成。

◇ 主脉：起于足跟内侧内踝下缘凹陷处→内踝之上→并足少阴肾经上行→前阴部→
腹、胸→咽喉→面部鼻旁颧骨部→目内眦合于足太阳经、阳跷脉。

◆ 联系的脏腑组织器官：咽喉、鼻、目。

2. 腧穴概要

本经自身无专属腧穴，主要寄附于足少阴肾经、足太阳膀胱经中。具体穴位：照海、
交信（足少阴肾经），睛明（足太阳膀胱经）。

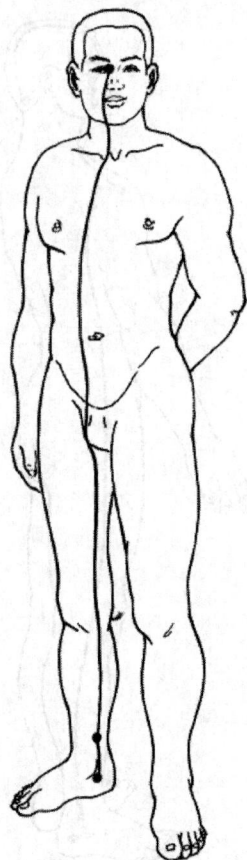

图 15 - 17　阴跷脉循行示意图

枕骨下斜方肌与胸锁乳突肌之间凹陷中→向内合于督脉。

◆ 联系的脏腑组织器官：耳。

2. 腧穴概要

本经自身无专属腧穴，主要寄附于足太阳膀胱经、足少阳胆经、手太阳小肠经、手少阳三焦经与督脉之中。具体穴位：金门（足太阳膀胱经），阳交（足少阳胆经），臑俞（手太阳小肠经），天髎（手少阳三焦经），肩井、本神、阳白、头临泣、目窗、正营、承灵、脑空、风池（足少阳胆经），风府、哑门（督脉）。

（二）基本技能

经络画线实训方法

实训对象体位和姿势：侧卧位，先后露出下肢部、髋部、胁肋部及肩背部。

外行线：自外踝前缘直下骰骨下缘凹陷处（金门）开始，经过外踝向上沿小腿外侧（阳交），沿足少阳胆经向上，经胁肋后方

（二）基本技能

经络画线实训方法

实训对象体位和姿势：仰卧位，先后露出下肢部、胸腹部。

外行线：自内踝下缘凹陷处（照海），向上经过内踝，沿胫骨内侧面（交信）并肾经向上，经过大腿内侧面，至前阴，向上沿腹、胸至锁骨上窝，经过咽喉上达面部，循鼻旁颧骨部至目内眦（睛明）。

七、阳维脉

（一）基本知识

1. 阳维脉循行概要（图 15 –18）

◇ 阳维脉主要由 1 条主脉构成。

◇ 主脉：起于外踝前缘下方凹陷处→经外踝→沿足少阳胆经上行至髋关节→经胁肋后侧，从腋后纹头直上肩胛冈下缘→向上经肩、颈、侧头部→眉毛中点上 1 寸→沿足少阳胆经向后→至

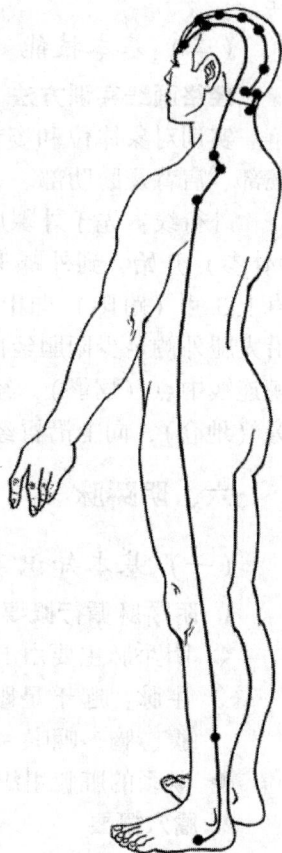

图 15 – 18　阳维脉
循行示意图

到腋后纹头直上肩胛冈下缘凹陷处（臑俞），向内上（天髎、肩井），过侧头部到眉毛中点上1寸（阳白），再向后沿足少阳胆经（头临泣、目窗、正营、承灵、脑空），到枕骨下缘斜方肌与胸锁乳突肌之间凹陷（风池），再向内至督脉（风府、哑门）。

八、阴维脉

（一）基本知识

1. 阴维脉循行概要（图15-19）

◇ 阴维脉主要由1条主脉构成。

◇ 主脉：起于小腿内侧→沿大腿内侧上行→腹股沟外侧，耻骨联合上缘中点旁开3.5寸→腹部第三侧线，并足太阴脾经上行→过胸部→与任脉合于胸骨上窝、喉结上舌骨上缘。

◆ 联系的脏腑组织器官：咽喉。

2. 腧穴概要

本经自身无专属腧穴，主要寄附于足少阴肾经、足太阴脾经、足厥阴肝经与任脉之中。具体穴位：筑宾（足少阴肾经），冲门、府舍、大横、腹哀（足太阴脾经），期门（足厥阴肝经），天突、廉泉（任脉）。

（二）基本技能

经络画线实训方法

实训对象体位和姿势：仰卧位，先后露出下肢部、胸腹部。

外行线：自小腿内侧太溪与阴谷连线上，太溪上5寸（筑宾）开始，向上经膝、大腿内侧至腹股沟外侧，耻骨联合上缘中点旁开3.5寸（冲门），沿前正中线旁开4寸，腹部第三侧线足太阴脾经（府舍、大横、腹哀）上行，至乳中线第六肋间隙（期门），至胸骨上窝（天突），止于喉结上舌骨上缘凹陷处（廉泉）。

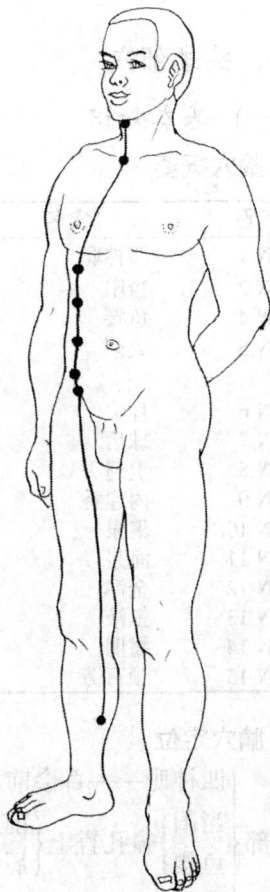

图15-19 阴维脉循行示意图

第十六章

经外奇穴

一、头颈部穴

（一）基本知识

1. 腧穴概要

代码	穴名	拼音	各穴主治特点
EX－HN 1	四神聪	Sìshéncōng	神志病，脑病
EX－HN 2	当阳	Dāngyáng	头部、眼部病
EX－HN 4	鱼腰	Yúyāo	面部、眼部病
EX－HN 5	太阳	Tàiyáng	侧头部、面颊部、眼部病、高血压病、眩晕
EX－HN 6	耳尖	Ěrjiān	目赤肿痛、麦粒肿等眼病
EX－HN 7	球后	Qiúhòu	眼病
EX－HN 8	上迎香	Shàngyíngxiāng	鼻病
EX－HN 9	内迎香	Nèiyíngxiāng	鼻病
EX－HN 10	聚泉	Jùquán	舌体病
EX－HN 11	海泉	Hǎiquán	舌体病
EX－HN 12	金津	Jīnjīn	舌体病
EX－HN 13	玉液	Yùyè	舌体病
EX－HN 14	翳明	Yìmíng	头面部病，耳病，失眠
EX－HN 15	颈百劳	Jìngbǎiláo	颈项部病

2. 腧穴定位

头部 ｛四神聪——百会前后左右各旁开 1 寸
　　　当阳 ｝瞳孔直上 ｛前发际上 1 寸
　　　鱼腰 ｝　　　　｛眉毛中
　　　太阳——眉梢与目外眦之间，向后约一横指的凹陷处

耳区——耳尖——折耳向前，耳郭上方的尖端处

面部 ｛球后——眶下缘外 1/4 与内 3/4 交界处
　　　上迎香——鼻翼软骨与鼻甲的交界处，近鼻唇沟上端

鼻孔内——内迎香——鼻孔内，鼻翼软骨与鼻甲交界的黏膜处

口腔内 ｛聚泉——舌背正中缝的中点
　　　　海泉 ｝　　　　　｛中点处
　　　　金津 ｝舌下系带 ｛左侧的静脉上
　　　　玉液 ｝　　　　　｛右侧的静脉上

项部 ｛翳明——在颈部，翳风后 1 寸
　　　颈百劳——在颈部，第七颈椎棘突直上 2 寸，后正中线旁开 1 寸

（二）基本技能

1. 常用体表解剖标志和骨度分寸

（1）体表解剖标志　前发际、瞳孔、眉头、眉梢、目外眦、眶下缘、鼻翼软骨、鼻甲、鼻唇沟、舌下系带、下颌角、乳突、第七颈椎棘突等。

（2）体表骨度分寸（图2－1）　前发际至后发际为12寸。

2. 腧穴定取实训方法

常规取穴方法　实训对象正坐，前发际中点与后发际中点的连线之中点再向前1寸取百会（督脉），百会前后左右各1寸取**四神聪**（图16－1～16－2），后神聪在前后发际正中连线的中点处，前神聪在前顶后0.5寸处；头临泣直上0.5寸，横平上星（督脉）取**当阳**（图16－3）；眉毛中点取**鱼腰**（图16－4）；眉梢与外眼角的连线中点向后约一横指，目眶骨外侧凹陷中取**太阳**（图16－3）；折耳向前，耳郭上方的尖端处取**耳尖**（图16－5）。

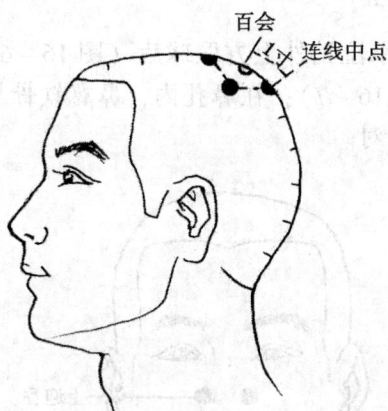

图 16－1　经外奇穴（一）

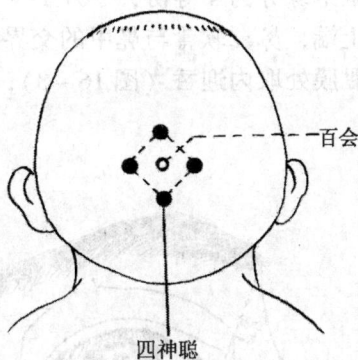

图 16－2　经外奇穴（二）

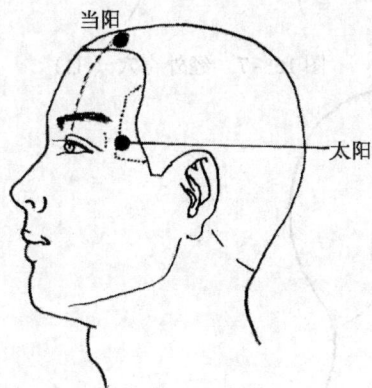

图 16－3　经外奇穴（三）

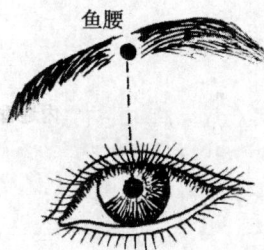

图 16－4　经外奇穴（四）

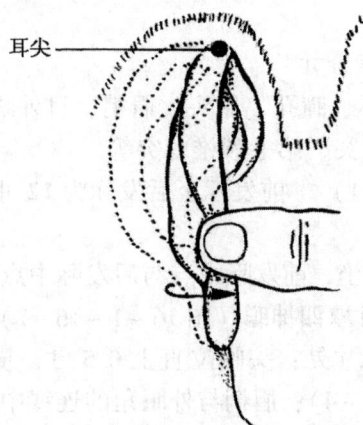

图 16 - 5　经外奇穴（五）

　　将眶下缘分为 4 等份，于外 1/4 与内 3/4 交点处承泣稍外上方取**球后**（图 16 - 6）；近鼻翼沟上端，鼻翼软骨与鼻甲的交界处取**上迎香**（图 16 - 7）；在鼻孔内，鼻翼软骨与鼻甲交界的黏膜处取**内迎香**（图 16 - 8），与上迎香内外相对。

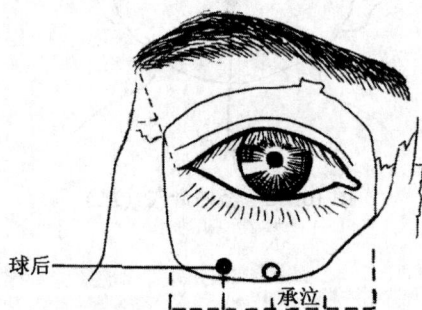

图 16 - 6　经外奇穴（六）

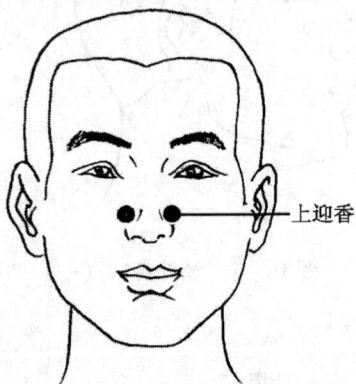

图 16 - 7　经外奇穴（七）

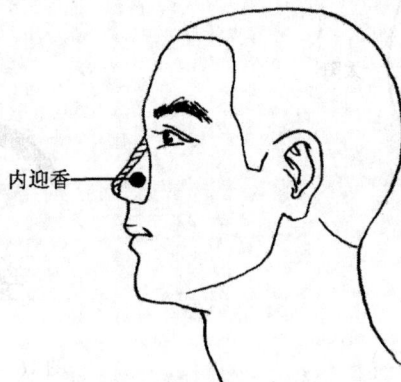

图 16 - 8　经外奇穴（八）

实训对象张口伸舌，舌背正中缝的中点取**聚泉**（图 16－9）；舌体向上卷曲，舌下系带中点取**海泉**（图 16－10），舌下系带两侧静脉处取**金津**（左侧）、**玉液**（右侧）（图 16－10）。

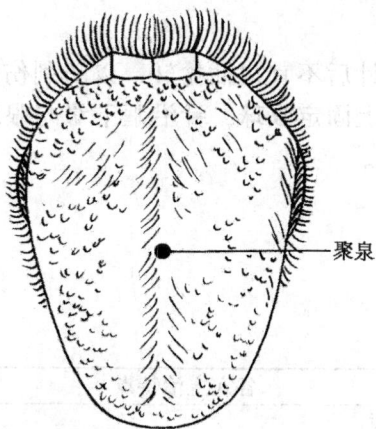

图 16－9 经外奇穴（九）

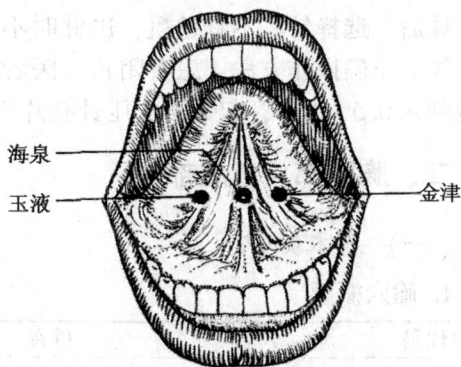

图 16－10 经外奇穴（十）

实训对象正坐侧转头，下颌角与乳突骨中间耳垂后凹陷中先定翳风（手少阳经），翳风后 1 寸取**翳明**（图 16－11）；实训对象低头，项后隆起最高且能随头旋转而转动者即为第七颈椎棘突，该棘突下凹陷处为大椎（督脉），将第七颈椎棘突与后发际中点连线分为 3 等份，上 1/3 与下 2/3 交点处，旁开 1 寸，即大椎直上 2 寸、旁开 1 寸处取**颈百劳**（图 16－12）。

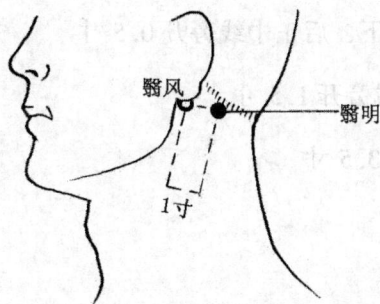

图 16－11 经外奇穴（十一）

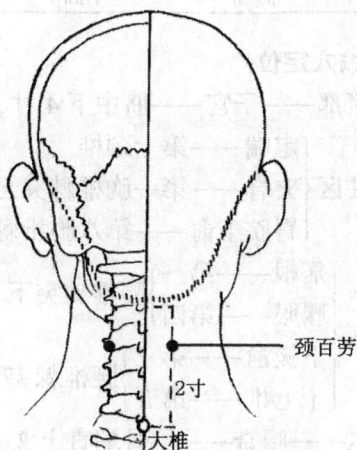

图 16－12 经外奇穴（十二）

（三）特殊提示

1. 错误取穴方法提示及正确操作要点

（1）内迎香 错误定位：易错误取在与迎香穴相对应的鼻黏膜处。正确定位：鼻孔内，与上迎香相对应的鼻黏膜处取穴。

（2）颈百劳　错误定位：易错误取在大椎上 2 个棘突下，旁开 1 寸处。正确定位：大椎直上 2 寸（大椎至后发际中点为 3 寸），旁开 1 寸处。

2. 针刺安全操作提示

球后　选择针具不宜过粗，进针时不宜过快，进针后不宜提插捻转，以防刺伤眼球及血管等。正确操作方法：患者闭目，医者左手拇指向上固定眼球，针沿眶下缘与眼球之间缓慢刺入 0.5～1 寸，起针后按压针孔片刻，以防出血。

二、胸腹部、背腰部穴

（一）基本知识

1. 腧穴概要

代码	穴名	拼音	各穴主治特点
EX - CA 1	子宫	Zǐgōng	妇科病
EX - B 1	定喘	Dìngchuǎn	咳喘及项、背部病
EX - B 2	夹脊	Jiájǐ	胸 1～5 夹脊：心肺、胸部及上肢病
			胸 6～12 夹脊：胃肠、脾、肝胆病
			腰 1～5 夹脊：下肢疼痛，腰、骶、小腹部病
EX - B 3	胃脘下俞	Wèiwǎnxiàshū	胃病，糖尿病
EX - B 4	痞根	Pǐgēn	腰部病及腹中痞块
EX - B 5	下极俞	Xiàjíshū	腰部病及小便异常
EX - B 7	腰眼	Yāoyǎn	腰部病及小便异常
EX - B 8	十七椎	Shíqīzhuī	腰骶痛，妇科及男性病，小便异常
EX - B 9	腰奇	Yāoqí	癫痫，便秘，痔疮

2. 腧穴定位

下腹部——子宫——脐中下 4 寸，前正中线旁开 3 寸

脊柱区 { 定喘——第七颈椎 ／ 夹脊——第一胸椎棘突至第五腰椎 } 棘突下，后正中线旁开 0.5 寸 ／ 胃脘下俞——第八胸椎棘突下，后正中线旁开 1.5 寸

腰区 { 痞根——第一 ／ 腰眼——第四 } 腰椎棘突下，后正中线旁开 3.5 寸 ／ { 下极俞——第三 ／ 十七椎——第五 } 腰椎棘突下

骶区——腰奇——尾骨端直上 2 寸

（二）基本技能

1. 常用体表解剖标志和骨度分寸

（1）体表解剖标志　脐、耻骨联合、第七颈椎棘突、第一胸椎棘突至第五腰椎棘突、髂嵴、骶角、尾骨端、肩胛骨下角及肩胛骨内侧缘等。

（2）体表骨度分寸（图 2 - 1～2 - 2）　脐中至耻骨联合上缘为 5 寸；两乳头之间为 8

寸；后正中线至肩胛骨内侧缘为3寸。

2. 腧穴定取实训方法

常规取穴方法 实训对象取仰卧位，一手无名指按于脐，另一手无名指按于耻骨联合上缘，两手的食指、中指、无名指自然等分将其连线分为5等份，每一等份是1寸。在上4/5与下1/5交点处定中极（任脉），再从前正中线至乳头连线的内3/4与外1/4交点处向下做垂线，平中极穴处取**子宫**（中极旁开3寸）（图16－13）。

实训对象取俯伏位，低头，可见颈背交界处有一高凸的椎骨棘突，随头部左右摇动而转动者为第七颈椎棘突，在其下凹陷中定大椎（督脉），大椎旁开0.5寸取**定喘**（图16－14）；自大椎向下依次标记第一胸椎棘突下至第五腰椎棘突下，各棘突下旁开0.5寸为**夹脊**，一侧17个穴位（图16－15）。

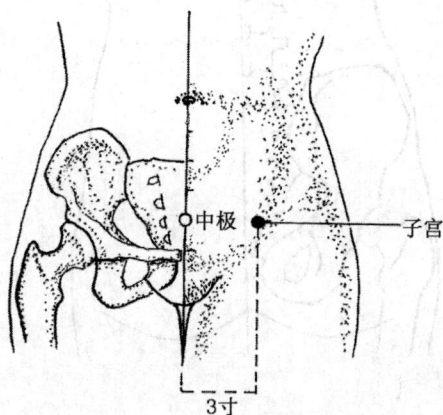

图16－13 经外奇穴（十三）

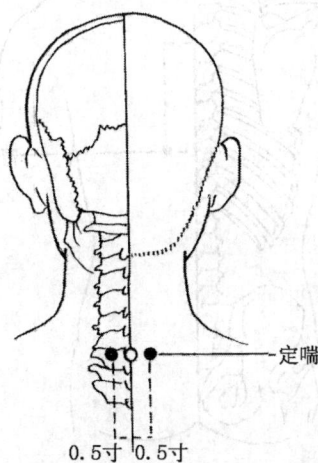

图16－14 经外奇穴（十四）

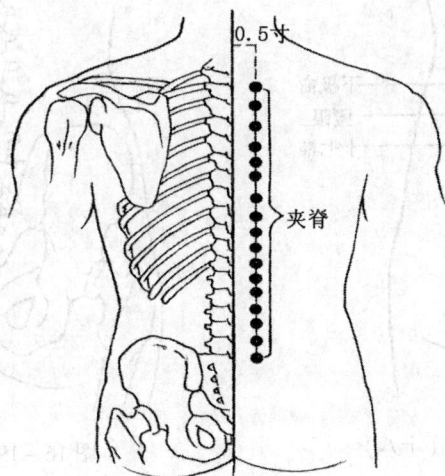

图16－15 经外奇穴（十五）

先定第七胸椎棘突（两臂自然下垂，两肩胛骨下角的水平连线的中点），再向下1个棘突即第八胸椎棘突，第八胸椎棘突下旁开1.5寸（后正中线与肩胛骨内侧缘垂线的中点骨度为1.5寸）取**胃脘下俞**（图16-16）；先标记第四腰椎棘突（两髂嵴最高点连线的中点），再向上摸3个棘突即第一腰椎棘突，第一腰椎棘突下旁开3.5寸取**痞根**（图16-17）；第四腰椎棘突旁开约3.5寸的凹陷中取**腰眼**（图16-18）；自第四腰椎棘突分别向上、向下1个棘突，于第三腰椎棘突下取**下极俞**（图16-18），第五腰椎棘突下取**十七椎**（图16-18）；尾骨端直上2寸，骶角之间凹陷中取**腰奇**（图16-19）。

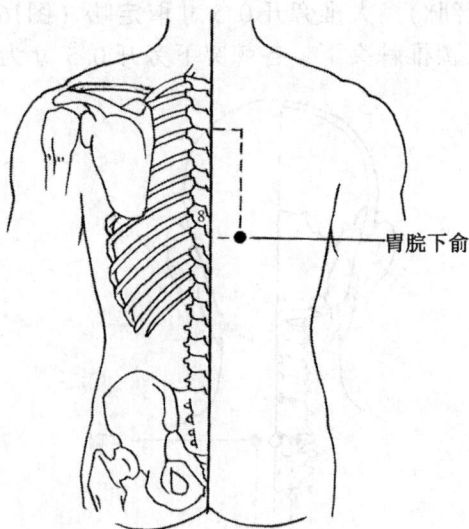

图16-16 经外奇穴（十六）

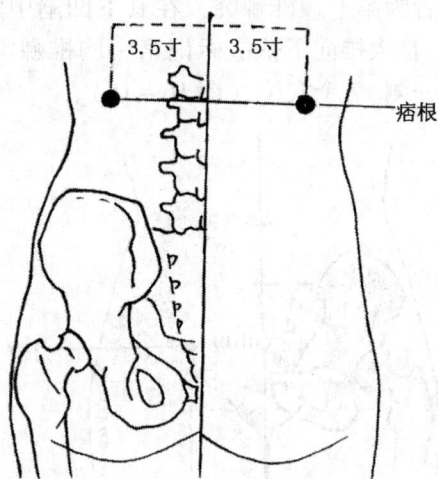

图16-17 经外奇穴（十七）

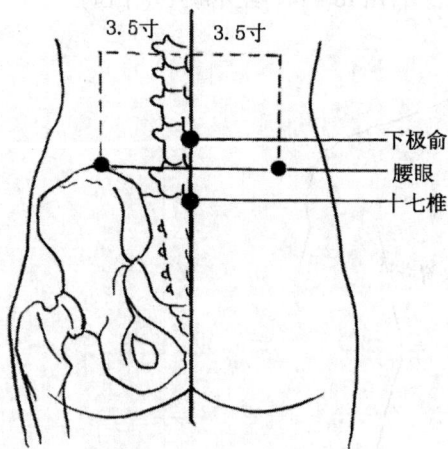

图16-18 经外奇穴（十八）

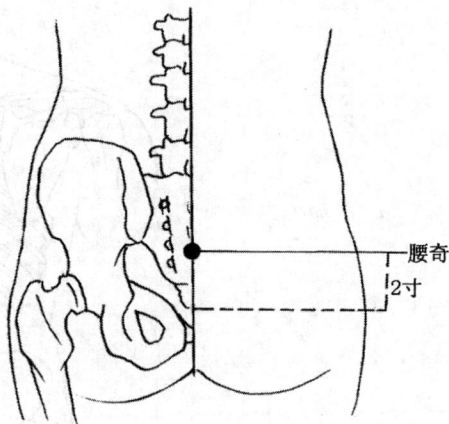

图16-19 经外奇穴（十九）

（三）特殊提示

1. 错误取穴方法提示及正确操作要点

定喘　错误定位：易取在第一胸椎棘突下旁开 0.5 寸。正确定位：位于第七颈椎棘突下旁开 0.5 寸，低头时最明显的骨性标志为第七颈椎棘突，有时第一胸椎亦较明显，判断标准为能随头旋转而转动者是颈椎，不能转动者为第一胸椎。

2. 针刺安全操作提示

背部腧穴（定喘、夹脊、胃脘下俞等）　不可深刺，以免刺伤内脏。正确操作方法：向内斜刺 0.5~1 寸。

三、上肢部穴

（一）基本知识

1. 腧穴概要

代码	穴名	拼音	各穴主治特点
EX – UE 1	肘尖	Zhǒujiān	瘰疬
EX – UE 2	二白	Èrbái	痔疮、脱肛等肛门病
EX – UE 3	中泉	Zhōngquán	胸闷、胃痛等
EX – UE 4	中魁	Zhōngkuí	呕吐、呃逆等
EX – UE 5	大骨空	Dàgǔkōng	眼部病、鼻出血等
EX – UE 6	小骨空	Xiǎogǔkōng	眼病
EX – UE 7	腰痛点	Yāotòngdiǎn	急性腰扭伤
EX – UE 8	外劳宫	Wàiláogōng	落枕
EX – UE 9	八邪	Bāxié	手指麻木、手背肿痛、烦热、咽痛等
EX – UE 10	四缝	Sìfèng	小儿疳积、咳嗽、气喘、发热等
EX – UE 11	十宣	Shíxuān	中暑、高热、昏迷、癫狂等热病及神志病

2. 腧穴定位

肘后区——肘尖——屈肘，尺骨鹰嘴的尖端

前臂前区——二白——腕掌侧远端横纹上 4 寸，桡侧腕屈肌腱的两侧，一肢两穴

前臂后区——中泉——腕背侧远端横纹上，指总伸肌腱桡侧凹陷中

手指
- 中魁——中指背侧近掌侧
- 大骨空——拇指背侧 ——指间关节横纹的中点
- 小骨空——小指背侧近掌侧
- 四缝——第二至五指掌侧，近端指关节的横纹中央
- 十宣——手指尖端，距指甲游离缘 0.1 寸

手背
- 腰痛点——手背第二、三掌骨及第四、五掌骨之间，当腕横纹与掌指关节中点，一肢两穴
- 外劳宫——手背侧，第二、三掌骨之间，掌指关节后 0.5 寸
- 八邪——微握拳，第一至五指间，指蹼缘后方赤白肉际处，一肢四穴，共八穴

（二）基本技能

1. 常用体表解剖标志和骨度分寸

（1）体表解剖标志　尺骨鹰嘴、腕横纹、桡侧腕屈肌腱、指伸肌腱、掌骨、掌指关节、指蹼缘、指甲游离缘。

（2）体表骨度分寸（图 2 - 1）　肘横纹至腕横纹为 12 寸。

2. 腧穴定取实训方法

（1）常规取穴方法　实训对象正坐，屈肘约 90°，在尺骨鹰嘴的尖端取**肘尖**（图 16 - 20）；掌心向上，将腕横纹至肘横纹分为 3 等份，于上 2/3 与下 1/3 交点处（腕横纹上 4 寸），桡侧腕屈肌腱的两侧取**二白**（图 16 - 21），握拳屈腕时桡侧腕屈肌腱显露；伸指伏掌，腕关节背屈，在腕背侧远端横纹上，指总伸肌腱桡侧凹陷中取**中泉**（横平阳池、阳溪）（图 16 - 22）。

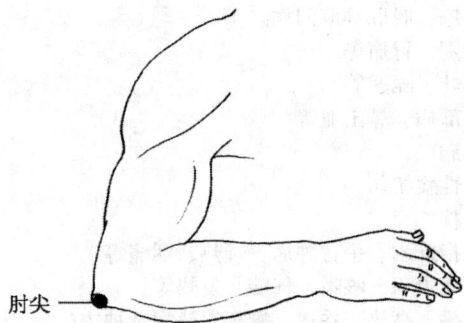

图 16 - 20　经外奇穴（二十）　　　　图 16 - 21　经外奇穴（二十一）

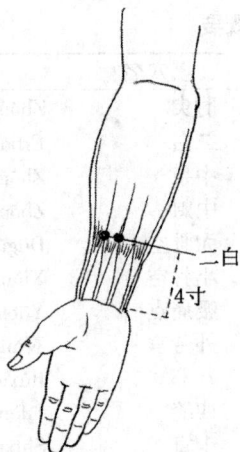

实训对象握拳，掌心向下，在中指背面近侧指间关节的最高点取**中魁**（图 16 - 23）；拇指背面指间关节的最高点取**大骨空**（图 16 - 23）；小指背面近侧指间关节的最高点取**小骨空**（图 16 - 23）；伸指伏掌，在手背，第二、三掌骨间及第四、五掌骨间，腕背侧远端横纹与掌指关节的中点处取**腰痛点**（图 16 - 24），一手 2 穴；微握拳，在手背第二、三掌骨之间，掌指关节后 0.5 寸凹陷中取**外劳宫**（图 16 - 25），与掌侧的劳宫（手厥阴经）内外相对；在手背侧，第一至第五指间，指蹼缘后方赤白肉际处取**八邪**（图 16 - 26），左右共 8 穴；仰掌伸指，在第二至第五指掌侧，近端指关节横纹的中央取**四缝**（图 16 - 27），左右共 8 穴；仰掌，十指微屈，在手十指尖端，距指甲游离缘 0.1 寸取**十宣**（图 16 - 28），左右共 10 穴。

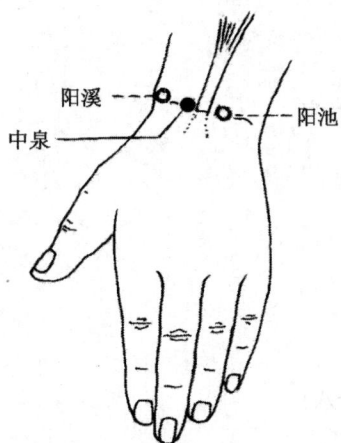

图 16 – 22 经外奇穴（二十二）

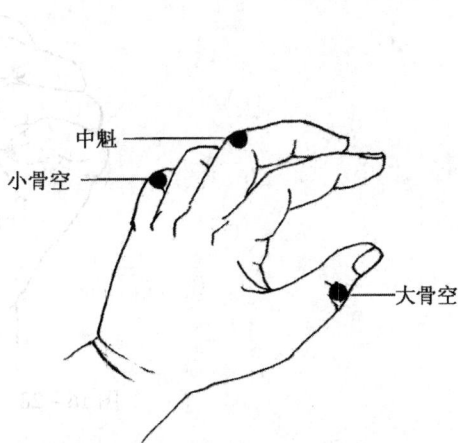

图 16 – 23 经外奇穴（二十三）

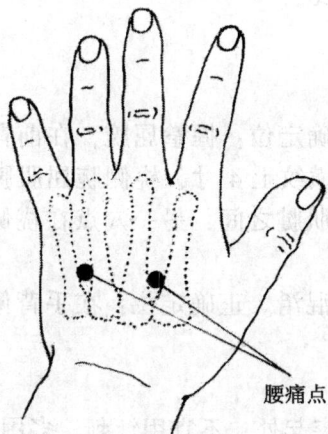

图 16 – 24 经外奇穴（二十四）

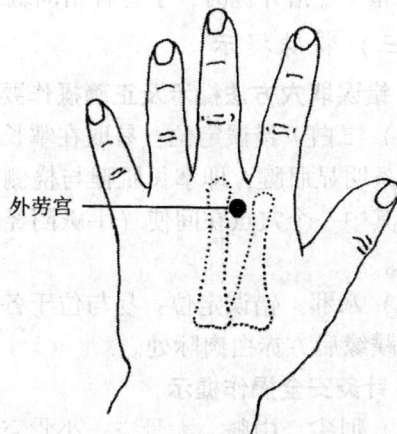

图 16 – 25 经外奇穴（二十五）

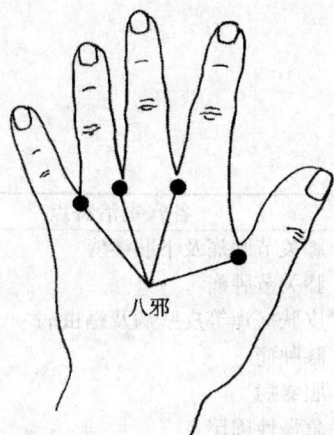

图 16 – 26 经外奇穴（二十六）

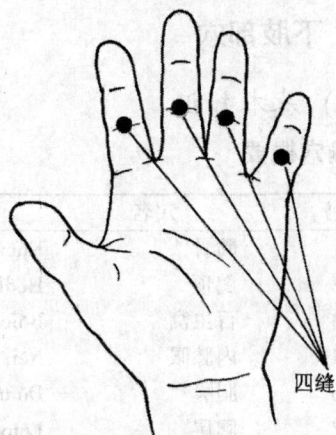

图 16 – 27 经外奇穴（二十七）

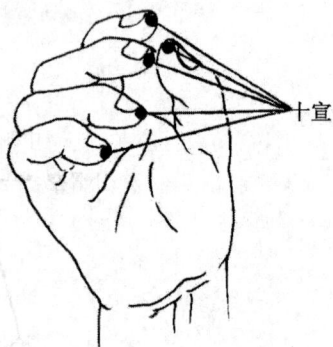

图 16 – 28　经外奇穴（二十八）

（2）特殊取穴方法

八邪　十指并拢时，手背各指间缝纹头处（图 16 – 26）。

（三）特殊提示

1. 错误取穴方法提示及正确操作要点

（1）二白　错误定位：易取在掌长肌腱的两侧。正确定位：握拳屈腕，在前臂前区可显现两条明显肌腱，即掌长肌腱与桡侧腕屈肌腱，于腕横纹上 4 寸，桡侧腕屈肌腱的两侧取穴，其中一个穴点在间使（手厥阴经心包）后 1 寸两肌腱之间，另一穴点在桡侧腕屈肌腱桡侧。

（2）八邪　错误定位：易与位于各足趾间的八风相混淆。正确定位：在手背侧，各手指间指蹼缘后方赤白肉际处。

2. 针灸安全操作提示

（1）肘尖、中魁、大骨空、小骨空　均位于骨关节突起处，不宜用针刺，多用灸法。

（2）四缝　多用三棱针点刺法，挤出少量黄白色透明黏液或血液。

四、下肢部穴

（一）基本知识

1. 腧穴概要

代码	穴名	拼音	各穴主治特点
EX – LE 1	髋骨	Kuānɡǔ	膝关节肿痛及下肢痿痹
EX – LE 2	鹤顶	Hèdǐnɡ	膝关节肿痛
EX – LE 3	百虫窝	Bǎichónɡwō	皮肤瘙痒等皮肤病及蛔虫病
EX – LE 4	内膝眼	Nèixīyǎn	膝肿痛
EX – LE 6	胆囊	Dǎnnánɡ	胆囊病
EX – LE 7	阑尾	Lánwěi	急慢性阑尾炎
EX – LE 8	内踝尖	Nèihuáijiān	乳蛾、齿痛、小儿不语等
EX – LE 9	外踝尖	Wàihuáijiān	十趾拘急、转筋等

续表

代码	穴名	拼音	各穴主治特点
EX - LE 10	八风	Bāfēng	足背肿痛、脚趾麻木疼痛等
EX - LE 11	独阴	Dúyīn	疝气、卒心痛、胞衣不下等
EX - LE 12	气端	Qìduān	足趾麻木、卒中等

2. 腧穴定位

股前部——{ 髋骨——梁丘两旁各 1.5 寸，一肢两穴
                百虫窝——髌底内侧端上 3 寸

膝前部——鹤顶——髌底的中点上方凹陷处

膝部——内膝眼——髌韧带内侧凹陷处

小腿外侧部——{ 胆囊——腓骨小头直下 2 寸
                      阑尾——犊鼻下 5 寸，胫骨前嵴外一横指

踝部——{ 内踝尖——内踝的突起处
              外踝尖——外踝的突起处

足背部——八风——第一至五趾间，趾蹼缘后方赤白肉际处，一肢四穴，共八穴

足底部——独阴——足第二趾的跖侧远端趾间关节的中点

足趾部——气端——在足十趾尖端，距趾甲游离缘 0.1 寸，一肢五穴，共十穴

（二）基本技能

1. 常用体表解剖标志和骨度分寸

（1）体表解剖标志　髂前上棘、髌底、髌尖、髌韧带、腓骨头、胫骨前嵴、内踝尖、外踝尖、趾蹼缘、趾甲游离缘等。

（2）体表骨度分寸（图 2 - 1）　膝中（横平犊鼻）至外踝尖为 16 寸。

2. 腧穴定取实训方法

（1）常规取穴方法　实训对象仰卧，实训者先摸按到膝关节上方的髌底外侧角，与髂前上棘做一连线，在该线上从髌底外侧角向上量取 3 寸（横指同身寸），再分成 3 等份，当上 1/3 与下 2/3 交点（髌底外侧端上 2 寸）处取梁丘（足阳明经），在梁丘左右旁开各 1.5 寸处取**髋骨**，一侧 2 穴（图 16 - 29）。

实训对象端坐屈膝，实训者在髌底上缘中点的凹陷处取**鹤顶**（图 16 - 30）；实训者先摸按到膝关节上方的髌底内侧角，从髌底内侧角向上量取 3 寸（横指同身寸）即血海穴（足太阴经）上 1 寸取**百虫窝**（图 16 - 31）；在髌韧带内侧凹陷处取**内膝眼**，外侧为犊鼻（足阳明经）（图 16 - 32）；腓骨小头直下 2 寸处（用横指同身寸定 3 寸，上 2/3 与下 1/3 交点处）取**胆囊**（图 16 - 33）；将犊鼻至外踝尖分为 4 等份，上 1/4 与下 3/4 交点再向下 1 寸，胫骨前嵴外一横指（中指）处取**阑尾**（犊鼻下 5 寸）（图 16 - 34）；在外踝尖端取**外踝尖**（图 16 - 35），内踝尖端取**内踝尖**（图 16 - 36）。

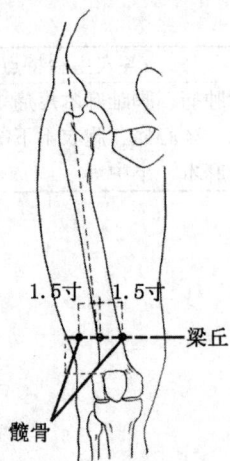

图 16-29　经外奇穴（二十九）

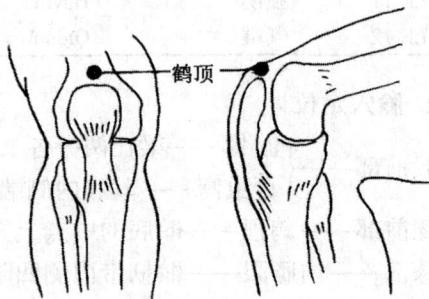

图 16-30　经外奇穴（三十）

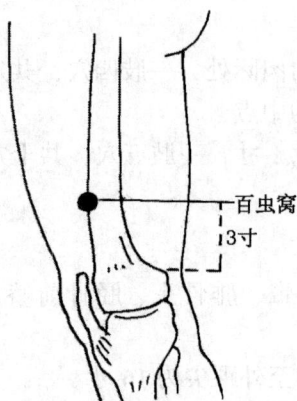

图 16-31　经外奇穴（三十一）

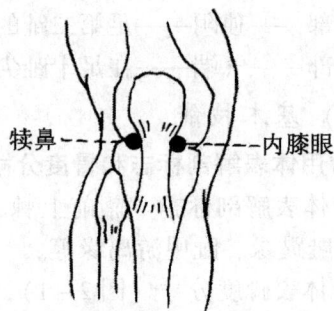

图 16-32　经外奇穴（三十二）

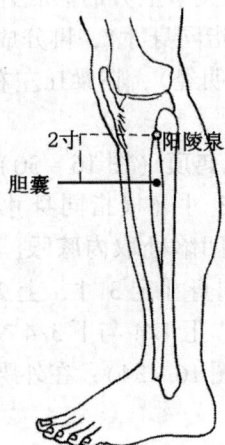

图 16-33　经外奇穴（三十三）

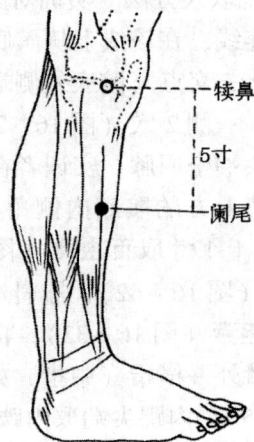

图 16-34　经外奇穴（三十四）

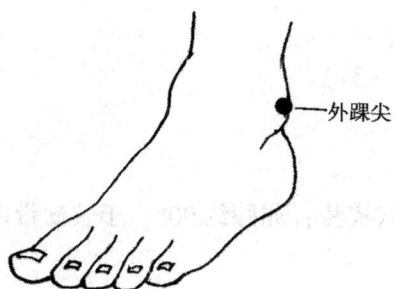

图 16 - 35 经外奇穴（三十五）

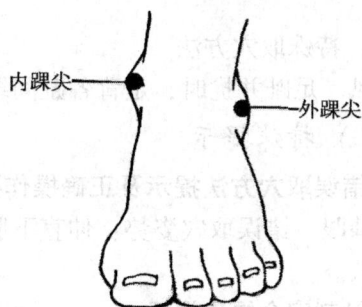

图 16 - 36 经外奇穴（三十六）

在足背侧，第一至第五趾间，趾蹼缘后方赤白肉际处取**八风**，一侧 4 穴，左右共 8 穴（图 16 - 37）；足底侧，在第二趾的跖侧远端趾间关节横纹中点取**独阴**（图 16 - 38）；于十趾尖端中央，距趾甲游离缘 0.1 寸处取**气端**，左右共 10 穴（图 16 - 39）。

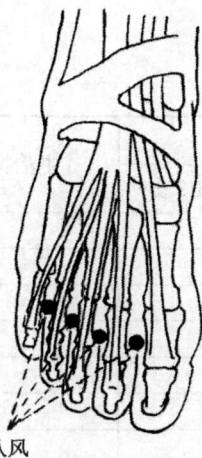

图 16 - 37 经外奇穴（三十七）

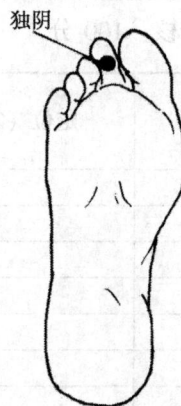

图 16 - 38 经外奇穴（三十八）

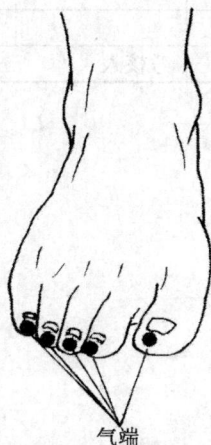

图 16 - 39 经外奇穴（三十九）

（2）特殊取穴方法

八风　足趾并拢时，足背各趾间缝纹头处（图16－37）。

（三）特殊提示

1. 错误取穴方法提示及正确操作要点

内膝眼　错误取穴姿势：伸直下肢取穴。正确取穴姿势：屈膝约90°，于髌韧带内侧凹陷处取穴。

2. 针刺安全操作提示

（1）内膝眼　针刺不宜过深，消毒要严格，以免引起关节腔内的感染或积液。正确操作方法：向内侧斜刺，针刺深度为0.5～1寸。

（2）独阴　孕妇禁刺，以免引起流产。

【附】

技术操作考核题签及评分标准（100分）

腧穴实训考核：100分

穴位名称	定位（2分）	取穴操作（6分）		主治特点（2分）
		正确度3分	熟练度3分	
四神聪				
太阳				
耳尖				
定喘				
二白				
外劳宫				
四缝				
腰痛点				
胆囊				
阑尾				
总　分		考核人		

第十七章
腧穴分部定位

第一节 腧穴分部定位及取法

一、手三阴经腧穴

1. 指尖部 指尖、指甲角根取穴。

（1）实训对象仰掌，手指自然伸直。

（2）实训者在其中指尖端取手厥阴心包经的中冲。

（3）实训者在其手大指和小指指甲角根部取手太阴肺经的少商和手少阴心经的少冲（图17－1）。

①少商：在拇指桡侧指甲角根部。

②少冲：在小指桡侧指甲角根部。

③中冲：在中指末节尖端中央。

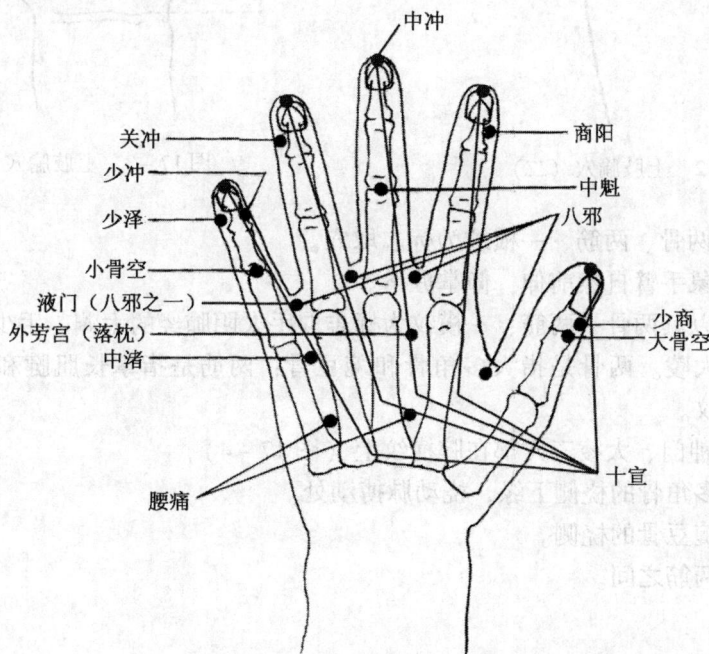

图17－1 上肢腧穴（一）

2. 掌指关节部　掌指关节后方取穴。

（1）实训对象仰掌，手指伸直。

（2）实训者在其各掌指关节后方取手太阴肺经的鱼际、手厥阴心包经的劳宫和手少阴心经的少府（图17－2～17－3）。

①鱼际：第一掌指关节后方、第一掌骨中点内侧边赤白肉际处。

②劳宫：第二、三掌指关节后方，中指自然弯曲与掌心相交处，在第二、三掌骨之间，偏于第三掌骨桡侧边。

③少府：第四、五掌指关节后方，小指自然弯曲与掌心相交处，在第四、五掌骨之间。

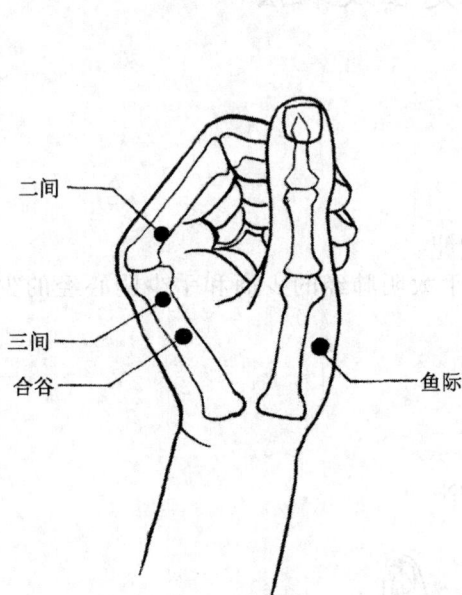

图17－2　上肢腧穴（二）

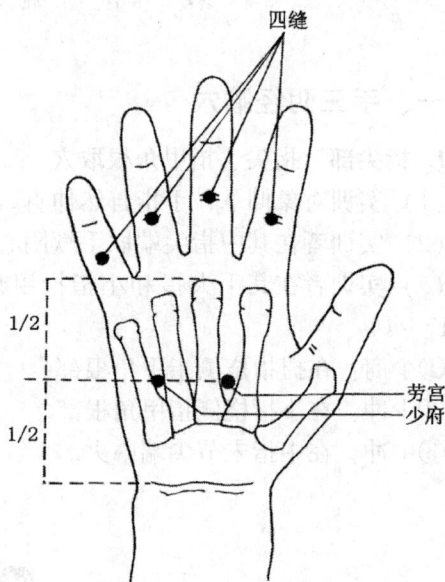

图17－3　上肢腧穴（三）

3. 腕部　以两骨、两筋、一横纹为标志取穴。

（1）实训对象手臂自然前伸，仰掌握拳。

（2）实训者以其两骨、两筋、一横纹为标志取手太阴肺经的太渊、手少阴心经的神门、手厥阴心包经的大陵。两骨是指大多角骨和豌豆骨；两筋是指掌长肌腱和桡侧腕屈肌腱；一横纹是指腕横纹。

（3）太渊、神门、大陵三穴都在腕横纹上（图17－4）。

①太渊：大多角骨的桡侧下缘，桡动脉搏动处。

②神门：在豌豆骨的桡侧。

③大陵：在两筋之间。

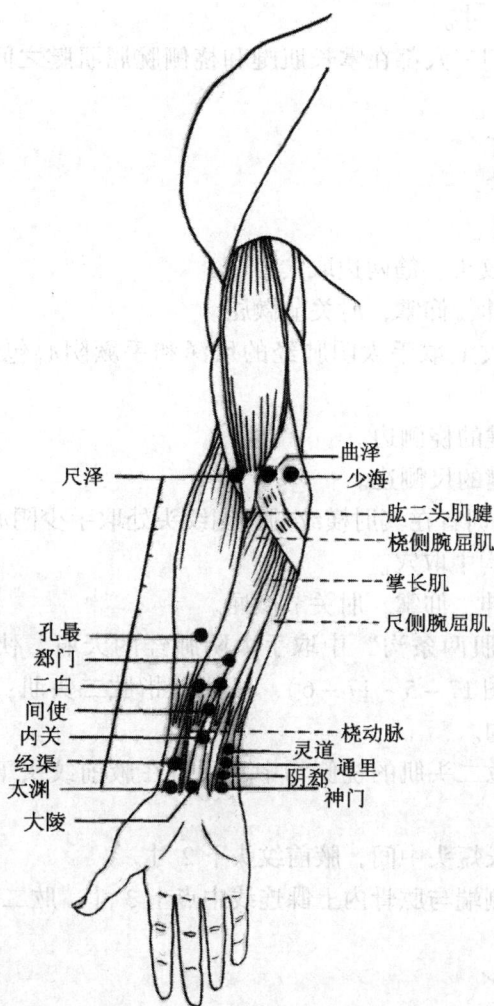

尺泽

曲泽
少海
肱二头肌腱
桡侧腕屈肌
掌长肌
尺侧腕屈肌

孔最
郄门
二白
间使
内关
经渠
太渊
大陵

桡动脉
灵道
通里
阴郄
神门

图 17 - 4　上肢腧穴（四）

4. 前臂部　骨边、筋边、筋间取穴。

（1）实训对象手臂自然前伸，仰掌握拳。

（2）实训者在其骨边取手太阴肺经的经渠、孔最；筋边取手少阴心经的阴郄、通里、灵道；筋间取手厥阴心包经的内关、间使、郄门。骨边是指桡侧骨边和桡骨茎突边；筋边是指尺侧腕屈肌腱的桡侧边；筋间是指掌长肌腱和桡侧腕屈肌腱之间。

（3）经渠、孔最二穴均在太渊与尺泽的连线上（图 17 - 4）。

①经渠：在桡骨茎突最高点的掌面骨边，腕横纹上 1 寸。

②孔最：在腕横纹上 7 寸，桡骨的尺侧边。

（4）阴郄、通里、灵道三穴都在尺侧腕屈肌腱的桡侧边（图 17 - 4）。

①阴郄：腕横纹上 0.5 寸。

②通里：腕横纹上 1 寸。

③灵道：腕横纹上 1.5 寸。

（5）内关、间使、郄门三穴都在掌长肌腱和桡侧腕屈肌腱之间，大陵与曲泽的连线上（图 17 - 4）。

①内关：腕横纹上 2 寸。

②间使：腕横纹上 3 寸。

③郄门：腕横纹上 5 寸。

5. 肘关节部　横纹、纹头、筋两边取穴。

（1）实训对象手臂前伸，仰掌，肘关节微屈。

（2）实训者在其肘横纹上取手太阴肺经的尺泽和手厥阴心包经的曲泽两穴（图 17 - 4）。

①尺泽：在肱二头肌腱的桡侧边。

②曲泽：在肱二头肌腱的尺侧边。

（3）实训对象屈肘,实训者在其肘横纹的尺侧纹头处取手少阴心经的少海(图 17 - 4)。

6. 上臂部　一肌两条沟中取穴。

（1）实训对象手臂前伸，仰掌，肘关节微屈。

（2）实训者在其"一肌两条沟"中取手太阴肺经的天府、侠白，手厥阴心包经的天泉，手少阴心经的青灵（图 17 - 5 ~ 17 - 6）。一肌是指肱二头肌；两条沟是指肱二头肌有两条沟，即桡侧沟和尺侧沟。

①天府、侠白：都在肱二头肌的桡侧沟中，天府在腋前纹头下 3 寸，侠白在腋前纹头下 4 寸。

②天泉：在肱二头肌长短头中间，腋前纹头下 2 寸。

③青灵：在肘横纹内侧端与肱骨内上髁连线中点上 3 寸，肱二头肌的尺侧沟中。

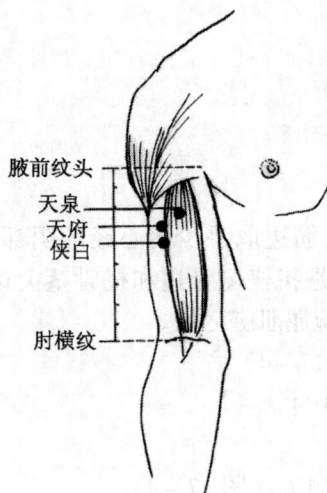

图 17 - 5　上肢腧穴（五）

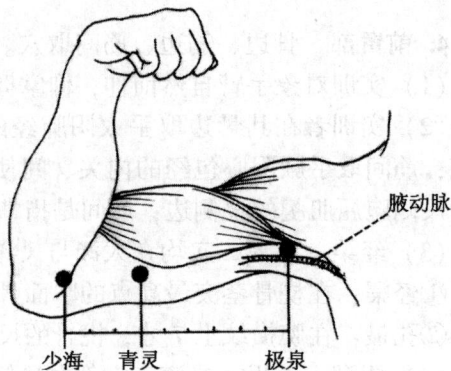

图 17 - 6　上肢腧穴（六）

二、手三阳经腧穴

1. 指尖部 指甲角根取穴。

（1）实训对象仰掌，手指自然弯曲，做五指抓物状。

（2）实训者在其手大指次指、小指次指和小指的指甲角根部取手阳明大肠经的商阳、手少阳三焦经的关冲和手太阳小肠经的少泽（图 17 – 1）。

①商阳：在食指桡侧指甲角的根部。

②关冲：在无名指尺侧指甲角的根部。

③少泽：在小指尺侧指甲角的根部。

2. 掌指关节部 掌指关节前后取穴。

（1）实训对象自然握拳。

（2）实训者在其手部各掌指关节前后取手阳明大肠经的二间和三间、手少阳三焦经的液门和中渚、手太阳小肠经的前谷和后溪。

①二间、三间：在第二掌指关节桡侧的前、后取穴（图 17 – 2）。

②液门、中渚：在第四、五掌指关节的前后取穴，液门在第四、五指指缝的纹端，中渚在第四、五掌骨间凹陷处（图 17 – 1）。

③前谷、后溪：在第五掌指关节尺侧的前、后取穴（图 17 – 7）。

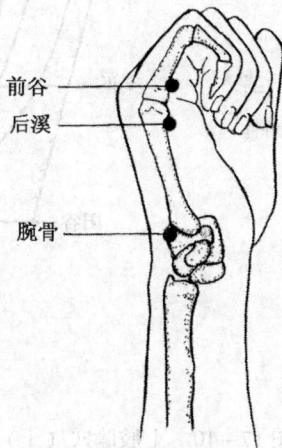

图 17 – 7 上肢腧穴（七）

3. 腕关节部 筋骨间取穴。

（1）实训对象前臂平伸，俯掌，五指用力张开。

（2）实训者在其手腕背侧筋骨之间取手阳明大肠经的阳溪、手少阳三焦经的阳池和手太阳小肠经的腕骨、阳谷。

①阳溪：在大多角骨、桡骨、两筋间（即拇短伸肌腱和拇长伸肌腱之间）（图 17 – 8）。

②阳池：在月骨、尺骨、两筋间（即伸小指固有肌腱和指总伸肌腱之间）（图 17 – 9）。

③腕骨：在第五掌骨基底与钩骨之间（图 17 – 7）。

④阳谷：在三角骨、尺骨茎突之间（图 17 - 10）。

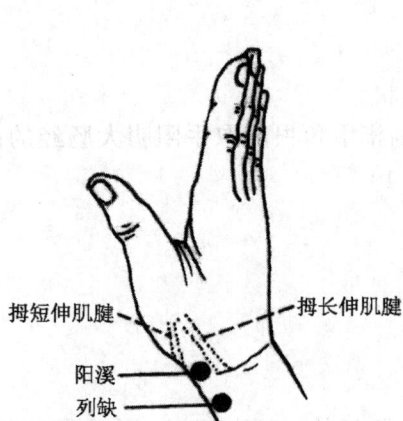

图 17 - 8　上肢腧穴（八）

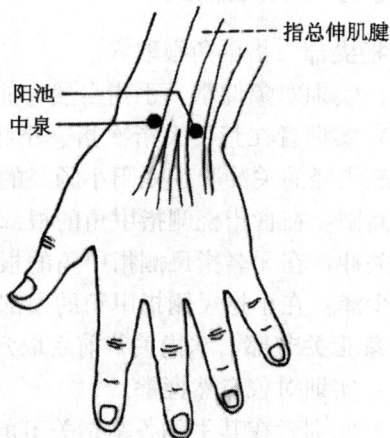

图 17 - 9　上肢腧穴（九）

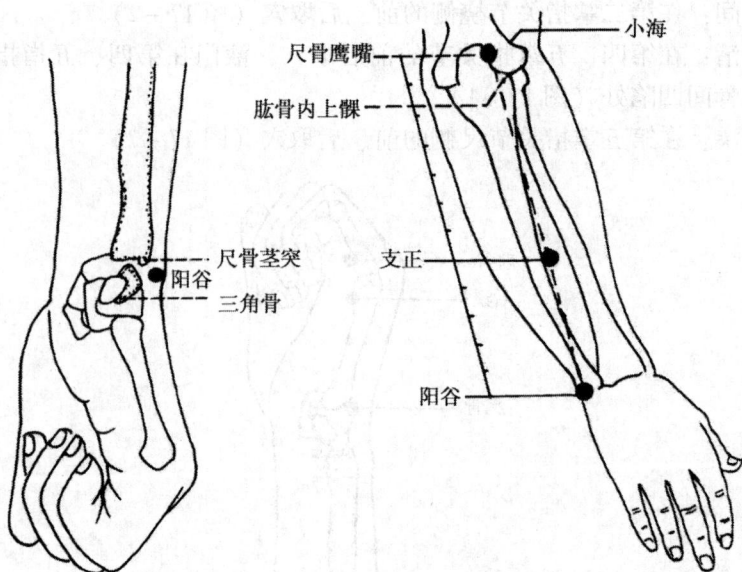

图 17 - 10　上肢腧穴（十）

4. 前臂部　骨边、骨间、骨两边取穴。

（1）实训对象屈肘90°，前臂置于胸前，掌心向内，实训者将其阳溪与曲池沿着前臂部肌肉隆起的高点连成一条弧线，手阳明大肠经的偏历、温溜、下廉、上廉、手三里五穴均在这条弧线上，偏历、温溜、下廉三穴在桡骨的外侧，上廉、手三里、曲池三穴在桡骨的内侧（图 17 - 11）。

①偏历：腕横纹上 3 寸。

②温溜：腕横纹上 5 寸。

③下廉：肘横纹下 4 寸。

④上廉：肘横纹下 3 寸。

⑤手三里：肘横纹下 2 寸。

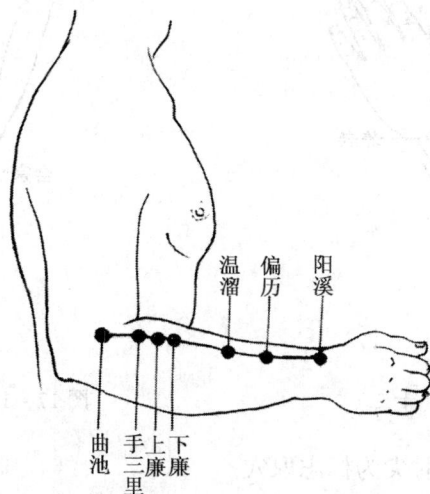

图 17 - 11　上肢腧穴（十一）

（2）实训对象屈肘 90°，前臂置于胸前，俯掌，实训者将食指点在其腕关节上方尺骨小头隆起高点处，令实训对象旋转前臂，使掌心向胸，实训者食指下方由隆起转为凹陷，该处即为手太阳小肠经的养老（图 17 - 12）。

（3）实训对象屈肘，前臂及手掌侧立，五指并拢并伸直，实训者将其阳谷与小海连成一条直线，手太阳小肠经的支正在这条直线上，腕横纹上 5 寸，尺骨内侧边缘（图 17 - 10）。

（4）实训对象屈肘，前臂侧立，五指并拢并伸直，掌心向胸，实训者将阳池与肘尖沿尺、桡骨之间连成线，手少阳三焦经的外关、支沟、会宗、三阳络、四渎五穴都在尺、桡两骨之间，会宗穴在尺骨桡侧边（图 17 - 13）。

①外关：腕横纹上 2 寸。

②支沟、会宗：腕横纹上 3 寸。

③三阳络：腕横纹上 4 寸。

④四渎：肘尖下 5 寸。

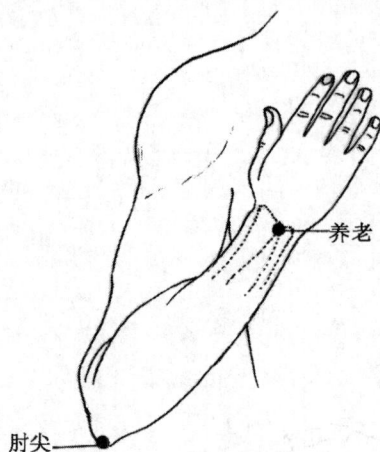

图 17 – 12   上肢腧穴（十二）

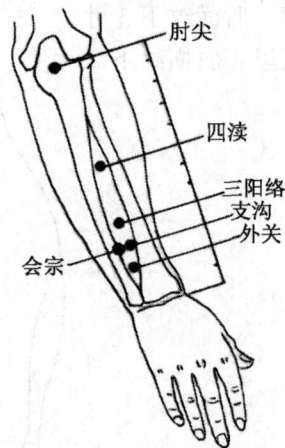

图 17 – 13   上肢腧穴（十三）

5. 肘关节部   以纹头、肘尖为标志取穴。

（1）实训对象屈肘。

（2）实训者在其肘横纹头外侧尽处（尺泽与肱骨外上髁之间）取手阳明大肠经的曲池；在肘尖与肱骨内上髁之间取手太阳小肠经的小海；在肘尖（即尺骨鹰嘴）上 1 寸处取手少阳三焦经的天井（图 17 – 14）。

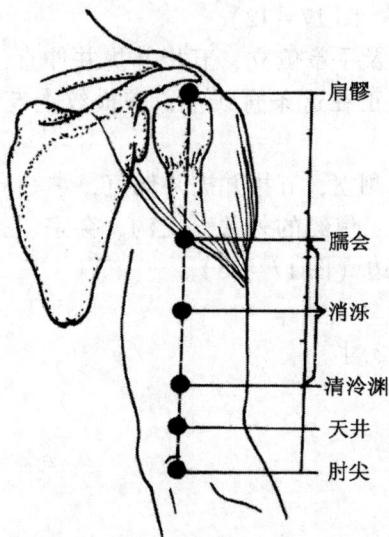

图 17 – 14   上肢腧穴（十四）

6. 上臂部   一肌一骨前后取穴。

（1）实训对象上臂自然下垂。

（2）实训者在其上臂一肌一骨的前后取手阳明大肠经的臂臑和手少阳三焦经的臑会

（图17－14～17－15）。一肌是指三角肌，一骨是指肱骨。

　　①臂臑：三角肌的前下缘与肱骨的交点处（在曲池与肩髃的连线上）。

　　②臑会：三角肌的后下缘与肱骨的交点处（在肘尖与肩髎的连线上）。

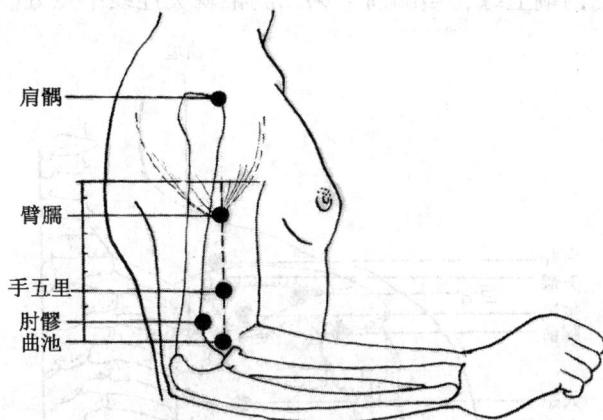

图17－15　上肢腧穴（十五）

7. 肩关节部　锁骨肩峰前后取穴。

（1）实训对象上臂外展平举（图17－16）。

（2）实训者在其肩部前方凹陷取手阳明大肠经的肩髃，后方凹陷取手少阳三焦经的肩髎。

（3）实训对象上臂自然下垂（图17－14）。

（4）实训者在其锁骨肩峰的前缘直下骨下凹陷处取肩髃，后缘直下骨下凹陷处取肩髎。

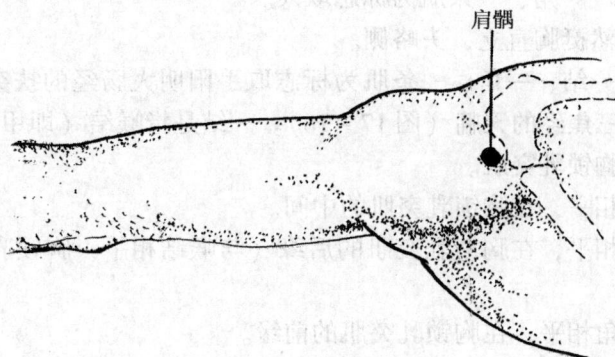

图17－16　肩部腧穴

8. 肩胛部　肩胛冈中、端、上、下取穴。

（1）实训对象自然挺胸直立，双臂自然下垂。

（2）实训者在其肩胛冈中、端、上、下取手太阳小肠经的臑俞、天宗、秉风、曲垣（图17－17）。

①天宗：肩胛冈中点下方，冈下窝中点。

②秉风：肩胛冈中点上方，冈上窝中点。

③臑俞：肩胛冈的外端下缘，腋后纹头直上。

④曲垣：肩胛冈的内端上缘，当臑俞与第二胸椎棘突连线中点处。

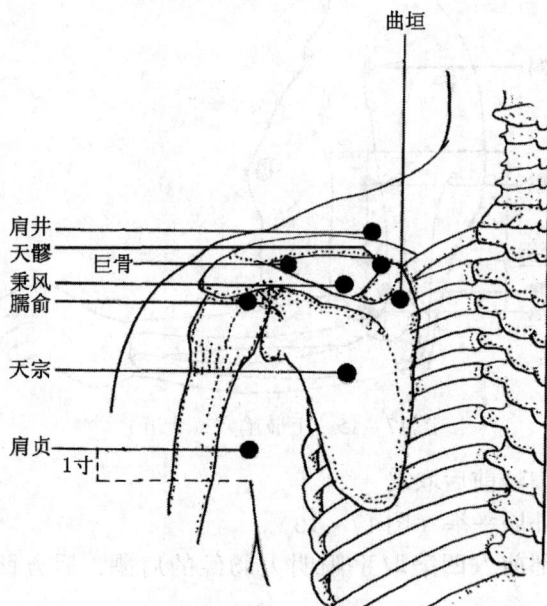

图 17 - 17　肩胛部腧穴

9. 颈部　以一结、一角、一条肌为标志取穴。

（1）实训对象自然挺胸直立，头略侧。

（2）实训者以其一结、一角、一条肌为标志取手阳明大肠经的扶突，手太阳小肠经的天窗、天容和手少阳三焦经的天牖（图 17 - 18）。一结是指喉结（即甲状软骨）；一角是指下颌角；一条肌是指胸锁乳突肌。

①扶突：与喉结相平，在胸锁乳突肌的中间。

②天窗：与喉结相平，在胸锁乳突肌的后缘（与喉结相平，胸锁乳突肌的前缘是胃经的人迎）。

③天容：与下颌角相平，在胸锁乳突肌的前缘。

④天牖：与下颌角相平，在胸锁乳突肌的后缘。

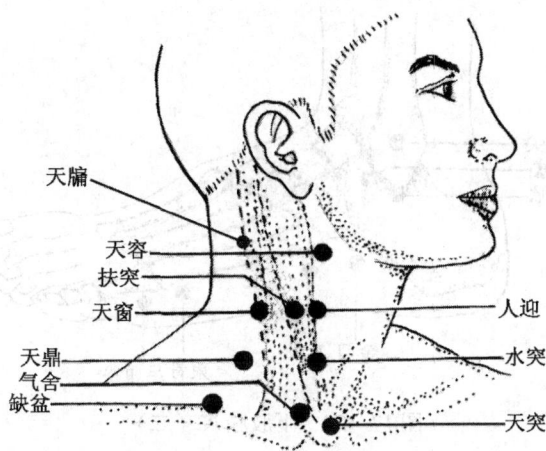

图 17 - 18 颈部腧穴

三、足三阳经腧穴

1. 趾尖部 趾甲角根取穴。

（1）实训对象自然伸足。

（2）实训者在其足大趾次趾、小趾次趾和小趾趾甲角根处取足阳明胃经的厉兑、足少阳胆经的足窍阴和足太阳膀胱经的至阴（图 17 - 19）。

①厉兑：足大趾次趾趾甲角外侧的根部。

②足窍阴：足小趾次趾趾甲角外侧的根部。

③至阴：足小趾趾甲角外侧的根部。

2. 跖趾关节部 跖趾关节前后取穴。

（1）实训对象自然伸足。

（2）实训者在其跖趾关节的前、后取足阳明胃经的内庭和陷谷、足少阳胆经的侠溪和地五会、足太阳膀胱经的足通谷和束骨（图 17 - 19～17 - 20）。

①内庭、陷谷：第二、三跖趾关节前和后。

②侠溪、地五会：第四、五跖趾关节前和后。

③足通谷、束骨：第五跖趾关节前和后，外侧赤白肉际上。

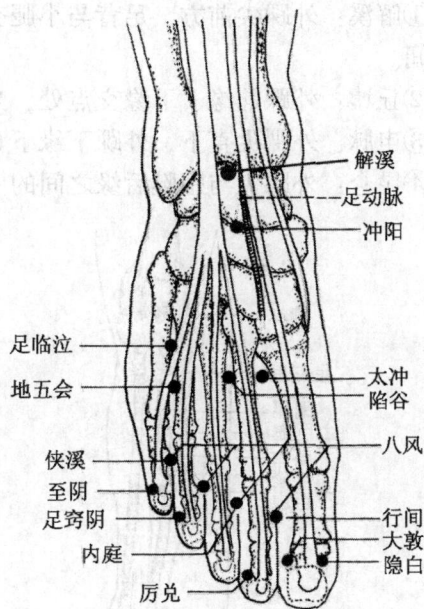

图 17 - 19 下肢腧穴（一）

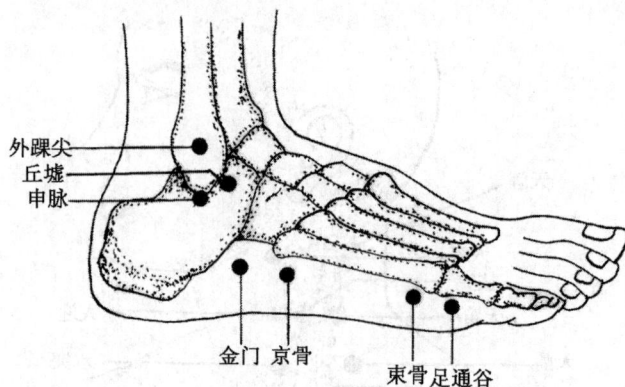

图 17－20　下肢腧穴（二）

3. 足踝部　踝尖上下前后取穴。

（1）实训对象自然伸足。

（2）实训者在其足背横纹和外踝尖的前、后、下分别取足阳明胃经的解溪、足少阳胆经的丘墟、足太阳膀胱经的昆仑和申脉（图 17－20～17－22）。

①解溪：外踝尖前方，足背与小腿交界处的横纹中央凹陷，当拇长伸肌腱与趾长伸肌腱之间。

②丘墟：外踝前缘、下缘交点处，当趾长伸肌腱的外侧凹陷处。

③申脉：外踝尖直下，外踝下缘下 0.5 寸凹陷内。

④昆仑：外踝尖与跟腱后缘之间的中点处。

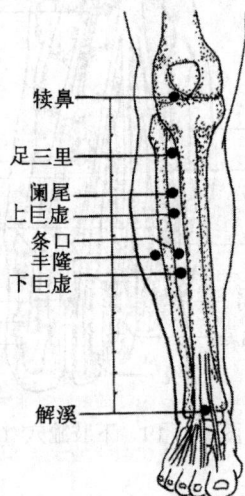

图 17－21　下肢腧穴（三）

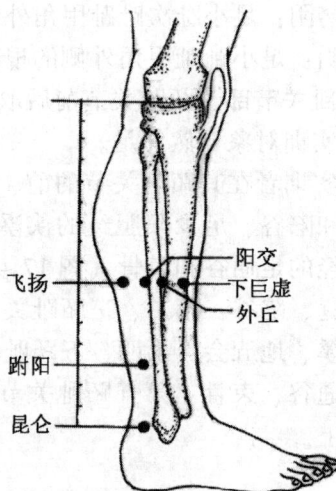

图 17－22　下肢腧穴（四）

4. 小腿部

（1）足阳明胃经　胫骨前肌的头、腹、尾、边处取穴。

1）实训对象取自然坐位，膝关节屈曲。

2）实训者在其胫骨前肌的头、腹、尾、边取足阳明胃经的足三里、上巨虚、下巨虚和丰隆，头有足三里，腹有上巨虚，尾有下巨虚，边有丰隆（图17-21）。

①足三里：犊鼻下3寸，距胫骨前缘一横指。

②上巨虚：犊鼻下6寸，距胫骨前缘一横指。

③下巨虚：犊鼻下9寸，距胫骨前缘一横指。

④丰隆：犊鼻下8寸，距胫骨前缘两横指（一横指处为条口，足三里、上巨虚、条口、下巨虚均距胫骨前缘一横指）。

（2）足太阳膀胱经　分肉处取穴。

1）实训对象直立，一侧足跟上提。

2）实训者在小腿背侧以腓肠肌为主要标志，取足太阳膀胱经的合阳、承筋、承山、飞扬（图17-22~17-23）。

①合阳：委中与承山的连线上，委中下2寸，腓肠肌两个头合在一起的部位。

②承筋：委中与承山的连线上，委中下5寸，合阳与承山之间。

③承山：委中下8寸，当伸直小腿或足跟上提时，腓肠肌两个头分开的地方。

④飞扬：昆仑直上7寸，承山外侧，斜下1寸，腓肠肌的边缘。

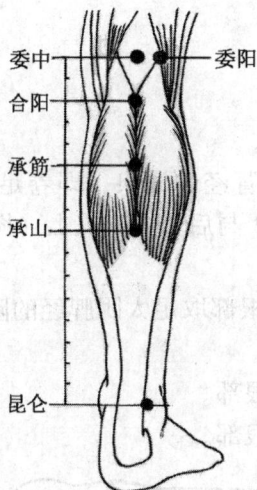

图17-23　下肢腧穴（五）

（3）足少阳胆经　腓骨前后取穴。

1）实训对象取自然坐位，膝关节屈曲。

2）实训者在其小腿外侧腓骨前后取足少阳胆经的阳陵泉、外丘、阳交、光明、阳辅、悬钟，其中，阳陵泉、外丘、光明、阳辅、悬钟在腓骨前，阳交在腓骨后（图17-24）。

①阳陵泉：腓骨小头前下方凹陷处。

②外丘：外踝尖上7寸，腓骨前缘。

③阳交：外踝尖上 7 寸，腓骨后缘。

④光明：外踝尖上 5 寸，腓骨前缘。

⑤阳辅：外踝尖上 4 寸，腓骨前缘略前方。

⑥悬钟：外踝尖上 3 寸，腓骨前缘。

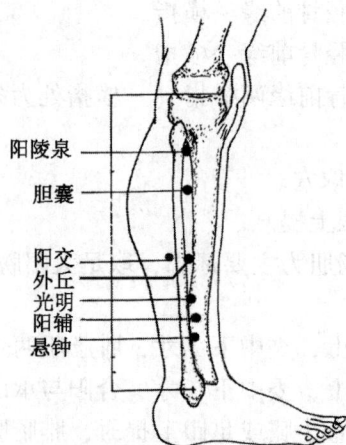

图 17 – 24   下肢腧穴（六）

四、足三阴经腧穴

1. 足部   足心、趾甲根取穴。

（1）实训对象抬足，暴露足底。

（2）实训者在其足心取足少阴肾经的涌泉，即卷足时足前部凹陷处，约当足底第二、三趾趾缝纹头端与足跟连线的前 1/3 与后 2/3 交点上（图 17 – 25）。

（3）实训对象自然伸足。

（4）实训者在其足大趾的趾甲根部取足太阴脾经的隐白和足厥阴肝经的大敦（图 17 – 19）。

①隐白：足大趾内侧趾甲角的根部。

②大敦：足大趾外侧趾甲角的根部。

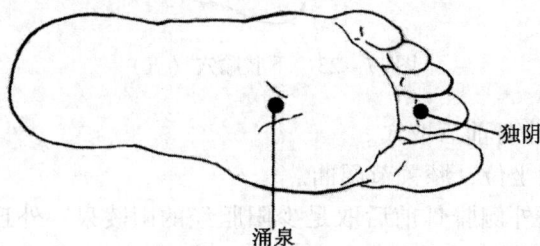

图 17 – 25   下肢腧穴（七）

2. 跖趾关节部 跖趾关节前后取穴。

（1）实训对象自然伸足。

（2）实训者在其跖趾关节前后取足太阴脾经的大都与太白、足厥阴肝经的行间与太冲（图 17 - 19，17 - 26）。

①大都：第一跖趾关节前下方赤白肉际处。

②太白：第一跖趾关节后下方赤白肉际处。

③行间：第一、二趾间，趾蹼缘后方赤白肉际处。

④太冲：第一、二跖骨间的后方，两骨交接处之前凹陷处。

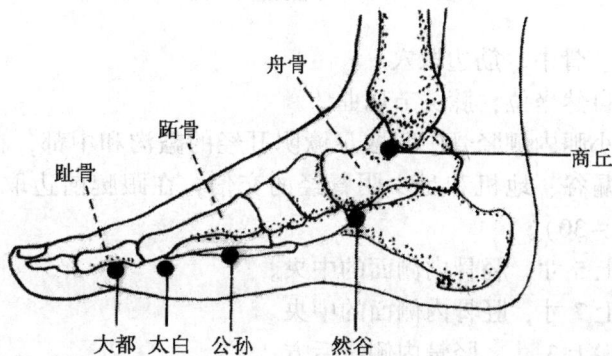

图 17 - 26 下肢腧穴（八）

3. 足踝部 踝尖上下前后取穴。

（1）实训对象自然伸足。

（2）实训者在其内踝尖上下前后取足太阴脾经的商丘、足少阴肾经的照海与太溪、足厥阴肝经的中封（图 17 - 26 ~ 17 - 28）。

①商丘：内踝前缘与下缘相交处。

②照海：内踝尖直下，内踝下缘下 0.4 寸处。

③太溪：内踝尖与跟腱后缘之间中点处。

④中封：内踝尖前方，商丘与解溪连线之间，胫骨前肌腱内侧凹陷处。

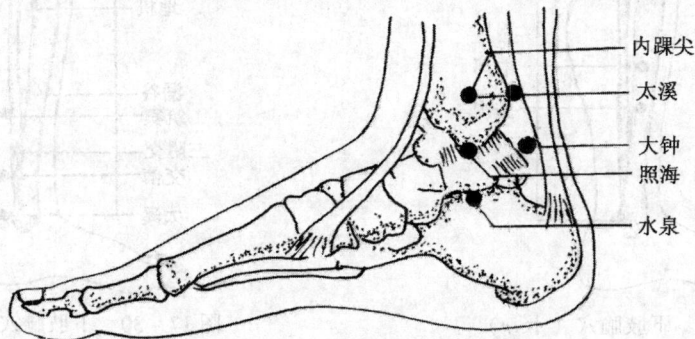

图 17 - 27 下肢腧穴（九）

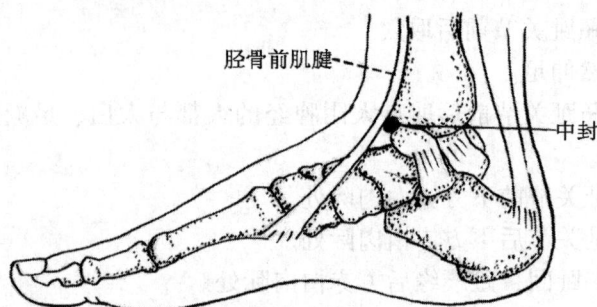

图 17 - 28　下肢腧穴（十）

4. 小腿部　骨边、骨中、筋边取穴。

（1）实训对象取自然坐位，膝关节屈曲。

（2）实训者在其小腿内侧胫骨中间取足厥阴肝经的蠡沟和中都，在胫骨后缘骨边取足太阴脾经的三阴交、漏谷、地机和足少阴肾经的交信，在跟腱前边取足少阴肾经的复溜、筑宾（图 17 - 29 ~ 17 - 30）。

①蠡沟：内踝尖上 5 寸，胫骨内侧面的中央。

②中都：内踝尖上 7 寸，胫骨内侧面的中央。

③三阴交：内踝尖上 3 寸，胫骨内侧缘后方。

④漏谷：内踝尖上 6 寸，胫骨内侧缘后方，三阴交与阴陵泉连线上。

⑤地机：阴陵泉下 3 寸，胫骨内侧缘后方，三阴交与阴陵泉连线上。

⑥交信：太溪直上 2 寸，复溜前 0.5 寸，胫骨内侧缘后方。

⑦复溜：太溪直上 2 寸，跟腱前方。

⑧筑宾：太溪与阴谷连线上，太溪上 5 寸，腓肠肌肌腹的内下方。

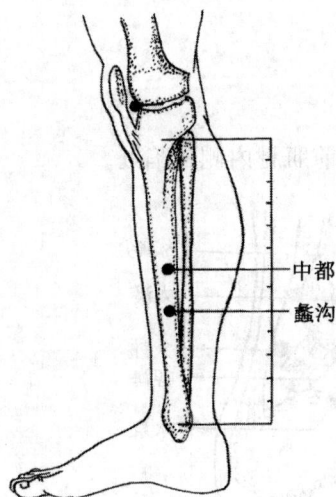

图 17 - 29　下肢腧穴（十一）

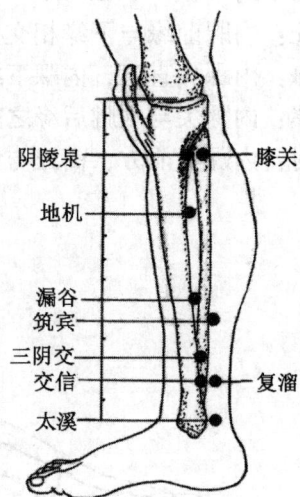

图 17 - 30　下肢腧穴（十二）

5. 膝关节部 骨髁上下与后方取穴。

（1）实训对象取自然坐位，膝关节屈曲。

（2）实训者在其骨髁上下与后方取足太阴脾经的阴陵泉、足厥阴肝经的膝关与曲泉、足少阴肾经的阴谷（图17-30~17-32）。

①阴陵泉：胫骨内侧髁后下方凹陷处。

②膝关：阴陵泉后1寸。

③阴谷：阴陵泉后方，腘窝内侧，半膜肌腱与半腱肌腱之间。

④曲泉：股骨内侧髁后缘。

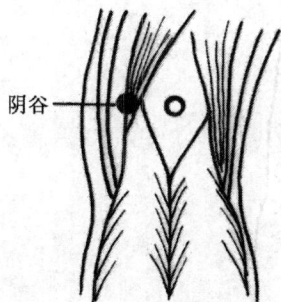

图17-31 下肢腧穴（十三）　　　　图17-32 下肢腧穴（十四）

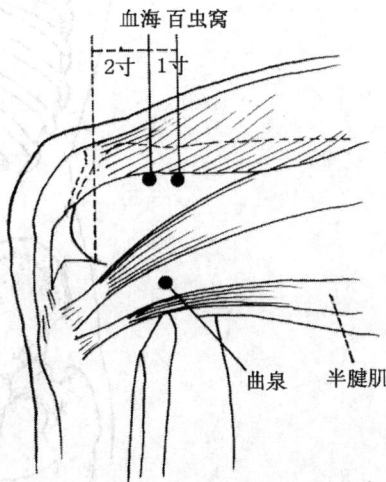

五、躯干部腧穴

1. 背腰部 各椎棘突下，后正中线旁开1.5寸与3寸处取穴。

（1）实训对象取俯卧位，双臂自然垂于双腿两侧。

（2）实训者在其脊柱正中取督脉经穴，旁开1.5寸取足太阳膀胱经第一侧线上的穴位，旁开后正中线3寸取足太阳膀胱经第二侧线上的穴位，平相应胸椎或腰椎的棘突下（图17-33）。

2. 胸部 肋间，前正中线旁开2、4、6寸处取穴。

（1）实训对象取仰卧位，双臂自然垂于双腿两侧。

（2）实训者在其前正中线取任脉经穴，旁开2寸取足少阴肾经穴，旁开4寸取足阳明胃经穴，旁开6寸取手太阴肺经和足太阴脾经穴，均在肋间隙内（图17-34）。

3. 腹部 上下1寸，旁开中线0.5、2、4寸处取穴。

（1）实训对象取仰卧位，双臂自然垂于双腿两侧。

（2）实训者在其腹正中线取任脉穴位，旁开中线半寸取足少阴肾经穴，旁开中线2寸取足阳明胃经穴，旁开中线4寸取足太阴脾经穴（图17-35）。

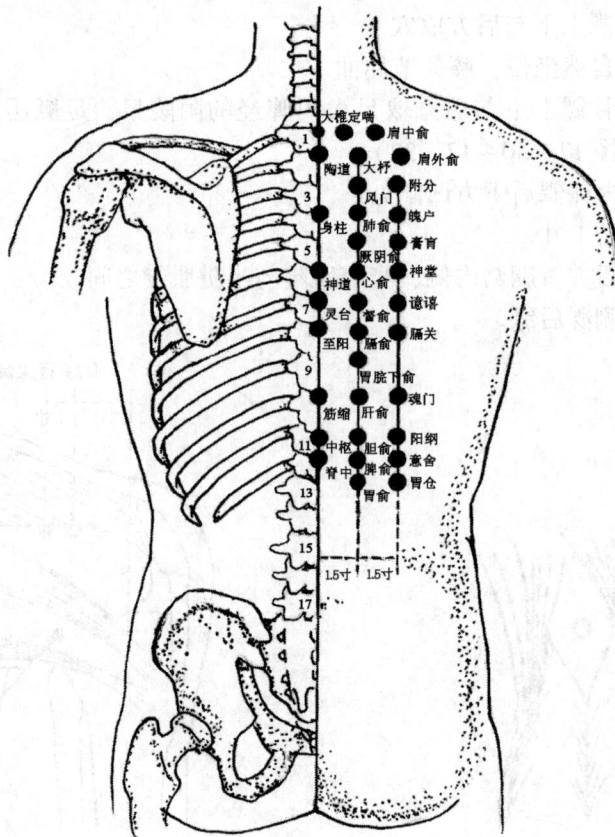

图 17-33　背腰部腧穴

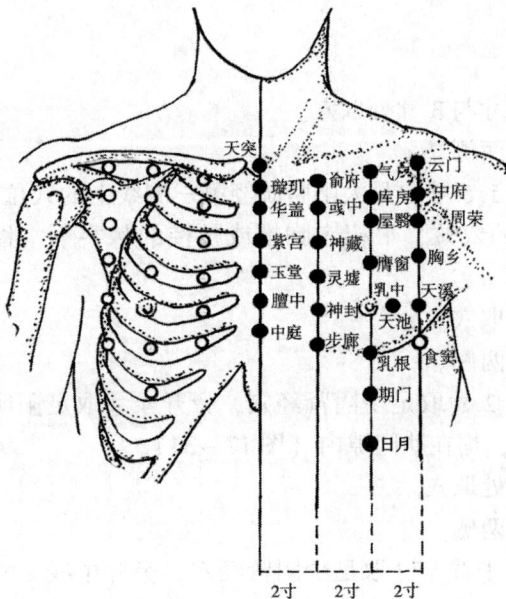

图 17-34　胸部腧穴

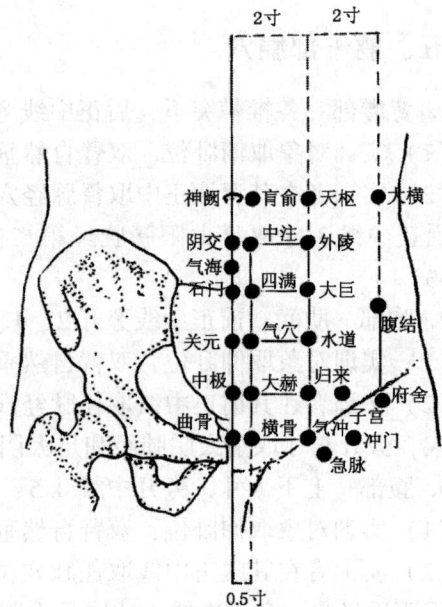

图 17-35　下腹部腧穴

第二节 常用腧穴横向定位比较

一、面部常用腧穴（图 17 – 36 ~ 17 – 38）

表 17 –1　　　　　　　　　　　　面部常用腧穴位置对照表

		垂 直 位 置					
		面正中线	鼻孔外缘	鼻唇沟	目内眦	瞳孔	目外眦
水平位置	眉上1寸					阳白 （GB 14）	
	眉毛	印堂 （GV 29）			攒竹 （BL 2）	鱼腰 （EX – HN 3）	丝竹空 （TE 23）
	眼周				睛明 （BL 1） （目内眦角稍 上方凹陷处）	承泣 （ST 1） （眼球与眶下 缘之间）	瞳子髎 （GB 1） （眶外侧缘处）
	眶下神经孔					四白 （ST 2）	
	鼻尖	素髎 （GV 25）					
	鼻翼				迎香 （LI 20） （外缘中点）	巨髎 （ST 3） （鼻翼下缘）	
	颧骨下缘						颧髎 （SI 18）
	人中沟	水沟 （GV 26）	口禾髎 （LI 19）				
	口					地仓 （ST 4） （口角旁）	
	颏唇沟	承浆 （CV 24）					

注：眉梢与目外眦之间向后1寸凹陷处为太阳（EX – HN 5）。

阳白
攒竹
鱼腰
丝竹空
睛明
承泣
球后
上迎香
四白
迎香
巨髎
口禾髎
地仓
承浆

印堂
素髎
水沟
兑端

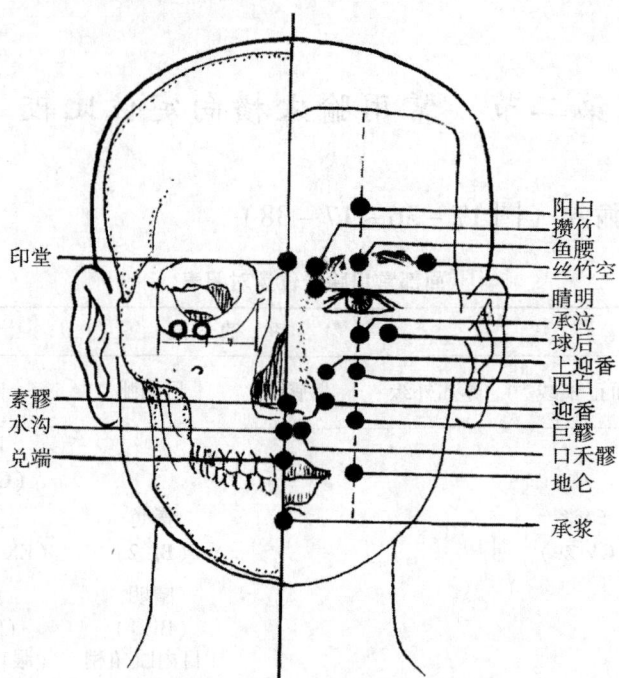

图 17 - 36 头面部腧穴 (一)

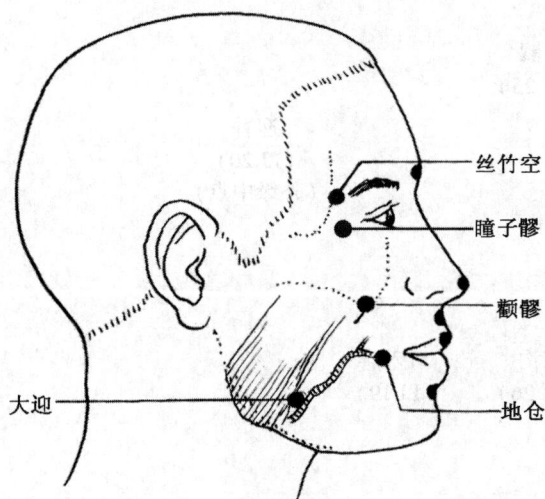

丝竹空
瞳子髎
颧髎
大迎
地仓

图 17 - 37 头面部腧穴 (二)

二、前头部常用腧穴（图 17－38～17－39）

表 17－2　　　　　　　　　前头部常用腧穴位置对照表

		前正中线	旁开前正中线（横寸）				
			0.75 寸	1.5 寸	2.25 寸	3 寸	4.5 寸
入前发际（直寸）	0.5 寸	神庭 （GV 24）	眉冲 （BL 3）	曲差 （BL 4）	头临泣 （GB 15）	本神 （GB 13）	头维 （ST 8）
	1 寸	上星 （GV 23）		五处 （BL 5）			
	1.5 寸				目窗 （GB 16）		
	2 寸	囟会 （GV 22）					
	2.5 寸			承光 （BL 6）	正营 （GB 17）		
	3.5 寸	前顶 （GV 21）					
	4 寸			通天 （BL 7）	承灵 （GB 18）		
	5 寸	百会 （GV 20）					
	5.5 寸			络却 （BL 8）			

注：百会前后左右各 1 寸为四神聪（EX－HN 1）。

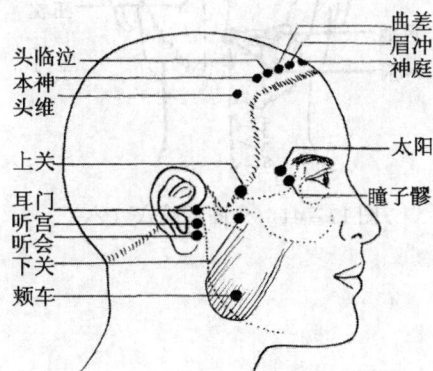

图 17－38　头面部腧穴（三）

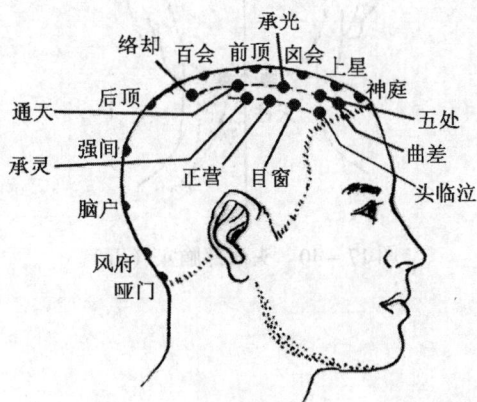

图 17－39　头面部腧穴（四）

三、后头部常用腧穴 （图 17 – 39 ~ 17 – 42）

表 17 – 3 后头部常用腧穴位置对照表

		后正中线	旁开后正中线（横寸）	
			1.3 寸	2.25 寸
后发际直上（直寸）	0.5 寸	哑门 （GV 15）	天柱 （BL 10）	
	1 寸	风府 （GV 16）		风池（GB 20） （胸锁乳突肌与斜方肌上端之间，约旁开后正中线 2.25 寸）
	2.5 寸，与枕外隆凸上缘相平	脑户 （GV 17）	玉枕 （BL 9）	脑空 （GB 19）
	4 寸	强间 （GV 18）		
	5.5 寸	后顶 （GV 19）		

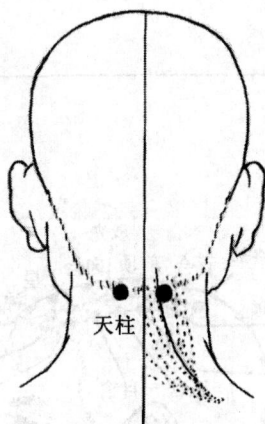

图 17 – 40 头面部腧穴 （五）

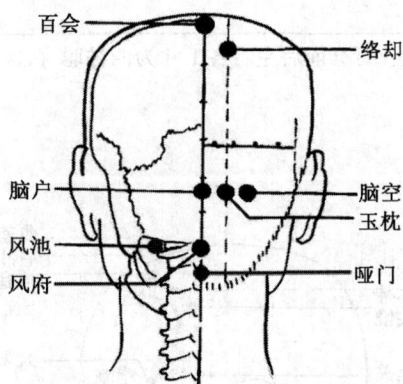

图 17 – 41 头面部腧穴 （六）

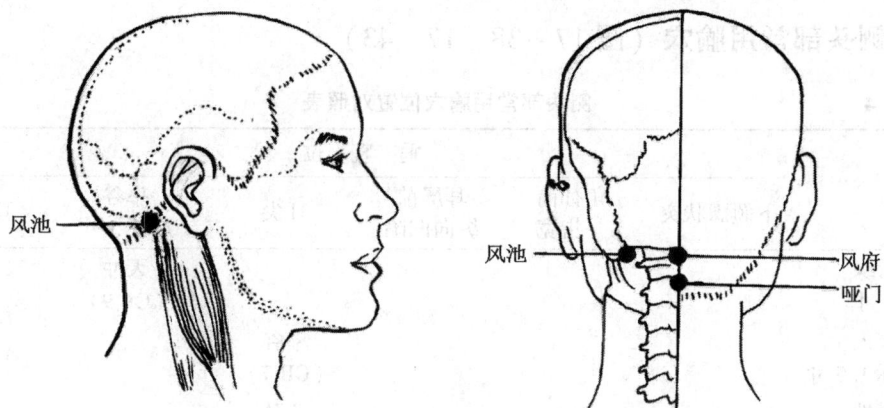

图 17 – 42 头面部腧穴（七）

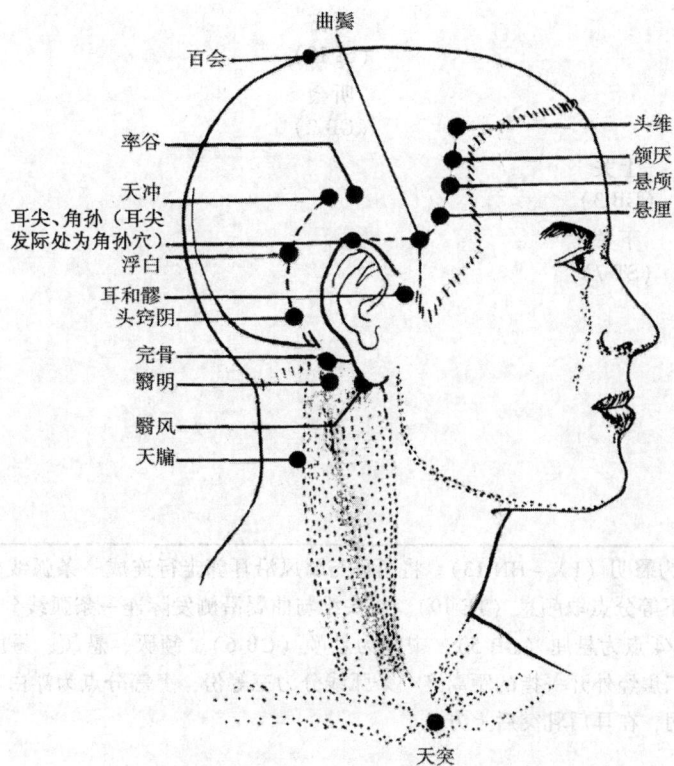

图 17 – 43 头面部腧穴（八）

四、侧头部常用腧穴（图 17 - 38，17 - 43）

表 17 - 4　　　　　　　　　　　侧头部常用腧穴位置对照表

		垂　直　位　置				
		下颌髁状突	角孙前一指宽	耳屏前纵向凹陷	耳尖	率谷后 0.5 寸	耳后乳突
水平位置	耳根后缘直上 2 寸					天冲（GB 9）	
	耳尖上入侧发际 1.5 寸				率谷（GB 7）		
	耳郭尖端入侧发际处				角孙（TE 20）		
	耳郭尖端		曲鬓（GB 7）		耳尖（EX - HN 6）		
	屏上切迹			耳门（TE 21）			
	耳屏			听宫（SI 19）			
	屏间切迹			听会（GB 2）			
	颧弓上缘	上关（GB 3）					
	颧弓与下颌切迹之间	下关（ST 7）					
	乳突后上方						头窍阴（GB 11）
	乳突后下方						完骨（GB 12）
	乳突与下颌角之间中点						翳风（TE 17）

注：翳风后 1 寸为翳明（EX - HN 13）。将角孙与翳风沿耳郭走行连成一条弧线分为三等份，上等分点取瘈脉（TE 18），下等分点取颅息（TE 19）。将头维与曲鬓沿侧发际连一条弧线分为四等份，上 1/4 点为颌厌（GB 4），下 1/4 点为悬厘（GB 5），中间为悬颅（GB 6）。颌厌、悬颅、悬厘、曲鬓 4 穴间隔相等。将天冲与完骨沿三焦经外开一指的距离连一条弧线分为三等份，上等分点为浮白（GB 10），约平上耳根，下等分点为头窍阴，在耳后乳突后上方。

五、颈项部常用腧穴（图 17 – 18）

表 17 – 5 颈项部常用腧穴位置对照表

		垂 直 位 置				
		胸锁乳突肌前缘	胸锁乳突肌中间	胸锁乳突肌后缘	前正中线	前正中线旁开 4 寸
水平位置	平下颌角	天容（SI 17）		天牖（TE 16）		
	平喉结	人迎（ST 9）	扶突（LI 18）	天窗（SI 16）		
	扶突下 1 寸	水突（ST 10）		天鼎（LI 17）		
	胸骨、锁骨上缘		气舍（ST 11）（胸锁乳突肌胸骨头与锁骨头之间）		天突（CV 22）	缺盆（ST 12）

注：下颌角前方，咬肌附着部的前缘，当面动脉搏动处为大迎（ST 5）；下颌角前上方约一横指（中指），当咀嚼时咬肌隆起处为颊车（ST 6）。

六、胸部常用腧穴（图 17 – 34）

表 17 – 6 胸部常用腧穴位置对照表

		垂 直 位 置				
		前正中线	前正中线旁开 2 寸	前正中线旁开 4 寸	前正中线旁开 5 寸	前正中线旁开 6 寸
水平位置	锁骨下缘	璇玑（CV 21）	俞府（KI 27）	气户（ST 13）		云门（LU 2）
	第一肋间隙	华盖（CV 20）	彧中（KI 26）	库房（ST 14）		中府（LU 1）
	第二肋间隙	紫宫（CV 19）	神藏（KI 25）	屋翳（ST 15）		周荣（SP 20）
	第三肋间隙	玉堂（CV 18）	灵墟（KI 24）	膺窗（ST 16）		胸乡（SP 19）
	第四肋间隙	膻中（CV 17）	神封（KI 23）	乳中（ST 17）	天池（PC 1）	天溪（SP 18）
	第五肋间隙	中庭（CV 16）	步廊（KI 22）	乳根（ST 18）		食窦（SP 17）
	第六肋间隙			期门（LR 14）		
	第七肋间隙			日月（GB 24）		

七、上腹部常用腧穴（图17-44）

表17-7 上腹部常用腧穴位置对照表

水平位置（直寸）		垂直位置			
		腹正中线	腹正中线旁开0.5寸	腹正中线旁开2寸	腹正中线旁开4寸
	脐上1寸	水分（CV 9）		滑肉门（ST 24）	
	脐上2寸	下脘（CV 10）	商曲（KI 17）	太乙（ST 23）	
	脐上3寸	建里（CV 11）	石关（KI 18）	关门（ST 22）	腹哀（SP 16）
	脐上4寸	中脘（CV 12）	阴都（KI 19）	梁门（ST 21）	
	脐上5寸	上脘（CV 13）	腹通谷（KI 20）	承满（ST 20）	
	脐上6寸	巨阙（CV 14）	幽门（KI 21）	不容（ST 19）	
	脐上7寸	鸠尾（CV 15）			

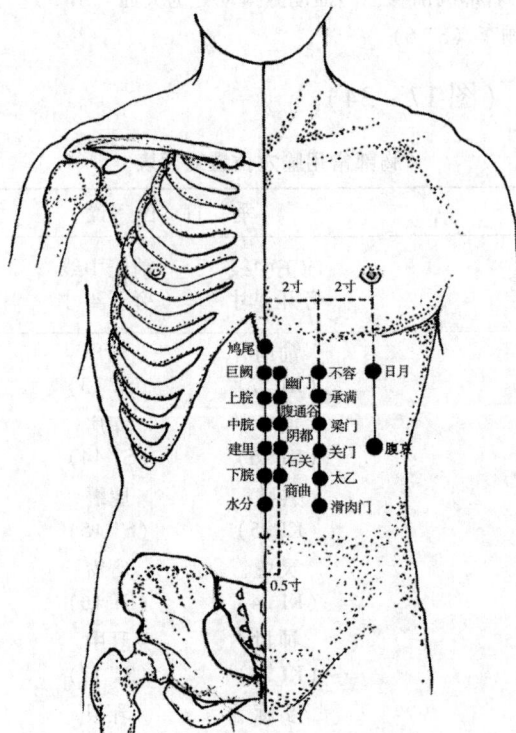

图17-44 上腹部腧穴

八、下腹部常用腧穴（图 17 - 35，17 - 45）

表 17 - 8　　　　　　　　　　　下腹部常用腧穴位置对照表

水平位置（直寸）	腹正中线	垂直位置 腹正中线旁开						其他（髂前上棘）
		0.5寸	2寸	2.5寸	3寸	3.5寸	4寸	
平脐	神阙（CV 8）	肓俞（KI 16）	天枢（ST 25）				大横（SP 15）	
脐下1寸	阴交（CV 7）	中注（KI 15）	外陵（ST 26）					
脐下1.3寸							腹结（SP 14）	
脐下1.5寸	气海（CV 6）							
脐下2寸	石门（CV 5）	四满（KI 14）	大巨（ST 27）					
脐下3寸	关元（CV 4）	气穴（KI 13）	水道（ST 28）					五枢（GB 27）
脐下3.5寸								维道（GB 28）
脐下4寸	中极（CV 3）	大赫（KI 12）	归来（ST 29）	子宫（EX-CA 1）				
脐下4.3寸							府舍（SP 13）	
脐下5寸（即耻骨联合上缘）	曲骨（CV 2）	横骨（KI 11）	气冲（ST 30）		冲门（SP 12）			
耻骨联合上缘下1寸			急脉（LR 12）					

九、躯干侧部常用腧穴（图 17 - 5，17 - 45）

表 17 - 9躯干侧部常用腧穴位置对照表

		垂 直 位 置				
		腋中线	腋中线前 1 寸	其他		
				第十一肋端	第十一肋端后 1.8 寸	侧臀部
水平位置	第四肋间隙	渊腋（GB 22）	辄筋（GB 23）			
	第六肋间隙	大包（SP 21）				
	第十一肋端			章门（LR 13）	京门（GB 25）	
	平脐			带脉（GB 26）		

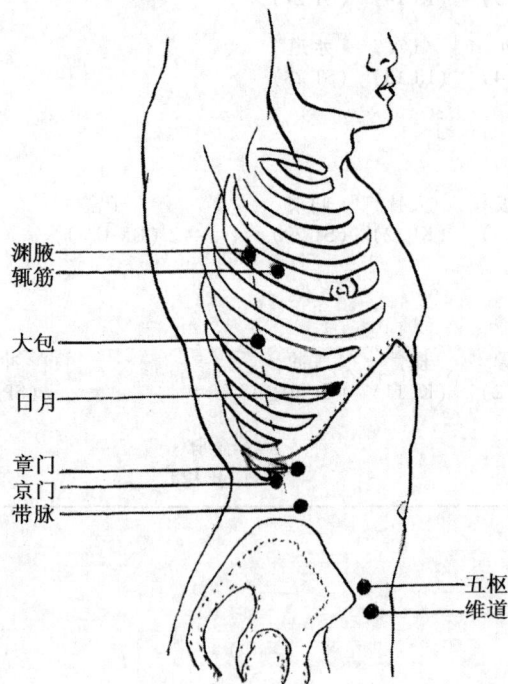

图 17 - 45　躯干侧部腧穴

十、背腰部常用腧穴 （图17-33，17-46）

表 17-10　　　　　　　　　　背腰部常用腧穴位置对照表

		垂 直 位 置					
		后正中线	后正中线旁开				
			0.5寸	骶后孔中	1.5寸	2寸	3寸
水 平 位 置	第七颈椎棘突下凹陷	大椎 （GV 14）	定喘 （EX-B 1）			肩中俞 （SI 15）	
	第一胸椎棘突下凹陷	陶道 （GV 13）	夹脊 （GV-B 2） （从第一胸椎棘突下至第五腰椎棘突下，左右各17穴）		大杼 （BL 11）		肩外俞 （SI 14）
	第二胸椎棘突下凹陷				风门 （BL 12）		附分 （BL 41）
	第三胸椎棘突下凹陷	身柱 （GV 12）			肺俞 （BL 13）		魄户 （BL 42）
	第四胸椎棘突下凹陷				厥阴俞 （BL 14）		膏肓 （BL 43）
	第五胸椎棘突下凹陷	神道 （GV 11）			心俞 （BL 15）		神堂 （BL 44）
	第六胸椎棘突下凹陷	灵台 （GV 10）			督俞 （BL 16）		譩譆 （BL 45）
	第七胸椎棘突下凹陷	至阳 （GV 9）			膈俞 （BL 17）		膈关 （BL 46）
	第八胸椎棘突下凹陷				胃脘下俞 （EX-B 3）		
	第九胸椎棘突下凹陷	筋缩 （GV 8）			肝俞 （BL 18）		魂门 （BL 47）
	第十胸椎棘突下凹陷	中枢 （GV 7）			胆俞 （BL 19）		阳纲 （BL 48）
	第十一胸椎棘突下凹陷	脊中 （GV 6）			脾俞 （BL 20）		意舍 （BL 49）

续表

水平位置	后正中线	0.5寸	骶后孔中	1.5寸	2寸	3寸
第十二胸椎棘突下凹陷				胃俞（BL 21）		胃仓（BL 50）
第一腰椎棘突下凹陷	悬枢（GV 5）			三焦俞（BL 22）		肓门（BL 51）
第二腰椎棘突下凹陷	命门（GV 4）			肾俞（BL 23）		志室（BL 52）
第三腰椎棘突下凹陷	下极俞（EX – B 5）			气海俞（BL 24）		
第四腰椎棘突下凹陷	腰阳关（GV 3）			大肠俞（BL 25）		
第五腰椎棘突下凹陷	十七椎（EX – B 8）			关元俞（BL 26）		
第一骶后孔			上髎（BL 31）	小肠俞（BL 27）		
第二骶后孔			次髎（BL 32）	膀胱俞（BL 28）		胞肓（BL 53）
第三骶后孔			中髎（BL 33）	中膂俞（BL 29）		
第四骶后孔			下髎（BL 34）	白环俞（BL 30）		秩边（BL 54）
骶管裂孔	腰俞（GV 2）					
尾骨端		会阳（BL 35）				
尾骨端与肛门连线中点	长强（GV 1）					

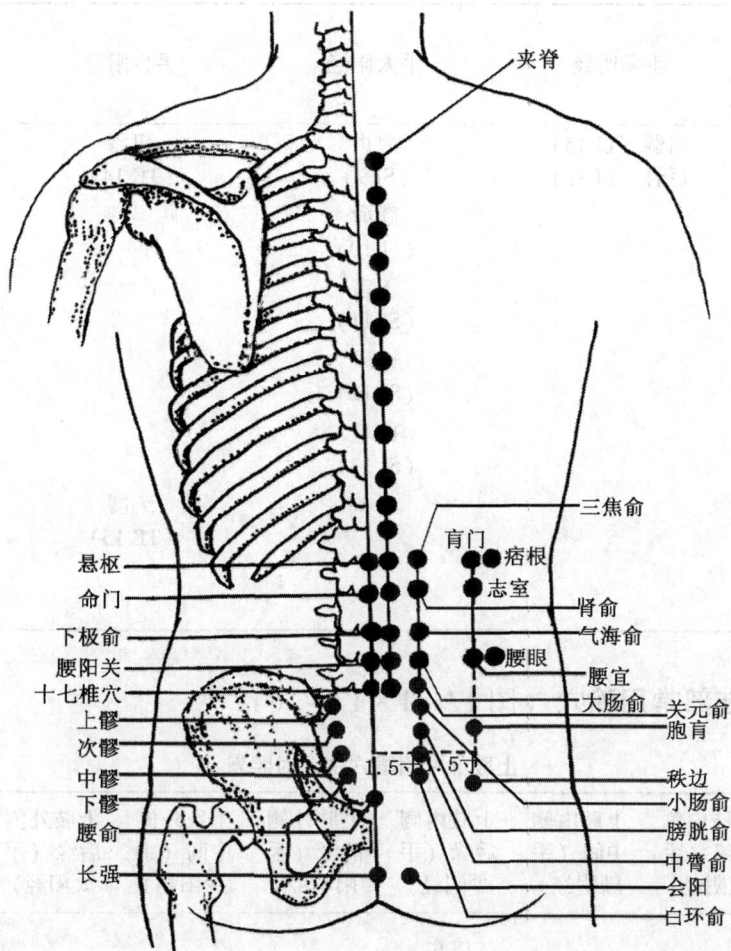

图 17 - 46　背腰部腧穴

十一、肩及肩胛部常用腧穴（图4-12，12-10，17-17）

表 17-11 肩胛部常用腧穴位置对照表

	手阳明经	手太阳经	手少阳经	足少阳经
肩周	肩髃（LI 15） 巨骨（LI 16）	肩贞 （SI 9）	肩髎 （TE 14）	
肩胛冈下缘		臑俞 （SI 10）		
冈下窝中央		天宗 （SI 11）		
冈上窝中央		秉风 （SI 12）		
肩胛冈内上缘		曲垣 （SI 13）		
肩井与曲垣中点			天髎 （TE 15）	
大椎与肩峰端中点				肩井 （GB 21）

十二、上肢部常用腧穴（图17-1~17-16）

表 17-12 上肢部常用腧穴位置对照表

	上肢内侧前缘（手太阴经）	上肢内侧中间（手厥阴经）	上肢内侧后缘（手少阴经）	上肢外侧前缘（手阳明经）	上肢外侧中间（手少阳经）	上肢外侧后缘（手太阳经）	奇穴
腋部			极泉 （HT 1）				
肩髎下3寸					臑会 （TE 13）		
腋前纹头下2寸（肘横纹上7寸）		天泉 （PC 2）		臂臑 （LI 14）			
腋前纹头下3寸	天府 （LU 3）						

续表

	上肢内侧前缘（手太阴经）	上肢内侧中间（手厥阴经）	上肢内侧后缘（手少阴经）	上肢外侧前缘（手阳明经）	上肢外侧中间（手少阳经）	上肢外侧后缘（手太阳经）	奇穴
腋前纹头下4寸	侠白（LU 4）						
肘上3寸			青灵（HT 2）	手五里（LI 13）			
肘上2寸					清泠渊（TE 11）		
肘上1寸				肘髎（LI 12）	天井（TE 10）		
肘部（肘横纹、尺骨鹰嘴与肱骨内上髁之间）	尺泽（LU 5）	曲泽（PC 3）	少海（HT 3）	曲池（LI 11）		小海（SI 8）	肘尖（EX－UE 1）
腕上10寸				手三里（LI 10）			
腕上7寸	孔最（LU 6）				四渎（TE 9）		
腕上5寸				温溜（LI 7）		支正（SI 7）	
腕上4寸					三阳络（TE 8）		二白（EX－UE 2）
腕上3寸		间使（PC 5）		偏历（LI 6）	会宗（TE 7）支沟（TE 6）		
腕上2寸		内关（PC 6）			外关（TE 5）		
腕上1.5寸	列缺（LU 7）		灵道（HT 4）				

续表

	上肢内侧前缘（手太阴经）	上肢内侧中间（手厥阴经）	上肢内侧后缘（手少阴经）	上肢外侧前缘（手阳明经）	上肢外侧中间（手少阳经）	上肢外侧后缘（手太阳经）	奇穴
腕上1寸	经渠（LU 8）		通里（HT 5）				
腕上0.5寸			阴郄（HT 6）				
腕横纹（掌侧横纹与背侧横纹）	太渊（LU 9）	大陵（PC 7）	神门（HT 7）	阳溪（LI 5）	阳池（TE 4）	阳谷（SI 5）	中泉（EX－UE 3）
腕前				合谷（LI 4）		腕骨（SI 4）	
掌指关节后	鱼际（LU 10）	劳宫（PC 8）	少府（HT 8）	三间（LI 3）	中渚（TE 3）	后溪（SI 3）	
掌指关节前				二间（LI 2）	液门（TE 2）	前谷（SI 2）	八邪（EX－UE 9）
近端指关节							四缝（EX－UE 10）
指端	少商（LU 11）	中冲（PC 9）	少冲（HT 9）	商阳（LI 1）	关冲（TE 1）	少泽（SI 1）	十宣（EX－UE 11）

注：养老（SI 6）位于尺骨小头近端桡侧凹陷；消泺（TE 12）位于清冷渊与臑会之间中点处。

十三、下肢部常用腧穴（图17－19～17－32）

表17－13　　　　　　　　　　下肢部常用腧穴位置对照表

	下肢外侧前缘（足阳明经）	下肢外侧中间（足少阳经）	下肢外侧后缘（足太阳经）	下肢内侧前缘（足太阴经）	下肢内侧中间（足厥阴经）	下肢内侧后缘（足少阴经）	奇穴
耻骨联合上缘下2寸					阴廉（LR 11）		
耻骨联合上缘下3寸					足五里（LR 10）		
臀部		居髎（CB 29）环跳（GB 30）	秩边（BL 54）				

续表

	下肢外侧前缘（足阳明经）	下肢外侧中间（足少阳经）	下肢外侧后缘（足太阳经）	下肢内侧前缘（足太阴经）	下肢内侧中间（足厥阴经）	下肢内侧后缘（足少阴经）	奇穴
臀下横纹	髀关（ST 31）		承扶（BL 36）				
臀下横纹下 6 寸			殷门（BL 37）				
血海上 6 寸				箕门（SP 11）			
腘横纹上 7 寸		风市（GB 31）					
髌底外上缘上 6 寸	伏兔（ST 32）						
腘横纹上 5 寸		中渎（GB 32）					
股骨内上髁上 4 寸					阴包（LR 9）		
髌底上 3 寸	阴市（ST 33）						
髌底上 2 寸	梁丘（ST 34）			血海（SP 10）			
阳陵泉上 3 寸		膝阳关（GB 33）					
髌底							鹤顶（EX－LE 2）
腘横纹上 1 寸			浮郄（BL 38）				

续表

	下肢外侧前缘（足阳明经）	下肢外侧中间（足少阳经）	下肢外侧后缘（足太阳经）	下肢内侧前缘（足太阴经）	下肢内侧中间（足厥阴经）	下肢内侧后缘（足少阴经）	奇穴
腘横纹	犊鼻（ST 35）		委阳（BL 39）委中（BL 40）		曲泉（LR 8）	阴谷（KI 10）	膝眼（EX－LE 5）
腓骨小头		阳陵泉（GB 34）					
胫骨内侧髁				阴陵泉（SP 9）			
膝（腘横纹）下2寸			合阳（BL 55）				
膝（犊鼻水平）下3寸	足三里（ST 36）						
阳陵泉下2寸							胆囊（EX－LE 6）
阴陵泉下3寸				地机（SP 8）			
膝（腘横纹）下5寸			承筋（BL 56）				阑尾（EX－LE 7）
膝（犊鼻水平）下6寸	上巨虚（ST 37）						
膝（犊鼻水平或腘横纹）下8寸	条口（ST 38）丰隆（ST 40）		承山（BL 57）				
内外踝上7寸	下巨虚（ST 39）	阳交（GB 35）外丘（GB 36）	飞扬（BL 58）		中都（LR 6）		

续表

	下肢外侧前缘（足阳明经）	下肢外侧中间（足少阳经）	下肢外侧后缘（足太阳经）	下肢内侧前缘（足太阴经）	下肢内侧中间（足厥阴经）	下肢内侧后缘（足少阴经）	奇穴
内外踝上6寸				漏谷（SP 7）			
内外踝上5寸		光明（GB 37）			蠡沟（LR 5）	筑宾（KI 9）	
内外踝上4寸		阳辅（GB 38）					
内外踝上3寸		悬钟（GB 39）	跗阳（BL 59）	三阴交（SP 6）			
内外踝上2寸						交信（KI 8）复溜（KI 7）	
踝关节及内外踝之间	解溪（ST 41）		昆仑（BL 60）		中封（LR 4）	太溪（KI 3）	
内外踝前下		丘墟（GB 40）		商丘（SP 5）			
内外踝下缘			申脉（BL 62）			照海（KI 6）	
内踝尖下0.5寸						大钟（KI 4）	
内踝尖下1寸						水泉（KI 5）	
足背动脉处	冲阳（ST 42）						

续表

	下肢外侧前缘（足阳明经）	下肢外侧中间（足少阳经）	下肢外侧后缘（足太阳经）	下肢内侧前缘（足太阴经）	下肢内侧中间（足厥阴经）	下肢内侧后缘（足少阴经）	奇穴
骰骨			金门 （BL 63）				
跖骨基底部			京骨 （BL 64）	公孙 （SP 4）			
舟骨粗隆						然谷 （KI 2）	
跖趾关节后	陷谷 （ST 43）	足临泣 （GB 41） 地五会 （GB 42）	束骨 （BL 65）	太白 （SP 3）	太冲 （LR 3）		
跖趾关节前	内庭 （ST 44）	侠溪 （GB 43）	足通谷 （GL 66）	大都 （SP 2）	行间 （LR 2）		八风 （EX - LE 10）
足底						涌泉 （KI 1）	独阴 （EX - LE 11）
趾端	厉兑 （ST 45）	足窍阴 （GB 44）	至阴 （BL 67）	隐白 （SP 1）	大敦 （LR 1）		气端 （EX - LE 12）

第三节　腧穴分部定位小结

1. 入前发际0.5寸的腧穴　自前正中线向外共有 6 个腧穴，依次是：督脉的神庭，足太阳膀胱经的眉冲、曲差，足少阳胆经的头临泣、本神，足阳明胃经的头维。

（1）神庭　位于头部正中线上，入前发际0.5寸。

（2）眉冲　攒竹直上，入前发际0.5寸。

（3）曲差　神庭旁开1.5寸，在神庭与头维连线的内 1/3 与外 2/3 交点处。

（4）头临泣　在神庭与头维连线的中点处。

（5）本神　神庭旁开3寸，在神庭与头维连线的外 1/3 与内 2/3 交点处。

（6）头维　位于额角，入发际0.5寸处。

2. 位于两耳尖连线上的腧穴

（1）角孙　手少阳三焦经穴，当耳尖所在发际处。

（2）率谷　足少阳胆经穴，耳尖直上入发际 1.5 寸处。

（3）百会　督脉经穴，两耳尖直上与头部前后正中线的交点处。

3. 位于枕外隆凸上缘水平线上的腧穴

（1）脑户　督脉经穴，枕外隆凸上缘，后发际直上 2.5 寸处。

（2）玉枕　足太阳膀胱经穴，脑户旁开 1.3 寸处。

（3）脑空　足少阳胆经穴，在承灵与风池连线上，与脑户穴相平。

4. 位于枕外隆凸下缘水平线上的腧穴

（1）风府　督脉经穴，后发际直上 1 寸，枕外隆凸下缘。

（2）风池　足少阳胆经穴，胸锁乳突肌与斜方肌之间，与风府相平。

5. 位于耳前的腧穴

（1）耳门　手少阳三焦经穴，位于屏上切迹前，下颌骨髁状突后缘，张口呈现的凹陷中。

（2）听宫　手太阳小肠经穴，位于耳屏切迹前，下颌骨髁状突后缘，张口呈现的凹陷中。

（3）听会　足少阳胆经穴，位于屏间切迹前，下颌骨髁状突后缘，张口呈现的凹陷中。

6. 平喉结的腧穴　自前向后依次为：人迎、扶突、天窗。

（1）人迎　足阳明胃经穴，位于喉结旁开 1.5 寸，胸锁乳突前缘，颈总动脉搏动处。

（2）扶突　手阳明大肠经穴，位于喉结旁开 3 寸，胸锁乳突肌胸骨头与锁骨头之间。

（3）天窗　手太阳小肠经穴，位于喉结旁开 3.5 寸，胸锁乳突肌后缘。

7. 平第一肋间隙处的腧穴　自内向外依次为：华盖、彧中、库房、中府。

（1）华盖　任脉经穴，位于前正中线上，平第一肋间隙。

（2）彧中　足少阴肾经穴，位于前正中线旁开 2 寸，第一肋间隙中。

（3）库房　足阳明胃经穴，位于前正中线旁开 4 寸，第一肋间隙中。

（4）中府　手太阴肺经穴，位于前正中线旁开 6 寸，第一肋间隙中。

8. 平第四肋间隙中的腧穴　自内向外依次为：膻中、神封、乳中、天池、天溪、辄筋、渊腋。

（1）膻中　任脉经穴，位于前正中线上，平第四肋间隙。

（2）神封　足少阴肾经穴，前正中线旁开 2 寸，第四肋间隙中。

（3）乳中　足阳明胃经穴，前正中线旁开 4 寸，第四肋间隙中。

（4）天池　手厥阴心包经穴，位于乳头向外 1 寸，第四肋间隙中。

（5）辄筋　足少阳胆经穴，渊腋穴前 1 寸，第四肋间隙中。

（6）渊腋　足少阳胆经穴，位于腋中线上，第四肋间隙中。

9. 乳中线上，乳头直下的腧穴

（1）乳根　足阳明胃经穴，位于乳中线上第五肋间隙中。

（2）期门　足厥阴肝经穴，乳头直下第六肋间隙中。

（3）日月　足少阳胆经穴，乳头直下第七肋间隙中。

10. 平脐的腧穴　自内向外分布有神阙、肓俞、天枢、大横、带脉。

(1) 神阙　任脉经穴，脐中央。

(2) 肓俞　足少阴肾经穴，位于脐旁 0.5 寸处。

(3) 天枢　足阳明胃经穴，位于脐旁 2 寸处。

(4) 大横　足太阴脾经穴，位于脐旁 4 寸处。

(5) 带脉　足少阳胆经穴，位于章门穴直下，平脐处。

11. 位于脐下 4 寸水平线上的腧穴　自内向外分布有中极、大赫、归来、子宫。

(1) 中极　任脉经穴，位于前正中线上，脐下 4 寸。

(2) 大赫　足少阴肾经穴，位于脐下 4 寸，前正中线旁开 0.5 寸。

(3) 归来　足阳明胃经穴，位于脐下 4 寸，前正中线旁开 2 寸。

(4) 子宫　经外奇穴，位于中极穴旁开 3 寸。

12. 位于脐下 5 寸水平线上的腧穴　自内向外依次为曲骨、横骨、气冲、冲门。

(1) 曲骨　任脉经穴，位于脐下 5 寸，耻骨联合上缘中点处。

(2) 横骨　足少阴肾经穴，位于曲骨穴旁开 0.5 寸处。

(3) 气冲　足阳明胃经穴，位于曲骨穴旁开 2 寸处。

(4) 冲门　足太阴脾经穴，位于曲骨穴旁开 3.5 寸处。

13. 外踝高点上 7 寸水平线上的腧穴　自前向后依次为下巨虚、外丘、阳交、飞扬。

(1) 下巨虚　足阳明胃经穴，位于犊鼻穴下 9 寸，胫骨前嵴外一横指。

(2) 外丘、阳交　足少阳胆经穴，位于外踝高点上 7 寸处，胫骨前缘的为外丘，胫骨后缘的为阳交。

(3) 飞扬　足太阳膀胱经穴，位于昆仑穴直上 7 寸处。

14. 手指部的 6 个井穴

(1) 少商　手太阴肺经穴，位于拇指桡侧指甲角旁开 0.1 寸处。

(2) 中冲　手厥阴心包经穴，位于中指尖端中央。

(3) 少冲　手少阴心经穴，位于小指桡侧指甲角旁开 0.1 寸处。

(4) 商阳　手阳明大肠经穴，位于食指桡侧指甲角旁开 0.1 寸处。

(5) 关冲　手少阳三焦经穴，位于无名指外侧指甲角旁开 0.1 寸处。

(6) 少泽　手太阳小肠经穴，位于小指尺侧指甲角旁开 0.1 寸处。

15. 足趾部的 6 个井穴

(1) 大敦　足厥阴肝经穴，位于足大趾外侧趾甲角旁开 0.1 寸处。

(2) 隐白　足太阴脾经穴，位于足大趾内侧趾甲角旁开 0.1 寸处。

(3) 厉兑　足阳明胃经穴，位于第二趾外侧趾甲角旁开 0.1 寸处。

(4) 足窍阴　足少阳胆经穴，位于第四趾外侧趾甲角旁开 0.1 寸处。

(5) 涌泉　足少阴肾经穴，位于足底跖屈时呈现的凹陷中。

16. 腕背横纹上的腧穴

(1) 阳溪　手阳明大肠经穴，位于腕背横纹桡侧端，拇长伸肌腱和拇短伸肌腱之间的凹陷中。

(2) 中泉　经外奇穴，位于腕背横纹上，指总伸肌腱桡侧凹陷中。

（3）阳池　手少阳三焦经穴，位于腕背横纹上，指总伸肌腱尺侧凹陷中。

（4）阳谷　手太阳小肠经穴，位于腕背横纹尺侧端，三角骨与尺骨茎突之间的凹陷中。

17. 踝关节周围的腧穴

（1）解溪　足阳明胃经穴，位于足背踝关节横纹上，拇长伸肌腱与趾长伸肌腱之间的凹陷中。

（2）丘墟　足少阳胆经穴，位于外踝高点前，趾长伸肌腱外侧凹陷中。

（3）申脉　足太阳膀胱经穴，位于外踝正下缘的凹陷中。

（4）昆仑　足太阳膀胱经穴，位于外踝高点与跟腱之间的凹陷中。

（5）太溪　足少阴肾经穴，位于内踝高点与跟腱之间的凹陷中。

（6）照海　足少阴肾经穴，位于内踝正下缘的凹陷中。

（7）商丘　足太阴脾经穴，位于内踝前下缘的凹陷中。

（8）中封　足厥阴肝经穴，位于内踝高点前 1 寸，胫骨前肌腱内侧缘的凹陷中。

18. 腕横纹上的腧穴

（1）太渊　手太阴肺经穴，位于腕横纹桡侧端，桡动脉桡侧凹陷中。

（2）大陵　手厥阴心包经穴，位于腕横纹上，掌长肌腱与桡侧腕屈肌腱之间的凹陷中。

（3）神门　手少阴心经穴，位于腕横纹尺侧端，尺侧腕屈肌腱桡侧凹陷中。

19. 肘关节部的 6 个合穴

（1）尺泽　手太阴肺经穴，位于肘横纹上肱二头肌腱桡侧凹陷中。

（2）曲泽　手厥阴心包经穴，位于肘横纹上肱二头肌腱尺侧凹陷中。

（3）少海　手少阴心经穴，肘横纹内侧端与肱骨内上髁连线中点处。

（4）小海　手太阳小肠经穴，位于尺骨鹰嘴与肱骨内上髁之间的凹陷中，即当尺神经沟中。

（5）天井　手少阳三焦经穴，位于尺骨鹰嘴上 1 寸处。

（6）曲池　手阳明大肠经穴，屈肘时，位于尺泽与肱骨外上髁连线中点处。

20. 膝关节部的 6 个合穴

（1）阴陵泉　足太阴脾经穴，位于胫骨内侧髁下缘凹陷中。

（2）曲泉　足厥阴肝经穴，屈膝时，位于腘横纹内侧端上方凹陷中央处。

（3）阴谷　足少阴肾经穴，位于腘横纹内侧端，半腱肌腱与半膜肌腱之间的凹陷中。

（4）委中　足太阳膀胱经穴，位于腘横纹中点处。

（5）阳陵泉　足少阳胆经穴，位于腓骨小头前下方凹陷中。

（6）足三里　足阳明胃经穴，位于犊鼻穴下 3 寸，胫骨前嵴外一横指处。

附：穴名相近易于混淆的腧穴

1. 太渊、太白、太溪、太冲、太乙、太阳。

2. 阳溪、解溪、太溪、后溪、天溪、侠溪。

3. 天府、天突、天鼎、天枢、天溪、天柱、天池、天泉、天冲、天窗、天容、天宗、天髎、天牖、天井。

4. 中枢、中极、中府、中渎、中庭、中冲、中封、中都、中渚。

5. 大都、大迎、大陵、大敦、大包、大巨、大横、大杼、大椎、大赫。

6. 哑门、关门、梁门、滑肉门、神门、郄门、魂门、肓门、幽门、石门、冲门、耳门、云门、风门、殷门、液门、京门、章门、期门、命门、箕门、金门。

7. 少商、少冲、少府、少海、少泽。

8. 口禾髎、耳和髎、肩髎、天髎、八髎、居髎、巨髎、颧髎、肘髎。

9. 阳溪、阳辅、阳陵泉、阳交、阳池、阳谷、阳白。

10. 阴交、阴谷、阴郄、阴陵泉、阴都、阴包、阴市、阴廉。

11. 承泣、承满、承灵、承光、承扶、承山、承筋、承浆。

12. 至阳、跗阳、合阳、会阳、太阳、冲阳、委阳。

13. 气海、气冲、气舍、气户、气穴、气端、气海俞。

14. 中府、天府、少府、风府、俞府。

教材与教学配套用书

新世纪全国高等中医药院校规划教材

注：凡标〇号者为"普通高等教育'十五'国家级规划教材"；凡标★号者为"普通高等
教育'十一五'国家级规划教材"

（一）中医学类专业

1	中国医学史（常存库主编）〇★	19	中医急诊学（姜良铎主编）〇★
2	医古文（段逸山主编）〇★	20	针灸学（石学敏主编）〇★
3	中医各家学说（严世芸主编）〇★	21	推拿学（严隽陶主编）〇★
4	中医基础理论（孙广仁主编）〇★	22	正常人体解剖学（严振国 杨茂有主编）★
5	中医诊断学（朱文锋主编）〇★	23	组织学与胚胎学（蔡玉文主编）〇★
6	内经选读（王庆其主编）〇★	24	生理学（施雪筠主编）〇★
7	伤寒学（熊曼琪主编）〇★		生理学实验指导（施雪筠主编）
8	金匮要略（范永开主编）★	25	病理学（黄玉芳主编）〇★
9	温病学（林培政主编）〇★		病理学实验指导（黄玉芳主编）
10	中药学（高学敏主编）〇★	26	药理学（吕圭源主编）
11	方剂学（邓中甲主编）	27	生物化学（王继峰主编）〇★
12	中医内科学（周仲瑛主编）〇★	28	免疫学基础与病原生物学（杨黎青主编）〇★
13	中医外科学（李曰庆主编）★		免疫学基础与病原生物学实验指导（杨黎青主编）
14	中医妇科学（张玉珍主编）〇★	29	诊断学基础（戴万亨主编）★
15	中医儿科学（汪受传主编）〇★		诊断学基础实习指导（戴万亨主编）★
16	中医骨伤科学（王和鸣主编）〇★	30	西医外科学（李乃卿主编）★
17	中医耳鼻咽喉科学（王士贞主编）〇★	31	内科学（徐蓉娟主编）〇
18	中医眼科学（曾庆华主编）〇★		

（二）针灸推拿学专业（与中医学专业相同的课程未列）

1	经络腧穴学（沈雪勇主编）〇★	5	推拿手法学（王国才主编）〇★
2	刺法灸法学（陆寿康主编）★	6	针灸医籍选读（吴富东主编）★
3	针灸治疗学（王启才主编）	7	推拿治疗学（王国才）
4	实验针灸学（李忠仁主编）〇★		

（三）中药学类专业

1	药用植物学（姚振生主编）〇★		中药炮制学实验（龚千锋主编）
	药用植物学实验指导（姚振生主编）	6	中药鉴定学（康廷国主编）★
2	中医学基础（张登本主编）		中药鉴定学实验指导（吴德康主编）
3	中药药理学（侯家玉 方泰惠主编）〇★	7	中药药剂学（张兆旺主编）〇★
4	中药化学（匡海学主编）〇★		中药药剂学实验
5	中药炮制学（龚千锋主编）〇★	8	中药制剂分析（梁生旺主编）〇

| 9 | 中药制药工程原理与设备（刘落宪主编）★ | 14 | 有机化学（洪筱坤主编）★ |

9　中药制药工程原理与设备（刘落宪主编）★　　14　有机化学（洪筱坤主编）★
10　高等数学（周　喆主编）　　　　　　　　　有机化学实验（彭松　林辉主编）
11　中医药统计学（周仁郁主编）　　　　　15　物理化学（刘幸平主编）
12　物理学（余国建主编）　　　　　　　　16　分析化学（黄世德　梁生旺主编）
13　无机化学（铁步荣　贾桂芝主编）★　　　　分析化学实验（黄世德　梁生旺主编）
　　无机化学实验（铁步荣　贾桂芝主编）　17　医用物理学（余国建主编）

（四）中西医结合专业

1　中外医学史（张大庆　和中浚主编）　　　18　中医诊断学（陈家旭主编）
2　中西医结合医学导论（陈士奎主编）★　　19　局部解剖学（聂绪发主编）
3　中西医结合内科学（蔡光先　赵玉庸主编）★　20　诊断学（戴万亨主编）
4　中西医结合外科学（李乃卿主编）★　　　21　组织学与胚胎学（刘黎青主编）
5　中西医结合儿科学（王雪峰主编）★　　　22　病理生理学（张立克主编）
6　中西医结合耳鼻咽喉科学（田道法主编）★　23　系统解剖学（杨茂有主编）
7　中西医结合口腔科学（李元聪主编）★　　24　生物化学（温进坤主编）
8　中西医结合眼科学（段俊国主编）★　　　25　病理学（唐建武主编）
9　中西医结合传染病学（刘金星主编）　　　26　医学生物学（王望九主编）
10　中西医结合肿瘤病学（刘亚娴主编）　　27　药理学（苏云明主编）
11　中西医结合皮肤性病学（陈德宁主编）　28　中医基础理论（王键主编）
12　中西医结合精神病学（张宏耕主编）★　29　中药学（陈蔚文主编）
13　中西医结合妇科学（尤昭玲主编）★　　30　方剂学（谢鸣主编）
14　中西医结合骨伤科学（石印玉主编）★　31　针灸推拿学（梁繁荣主编）
15　中西医结合危重病学（熊旭东主编）★　32　中医经典选读（周安方主编）
16　中西医结合肛肠病学（陆金根主编）★　33　生理学（张志雄主编）
17　免疫学与病原生物学（刘燕明主编）　　34　中西医结合思路与方法(何清湖主编)(改革教材)

（五）药学类专业

1　分子生物学（唐炳华主编）　　　　　　8　药物分析学（甄汉深　贾济宇主编）
2　工业药剂学（胡容峰主编）　　　　　　9　药物合成（吉卯祉主编）
3　生物药剂学与药物动力学（林宁主编）　10　药学文献检索（章新友主编）
4　生药学（王喜军主编）　　　　　　　11　药学专业英语（都晓伟主编）
5　天然药物化学（董小萍主编）　　　　12　制药工艺学（王沛主编）
6　物理药剂学（王玉蓉主编）　　　　　13　中成药学（张的风主编）
7　药剂学（李范珠主编）

（六）管理专业

1　医院管理学（黄明安　袁红霞主编）　　8　卫生经济学（黎东生主编）
2　医药企业管理学（朱文涛主编）　　　　9　卫生法学（佟子林主编）
3　卫生统计学（崔相学主编）　　　　　10　公共关系学（关晓光主编）
4　卫生管理学（景琳主编）★　　　　　11　医药人力资源管理学（王悦主编）
5　药事管理学（孟锐主编）　　　　　　12　管理学基础（段利忠主编）
6　卫生信息管理（王宇主编）　　　　　13　管理心理学（刘鲁蓉主编）
7　医院财务管理（程薇主编）　　　　　14　医院管理案例（赵丽娟主编）

（七）护理专业

1 护理学导论（韩丽沙 吴 瑛主编）★	12 外科护理学（张燕生 路 潜主编）
2 护理学基础（吕淑琴 尚少梅主编）★	13 妇产科护理学（郑修霞 李京枝主编）
3 中医护理学基础（刘 虹主编）★	14 儿科护理学（汪受传 洪黛玲主编）★
4 健康评估（吕操云 王琦主编）★	15 骨伤科护理学（陆静波主编）
5 护理科研（肖顺贞 申杰主编）	16 五官科护理学（丁淑华 席淑新主编）
6 护理心理学（胡水年 刘晓虹主编）	17 急救护理学（牛德群主编）
7 护理管理学（关永杰 宫玉花主编）	18 养生康复学（马烈光 李英华主编）★
8 护理教育（孙宏玉 简福爱主编）	19 社区护理学（冯正仪 王 珏主编）
9 护理美学（林俊华 刘宇主编）★	20 营养与食疗学（吴翠珍主编）★
10 内科护理学（徐桂华主编）上册★	21 护理专业英语（黄嘉陵主编）
11 内科护理学（姚景鹏主编）下册★	22 护理伦理学（马家忠 张晨主编）★

（八）七年制

1 中医儿科学（汪受传主编）★	10 中医养生康复学（王旭东主编）★
2 临床中药学（张廷模主编）○★	11 中医哲学基础（张其成主编）★
3 中医诊断学（王忆勤主编）○★	12 中医古汉语基础（邵冠勇主编）★
4 内经学（王洪图主编）○★	13 针灸学（梁繁荣主编）○★
5 中医妇科学（马宝璋主编）○★	14 中医骨伤科学（施 杞主编）○★
6 温病学（杨 进主编）★	15 中医医家学说及学术思想史（严世芸主编）○★
7 金匮要略（张家礼主编）○★	16 中医外科学（陈红风主编）○★
8 中医基础理论（曹洪欣主编）○★	17 中医内科学（田德禄主编）○★
9 伤寒论（姜建国主编）★	18 方剂学（李 冀主编）○★

（九）中医临床技能实训教材（丛书总主编 张伯礼）

1 诊断学基础（蒋梅先主编）★	5 针灸学(面向中医学专业)（周桂桐主编）★
2 中医诊断学（含病例书写）（陆小左主编）★	6 经络腧穴学(面向针灸学专业)（路玫主编）★
3 中医推拿学（金宏柱主编）★	7 刺法灸法学(面向针灸学专业)（冯淑兰主编）★
4 中医骨伤科学（褚立希主编）★	8 临床中药学（于虹主编）★

（十）计算机教材

1 SAS 统计软件（周仁郁主编）	7 计算机技术在医疗仪器中的应用（潘礼庆主编）
2 医院信息系统教程（施诚主编）	8 计算机网络基础与应用（鲍剑洋主编）
3 多媒体技术与应用（蔡逸仪主编）	9 计算机医学信息检索（李永强主编）
4 计算机基础教程（陈素主编）	10 计算机应用教程（李玲娟主编）
5 网页制作（李书珍主编）	11 医学数据仓库与数据挖掘（张承江主编）
6 SPSS 统计软件（刘仁权主编）	12 医学图形图像处理（章新友主编）

（十一）中医、中西医结合执业医师、专业资格考试相关教材

1 医学心理学（邱鸿钟主编）	3 卫生法规（田侃主编）
2 传染病学（陈盛铎主编）	4 医学伦理学（樊民胜 张金钟主编）

新世纪全国高等中医药院校创新（教改）教材

82 中药化妆品学（刘华钢主编）
83 中医美容学（刘宁主编）
84 中医药数学模型（周仁郁主编）
85 中医药统计学与软件应用（刘明芝 周仁郁主编）
86 中医四诊技能训练规范（张新渝主编）
87 中药材 CAP 与栽培学（李敏 卫莹芳主编）
88 中医误诊学（李灿东主编）
89 诊断学基础实习指导（戴万亨主编）
90 中医药基础理论实验教程（金沈锐主编）
91 针刀医学（上、下）（朱汉章主编）
92 针灸处方学（李志道主编）
93 中医诊断学（袁肇凯）主编（研究生用）
94 针刀刀法手法学（朱汉章主编）
95 针刀医学诊断学（石现主编）
96 针刀医学护理学（吴绪平主编）
97 针刀医学基础理论（朱汉章主编）
98 正常人体解剖学（严振国主编）
99 针刀治疗学（吴绪平主编）
100 中医药论文写作（丛林主编）
101 中医气功学（吕明主编）
102 中医护理学（孙秋华 李建美主编）

103 针刀医学（吴绪平主编））
104 中医临床基础学（熊曼琪主编）
105 中医运气学（苏颖主编）★
106 中医行为医学（江泳主编）
107 中医方剂化学（裴妙荣主编）
108 中医外科特色制剂（艾儒棣主编）
109 中药性状鉴定实训教材（王满恩 裴慧荣主编）
110 中医康复学（刘昭纯 郭海英主编）
111 中医哲学概论（苏培庆 战文翔主编）（供高职高专用）
112 中药材概论（阎玉凝 刘春生主编）
113 中医诊断临床模拟训练（李灿东主编）
114 中医各家学说（秦玉龙主编）
115 中国民族医药学概论（李峰 马淑然主编）
116 人体解剖学（英文）（严振国主编）（七年制）★
117 中医内科学（英文教材）（高天舒主编）
118 中药学（英文教材）（赵爱秋主编）
119 中医诊断学（英文教材）（张庆红主编）
120 方剂学（英文教材）（都广礼主编）
121 中医基础理论（英文教材）（张庆荣主编）

新世纪全国高等中医药院校规划教材配套教学用书

（一）习题集

1 医古文习题集（许敬生主编）
2 中医基础理论习题集（孙广仁主编）
3 中医诊断学习题集（朱文锋主编）
4 中药学习题集（高学敏主编）
5 中医外科学习题集（李曰庆主编）
6 中医妇科学习题集（张玉珍主编）
7 中医儿科学习题集（汪受传主编）
8 中医骨伤科学习题集（王和鸣主编）
9 针灸学习题集（石学敏主编）
10 方剂学习题集（邓中甲主编）
11 中医内科学习题集（周仲瑛主编）
12 中国医学史习题集（常存库主编）
13 内经选读习题集（王庆其主编）
14 伤寒学习题集（熊曼琪主编）
15 金匮要略选读习题集（范永升主编）
16 温病学习题集（林培政主编）
17 中医耳鼻咽喉科学习题集（王士贞主编）
18 中医眼科学习题集（曾庆华主编）

19 中医急诊学习题集（姜良铎主编）
20 正常人体解剖学习题集（严振国主编）
21 组织学与胚胎学习题集（蔡玉文主编）
22 生理学习题集（施雪筠主编）
23 病理学习题集（黄玉芳主编）
24 药理学习题集（吕圭源主编）
25 生物化学习题集（王继峰主编）
26 免疫学基础与病原生物学习题集（杨黎青主编）
27 诊断学基础习题集（戴万亨主编）
28 内科学习题集（徐蓉娟主编）
29 西医外科学习题集（李乃卿主编）
30 中医各家学说习题集（严世芸主编）
31 中药药理学习题集（黄国钧主编）
32 药用植物学习题集（姚振生主编）
33 中药炮制学习题集（龚千锋主编）
34 中药药剂学习题集（张兆旺主编）
35 中药制剂分析习题集（梁生旺主编）
36 中药化学习题集（匡海学主编）

37 中医学基础习题集（张登本主编）
38 中药制药工程原理与设备习题集（刘落宪主编）
39 经络腧穴学习题集（沈雪勇主编）
40 刺法灸法学习题集（陆寿康主编）
41 针灸治疗学习题集（王启才主编）
42 实验针灸学习题集（李忠仁主编）
43 针灸医籍选读习题集（吴富东主编）
44 推拿学习题集（严隽陶主编）
45 推拿手法学习题集（王国才主编）

46 中医药统计学习题集（周仁郁主编）
47 医用物理学习题集（邵建华 侯俊玲主编）
48 有机化学习题集（洪筱坤主编）
49 物理学习题集（章新友 顾柏平主编）
50 无机化学习题集（铁步荣 贾桂芝主编）
51 高等数学习题集（周 喆主编）
52 物理化学习题集（刘幸平主编）
53 中西医结合危重病学习题集（熊旭东主编）

（二）易学助考口袋丛书

1 中医基础理论（姜 惟主编）
2 中医诊断学（吴承玉主编）
3 中药学（马 红主编）
4 方剂学（倪 诚主编）
5 内经选读（唐雪梅主编）
6 伤寒学（周春祥主编）
7 金匮要略（蒋 明主编）
8 温病学（刘 涛主编）
9 中医内科学（薛博瑜主编）
10 中医外科学（何清湖主编）
11 中医妇科学（谈 勇主编）
12 中医儿科学（郁晓维主编）
13 中药制剂分析（张 梅主编）

14 病理学（黄玉芳主编）
15 中药化学（王 栋主编）
16 中药炮制学（丁安伟主编）
17 生物化学（唐炳华主编）
18 中药药剂学（倪 健主编）
19 药用植物学（刘合刚主编）
20 内科学（徐蓉娟主编）
21 诊断学基础（戴万亨主编）
22 针灸学（方剑乔主编）
23 免疫学基础与病原生物学（袁嘉丽 罗 晶主编）
24 西医外科学（曹 羽 刘家放主编）
25 正常人体解剖学（严振国主编）
26 中药药理学（方泰惠主编）

中医执业医师资格考试用书

1 中医、中西医结合执业医师医师资格考试大纲
2 中医、中西医结合执业医师医师资格考试应试指南

3 中医、中西医结合执业医师医师资格考试习题集